超声心动图临床实践

主 编 刘丽文 张 军 李 军

科学出版社

北 京

内 容 简 介

本书共分50章,详述了超声医学的发展概述,超声成像基本原理,心脏解剖、心脏功能、冠状动脉循环生理与临床的联系,超声心动图常用标准与切面、测量与正常值,心功能超声评价,肺动脉压力评估、二尖瓣狭窄与关闭不全、主动脉狭窄与关闭不全、三尖瓣狭窄与关闭不全等常见与罕见疾病的超声心动图的诊断要点。引导读者将超声心动图的理论知识应用于临床实践,提高诊断水平。书中结合最新的指南对新技术、新理念进行详细的讲解。

本书可供从事心脏超声专业的初级医师、基层医师、在校医学生、研究生阅读参考。

图书在版编目(CIP)数据

超声心动图临床实践 / 刘丽文,张军,李军主编. —北京:科学出版社,2022.8

ISBN 978-7-03-072576-9

Ⅰ.①超⋯ Ⅱ.①刘⋯②张⋯③李⋯ Ⅲ.①超声心动图 Ⅳ.①R540.4

中国版本图书馆 CIP 数据核字(2022)第 102469 号

责任编辑:路 弘 / 责任校对:张 娟
责任印制:赵 博 / 封面设计:龙 岩

科 学 出 版 社出版
北京东黄城根北街 16 号
邮政编码:100717
http://www.sciencep.com

三河市春园印刷有限公司 印刷
科学出版社发行 各地新华书店经销

*

2022 年 8 月第 一 版 开本:787×1092 1/16
2022 年 8 月第一次印刷 印张:27 3/4
字数:700 000

定价:198.00 元
(如有印装质量问题,我社负责调换)

编者名单

主　　审　　钱蕴秋　周晓东

主　　编　　刘丽文　张　军　李　军

副 主 编　　孟　欣　郑敏娟　杨　剑

编写秘书　　罗　澜

编　　者　（按姓氏汉语拼音排序）

曹铁生　空军（第四）军医大学唐都医院

段云友　空军（第四）军医大学唐都医院

胡　运　空军（第四）军医大学西京医院

康　楠　空军（第四）军医大学西京医院

李　军　空军（第四）军医大学西京医院

李红玲　青岛大学附属日照医院/日照心脏病医院

李金莲　空军（第四）军医大学

李艳飞　空军（第四）军医大学西京医院

梁宏亮　空军（第四）军医大学西京医院

刘　艳　空军（第四）军医大学西京医院

刘丽文　空军（第四）军医大学西京医院

马　慧　空军（第四）军医大学西京医院

孟　欣　空军（第四）军医大学西京医院

钱蕴秋　空军（第四）军医大学西京医院

孙国成　空军（第四）军医大学西京医院

徐　晖　空军（第四）军医大学西京医院

杨　剑　空军（第四）军医大学西京医院

袁丽君　空军（第四）军医大学唐都医院

张　军　空军（第四）军医大学西京医院

赵晓宇　空军（第四）军医大学西京医院
赵永锋　空军（第四）军医大学西京医院
郑敏娟　空军（第四）军医大学西京医院
朱　霆　空军（第四）军医大学西京医院
朱妙章　空军（第四）军医大学
朱肖星　空军（第四）军医大学
朱永胜　南方医科大学深圳医院
左　蕾　空军（第四）军医大学西京医院

序 一

　　心脏疾病是一类病因和临床表现比较复杂的疾病。超声心动图的迅猛发展为心脏疾病的诊断提供了更多重要信息。为了使心脏疾病的超声诊断规范化，西京医院超声医学科组织超声心动图领域的骨干共同撰写了《超声心动图临床实践》一书。

　　该书理论基础结合临床实践，是各级超声医学科、心血管内科、心血管外科等从事心脏疾病诊疗的医疗工作者必备的参考用书。一书在手，便于全面且与时俱进地学习掌握超声心动图知识。该书紧追近年来超声心动图相关指南的更新和进展，从基本原理入手，详细阐述了超声心动图在超声科医师诊疗工作中的应用原则和使用范围，引导读者将超声心动图的理论知识应用于临床实践，全面提高超声心动图诊断水平。

　　该书资料翔实、内容丰富、论证深刻、图片精美，收集了大量心脏超声及解剖图像，包括正常超声心动图和心血管疾病示意图及超声图像，其中很多为疑难、复杂、罕见病例，是编者们多年积累的丰富而又珍贵的资料，能够帮助从事心脏超声医学、心血管病专业的医师及研究生掌握各种病变图像特点，深入理解病理变化机制，提高心脏超声诊断水平。

钱蕴秋

2022 年 7 月

序二

　　《超声心动图临床实践》是以培养广大超声医师规范化超声心动图诊断为目标，以实用为编写目的。本书共50章，系统介绍了心脏解剖、心脏功能、超声心动图常用切面、心脏疾病的超声诊断等内容。重点阐述超声心动图的操作手法和应用基础，重点突出，详略得当。

　　本书编写人员均在医学院校的临床第一线工作，基础扎实，临床经验丰富，并依托陕西省超声医师规范化培训基地，有丰富的规范化超声基础理论与实践技能教学经验。本书是在广泛吸收教学和超声临床工作经验的基础上完成的，内容充实、理论联系实际、具有科学性和系统性，结合最新的指南对新技术、新理念进行详细的讲解。

　　在编写的过程中，各位编者倾尽全力、一丝不苟，保质保量地完成了编写任务。对各方面给予本书关心和帮助的同道们，在此一并表示最诚挚的感谢。

周晓东

2022年7月

前言

随着现代医学影像学的迅速发展，超声作为一种无创、实时、便捷的影像学检查方法，在临床诊断工作中所占的比重越来越大，应用范围越来越广。同时，从事超声影像专业的医师也逐渐增多。

只有熟练、标准的操作手法才能得到细致清晰的声像图，拥有扎实的解剖知识和丰富的临床经验才能得出可靠的超声影像学诊断。刚毕业上岗的超声医师，多数均未经过系统培训，在检查中经常会因为一些基础或临床实际问题而感到困惑，同时因缺乏临床经验、操作不规范，严重影响超声诊断质量，甚至造成误诊。因此，接受系统、正规的培训就显得尤为重要，一部实用且详略得当的超声检查规范教程则必不可少。

本书系统介绍了超声医学发展概述、超声成像基本原理、物理基础与仪器功能，同时对心脏解剖、心脏功能、超声心动图常用切面、超声心动图在肺动脉压力评估中的应用、心脏疾病的超声诊断等方面做了详细介绍。本书内容与临床联系密切，包括超声诊断与治疗相结合的经验及发展方向，声像图基本切面、操作手法及经验，内容精练、重点突出、图文并茂。本书在保持"基本理论、基本知识、基本技能"的基础上，突出实用性，条理清楚，便于查阅，使用对象为从事超声专业的初级医师、基层医师、在校医学生、研究生等，是实用性较强的参考书。

本书在编写过程中，得到了精细审核和指导，感谢各级领导和同仁的信任和支持，在此对参与本书的所有人员表示衷心感谢。

刘丽文

2022年7月

1953年   瑞典医师Inge Edler与物理学家合作，用光点扫描法检查心脏，称为超声心动图。

1957年   日本里村茂夫首先报道应用连续波多普勒判断心脏瓣膜病。

1959年   Fram Kein研制出脉冲多普勒超声。

1966年   Rushmer研制成PWD仪。

1973年   Bom多阵元电子相控扫查动态超声显像。

1981年   Stevenson彩色编码脉冲多选通Doppler。

1982年   美国Bommer和日本Namekwa与Kasai同时报道实时二维多普勒在心血管疾病诊断上的应用。

1983年   日本ALoka公司首先研制成功CFM（CDFI）。

1990年   奥地利公司制成3D扫描器，并使之商品化。

二、超声特殊技术的发展

1.介入超声   20世纪70年代超声引导下穿刺诊断和治疗。

2.腔内超声   在仪器上附加不同功能超声探头，如经直肠、经食管、经血管腔、经阴道等插入腔内检查，排除皮肤、骨骼、空气的影响，减少衰减，图像分辨力高。经食管超声（TEE），1964年经食管观测心脏结构，1969年获得心脏切面图，1971年32晶片探头获得实时切面图，1982年Hanrath用经食管二维超声，用于检查心脏后方病变如小的房间隔缺损、左心房新鲜血栓、二尖瓣人工瓣病损等、术中检测及评价疗效。

3.超声造影（UCT）   1968年Gramiak和Shah用小气泡增强超声对比度。1977年武汉王新房等用微小剂量过氧化氢开展了早期的超声造影研究工作，超声造影剂的气泡太大，不能通过肺毛细血管床，只能实现右心造影。1984年Feinstein等发明了应用声振法制备微泡超声造影剂，实现了经外周静脉注射超声左心造影。

4.多普勒组织成像（DTI）   1992年McDicken等提出多普勒组织成像，用于低速运动的心肌运动产生的多普勒信号显示，测量局部室壁纵向与轴向运动速度、加速度，瓣环运动。

5.组织弹性成像   1991年由Ophir等提出弹性成像，原理是通过微小压力所产生的组织位移，计算组织硬度的方法。大量超声弹性成像技术研究都集中在乳腺包块、前列腺及甲状腺结节等方面。

三、国际超声医学发展

（一）A型超声：应用A型超声诊断的时间很短

1949年   应用脉冲反射式超声方法探测颅脑获得颅脑超声图（A型）。

1950年   美国J.J.Wild应用脉冲反射式A型超声检出肿瘤反射波。从此，各国学者开始了超声医学诊断的研究。

1950年   英国Dr.John Julian Wild、Reid应用脉冲A型超声探查肠壁肿瘤，检出肿瘤反射波，发现正常肠壁不增厚，回声异常的部位，指示有肿瘤浸润，并有衰减。

1951年 日本 Toshio Wagai 和贺井敏夫研究检出胆石、乳腺肿物、子宫肌瘤等各种疾病。

1958年 Oksala 研究出眼视网膜脱离。

1964年 Donald 研究出胎儿头颅，肝占位病变。

（二）B型仪器研究经历了20余年研制成快速成像，实时动态显像

1951年 英国人开始了B型仪器研究。

1952年 美国 D.H.Howry 开始研究超声显像显示颈部。Wild 成功获得乳腺的超声声像图，并应用于临床。

1953—1954年 应用复合扫描仪，慢速扫描静态成像，早期B超只显示脏器轮廓。

20世纪60年代中期 西德开始研究旋转式探头，16帧/秒，图像闪烁。

1971年 20晶片电子线阵、快速成像，实时动态图显像，图像的连续性差。

1974年 研制成电子线阵实时扫描仪，可以显示脏器内部解剖结构，进入临床试用阶段。为了提高图像分辨力，数十年间，不断推出灰阶、电子动态聚焦，可变孔径、环阵探头、动态频率扫描、多频超声探头、高分辨力成像等技术，图像质量逐步走向清晰。

（三）M型超声心动图

1953年 瑞典医生 Inge Edler 与物理学家合作，用光点扫描法检查心脏，称为超声心动图。

（四）多普勒超声技术的发展

1957年 日本里村茂夫首先发表文章，从超声频移信号中判断心脏瓣膜病。

1961年 CWD仪器被研制成功，用于检测心脏，1962年用于检测下肢血管脉管炎。

1965年 Donald Baker 研制成CWD仪器。

1966年 Rushmer 研制成PWD仪。

1969年 Wells 选通多普勒系统与M型超声结合。

1974年 美国研制成双工型PWD扫描系统。

1976年 PWD与机械扇扫结合，解剖结构与血流形态同时观察。

20世纪80年代初 日本 Aloka 首先推出彩色多普勒血流成像仪。同样经历了20余年的探索、研究、改进才研制成了早期的彩色多普勒超声仪器。

四、我国超声医学的发展

（一）A型超声诊断技术发展迅速，应用检查项目遍及全身

1958年 上海市第六人民医院安适从国外资料看到工业探伤仪可用于医学上诊断疾病的报道，应用脉冲反射式A型超声探伤仪（上海江南造船厂的工业探伤仪）试用初步成功，并成立上海市超声医学研究组，探索肝、胃、葡萄胎等。

1959—1960年 上海临床试用A型超声，描述肝炎、肝硬化、心包积液、胎心等的

超声表现。

同一时期，北京、西安、武汉等全国多个地区开展 A 型超声临床探索。

1961 年 7 月　上海市超声医学研究组编写出版了《超声诊断学》一书。

1962 年　检查肝炎、肝硬化、肝脓肿、肝包虫病、出血热肾病、胆囊疾病、颅脑肿瘤。

1963 年　胸腔积液、腹水、早孕。

1964 年　胎盘、肝内外阻塞性黄疸鉴别、眼病等。

1960—1964 年　每年召开理、工、医结合的学术会议、举办培训班，迅速推广，1964 年在北京开全国应用超声会议。检查项目遍及全身（腹部、头颈部、小器官、胸腔、腹腔、心包疾病），普及全国医院。

1965—1975 年　超声诊断处于停顿状态，少数单位坚持正常工作。

1975 年　全国超声诊断会议交流，回顾国内外超声发展现状。

1975 年至 20 世纪 90 年代末　应用国产 A 型超声诊断仪，迅速恢复临床应用研究，检查项目遍及全身（肝、胆、脾、肾、胃、子宫、妊娠胎儿、头颅、眼球、甲状腺、乳腺、胸腔、腹腔、心包），重点是广泛开展腹部各主要脏器及腹腔疾病的诊断，全身各部位液性病变的检测，普及全国县及以下医院。

我国超声诊断工作者，应用 A 型超声仪器，根据超声图形特点，结合解剖与临床知识，把脏器和病变的边缘轮廓画出体表投影（二维轮廓），获得三维概念，提高了诊断准确率，为临床提供了有价值的诊断资料。在肝脓肿、心包积液、胎心超声反射，尤其对含液体的病变，提供了确定性诊断，还提供确切、安全的穿刺点等技术，处于国际领先地位。

（二）M 型超声心动图

1961 年　上海研制 ABP 型超声诊断仪器具有 M 型功能。

1962 年　徐智章等报道了应用上述仪器检查二尖瓣狭窄病，胎儿心动图。

1964 年　国产 M 型与心电、心音同步记录，试用于临床。

1975 年　国产 M 型超声批量生产，进入实用阶段，很快普及全国各医院。为瓣膜病、部分先天性心脏病、心肌病、心内肿瘤、血栓等提供诊断。心功能的测量评估。

（三）B 型超声仪的研制起步较早，静态与动态成像均已研制出样机，临床试用，终未能过渡到商品

1960 年　上海研制成 ABP 仪型，用于肝脏占位性病变、葡萄胎、腹主动脉瘤等。

1962 年　武汉应用于肝、妇产科、心脏二尖瓣。

1974 年　机械快速扫查用于盆腔检查。

1975 年　西安电子线阵 20 晶片仪研制成功用于心脏检查。

1980 年　西安交通大学研制成电子相控阵。均为科研样品，未能过渡到商品。

20 世纪 90 年代　深圳安科等公司先后研制成彩色多普勒超声诊断仪，生产并投入临床应用，数量与质量未能满足临床要求。

（四）多普勒超声技术

1961年　研制成CWD仪器检测心脏，1962年检测下肢血管脉管炎。

1965年　测胎心、皮瓣血管。

1973年　研制CWD胎心监护仪。

1982年　研制成PWD与扇形仪结合。

（五）临床应用方面

1976年至今，陆续引进大量国外B型超声及与B型超声结合的多普勒仪器，进行临床应用与研究。

在A型超声诊断技术的基础上，B型（二维超声）超声技术迅速在临床开展，对于软组织脏器的病变，能清楚地显示边缘形态、与周围组织的关系、血流等信息，对于各类病变的检出率显著提高。实时动态超声成像对心脏、血管疾病的诊断有了飞跃性进步，可以实时显示心壁、瓣膜、心内其他结构在心动周期中的活动状态，心内血流状态及有无反流、分流，并能测定流速、计算流量，瓣膜病、心内膜炎、冠心病心肌梗死及其并发症、心功能、胎儿先天性心脏疾病。各类血管疾病，如动脉瘤、静脉血栓、动静脉瘘的诊断。超声诊断的范围已遍布全身软组织，诊断疾病不断增多。

（六）超声特殊技术的临床应用

1.介入超声　国内早在20世纪80年代开展，超声引导下穿刺取活体组织进行病理诊断；超声引导下穿刺抽液、脓和注射药物治疗，已广泛开展。

2.腔内超声　经直肠、经食管、经阴道等技术，国内已广泛开展，经血管腔超声国内少数单位开展。

3.超声造影（UCT）　由于受仪器及造影剂的限制，主要在国内多数大医院开展。

4.多普勒组织成像（DTI）　国内开展已比较广泛，用于心肌运动及心脏功能检测。

5.组织弹性成像　1991年由Ophir等提出弹性成像，计算组织硬度的方法。研究均集中在乳腺包块、前列腺及甲状腺结节等。

以上超声技术为人类卫生事业的贡献，是一代又一代理、工、医超声工作者共同辛勤探索的结晶，将载入史册。

（钱蕴秋）

第2章 超声成像基本原理

第一节 超声物理学基础

利用声波诊断疾病的历史——传统物理诊断

1. 叩诊（percussion） 利用叩击、震动、音响和震动的性质判断有无异常。

2. 清音（resonant note） 正常肺部。

3. 浊音（dull note） 被少量肺组织覆盖的实质脏器。

4. 鼓音（tympanitic note） 含大量气体的空腔器官。

5. 实音（flat note） 实质脏器。

6. 过清音（hyperresonant note） 肺组织含气量增多，弹性减弱，如肺气肿。

叩诊与超声影像学技术都是向组织发送机械波能量，接收回声能量，进行声音性质的分析或图像显示。

多普勒超声成像则是利用多普勒效应，检测回声中的多普勒频移信号，以几种不同方式显示血流参数。

人类通过感觉器官从外界获得信息，认识外周世界，其中，视觉和听觉所获取的信息量最大。也就是说，人体主要是通过光波和声波从外界获取信息的。

超声成像技术和原理现在看起来很复杂，但如果从基本物理原理出发，结合它从简单到复杂的发展历史来认识，其实并不神秘。可以沿着超声诊断仪器从简单到复杂发展的主线来看超声成像的基本原理。

一、超声波基本概念

人类所知道的波主要有电磁波和机械波。

电磁波包括无线电波、光波、X线等。

机械波包括声波、超声波、次声波等。超声波是一种机械压力波。

（一）基本概念

1. 超声 超声指的是频率高于20kHz的声波。

2. 超声波的共性 弹性介质中传播，在液体、气体和人体组织中以纵波方式传播，具有反射、折射、衍射和散射特性等。

3.**诊断最常用的频率** 2～10MHz。

机械波按频率划分为：次声（＜20Hz）、可闻声（20～20kHz）、超声（＞20kHz）、高频超声（＞100MHz）、微波超声（特超声）（100～106MHz）。

（二）声学基本物理量

1.**声速（c）、波长（λ）和频率（f）的关系**

$$c = f\lambda$$
$$\lambda = c/f$$

2.**周期与频率的关系**

$$T = 1/f$$

3.**横波和纵波的概念**

（1）横波：也称"凹凸波"，是指质点的振动方向与波的传播方向垂直。

（2）纵波：是指质点的振动方向与波的传播方向平行。

4.**声速（波速）** 是指波动的某一振动相位在介质中的传播速度。人体软组织中声波的传播速度为1540m/s，不同介质中声速有很大的差别。

（三）声场

1.**超声场** 发射超声在介质中传播时其能量所达到的空间，称超声场，简称声场，也称声束。

2.**声场特性** 声场（或声束）的形状与探头和介质有关；主瓣、旁瓣（与伪像的关系）、近场、远场、聚焦区、扩散角等概念。

3.**超声声场的形状** 见图2-1。

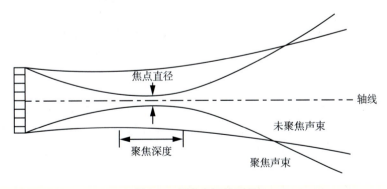

图2-1 超声声场的形状

（四）声束聚焦与分辨力

为什么要使声束聚焦？这里要特别注意在超声诊断仪器的工程技术领域，聚焦可以分为发射时的聚焦和接收时的聚焦两种情况（初学者常将两者混淆）。

聚焦方法如下。

1.声透镜聚焦。

2.电子相控阵聚焦（发射聚焦）。

（1）相控阵扇扫：包括扇扫、扇扩。

（2）环阵扇扫。

（3）线阵、凸阵。

（4）多点聚焦。

（5）聚焦新技术：二维多阵元（矩阵）探头。

聚焦和未聚焦声束比较，注意：成像、频谱多普勒及彩色多普勒用的是短阵脉冲波。

3.电子相控阵发射聚焦和动态接收聚焦（沿回声方向全程接收聚焦）（图2-2）。

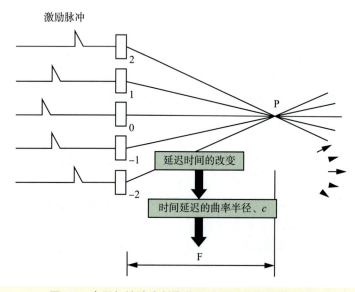

图2-2 电子相控阵发射聚焦和动态接收聚焦模式图

可以通过改变不同压电晶体激励脉冲的延时来实现发射聚焦，如果两侧（2，-2）的晶体较中心（0）的晶体先激励，所产生的超声波则是一个凹面朝前的聚焦波阵面，超声能量在P点聚焦。接收时，也可以通过改变晶体接收时的时间延迟（即曲率半径）来对由浅入深散射回探头的超声进行接收聚焦。

4.聚焦声束与非聚焦声束的比较。

（1）聚焦区明显变细，大大提高了分辨力。

（2）近场（旁瓣区）声能分布不均现象依然存在。

（3）远场（非聚焦区）散焦现象依然存在，或许更为严重。

（4）与纤细的X线束相比仍不同。

二、超声的物理特性

（一）方向性（束射性或集束性）

1. 大界面与界面反射（specular reflection）

（1）发射的声波在遇到大界面时会产生反射与折射（透射）（图2-3），大界面指界面长度大于声束波长的界面。

（2）界面回声反射的角度依赖性：如果声束垂直于界面时的回声反射强度为100%；入射角6°时，回声强度降低到10%；12°时，回声强度降低到1%；≥20°时，则几乎检测不到回声反射，出现"回声失落"。

注意：以上情况出现在大界面。垂直于界面时可接收到最强的反射信号。

（3）界面反射的强度和反射系数

$$声阻抗（特性阻抗）Z = \rho \cdot c \quad （密度 \cdot 声速）$$
$$声强反射系数（RI）= 反射波声强 / 入射波声强$$
$$RI = (Z_2 - Z_1)^2 / (Z_2 + Z_1)^2$$

式中，Z_1 和 Z_2 代表两种介质的声阻抗。

当 $Z_2 = Z_1$ 时，为均匀介质，RI = 0，无反射。

当 $Z_2 \neq Z_1$ 时，为不同介质，RI ≠ 0，有反射。

当 Z_2 和 Z_1 相差很大时，如骨与软组织或空气与软组织等，RI接近于1（100%），则产生强反射。

从上述公式很容易推断不同声阻抗组织介面所出现的反射情况。

（4）界面回声反射的能量与界面形状的关系：声束垂直于凹面或凸面，分别具有聚

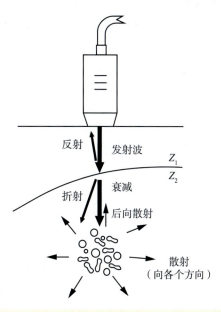

图2-3 超声在组织中传播时所产生的反射、散射、后向散射和能量的衰减

焦和散焦的作用。垂直于不规则界面时，呈现乱反射情况。

人体软组织只要有0.1%密度差即产生反射波，说明超声对软组织的密度分辨力很高。

人体许多器官，如肝、胆、脾的包膜，腹壁各层肌肉筋膜及皮肤层等，都是典型的大界面。

2.小界面与后向散射（背向散射，back scattering）

（1）小界面是指小于声束波长的界面。

（2）发射的声波在遇到小界面时，会产生散射，如肝、脾等实质脏器或软组织内的细胞、红细胞等，以小界面为震源散射波向四面八方发射超声能量（图2-3）。

只有朝向探头方向的散射信号才会被探头检测到，称为后向散射或背向散射信号。

（3）后向散射或背向散射回声无角度依赖性。

3.超声成像技术与界面反射和后向散射　当代超声诊断仪器正是利用超声的这种界面反射和后向散射特性，从组织中提取图像、多普勒频移和彩色多普勒信号的。

（二）衰减特性

超声在介质中传播时，声能随距离增大而减小，称为超声的衰减（attenuation）（图2-3）。

1.衰减与超声传播的距离和超声频率有关。

2.衰减的主要原因有吸收、散射、声束扩散等。

（1）介质对超声波的吸收。

（2）声能被许多散射体散射。

（3）声束的扩散。

注意：①反射和衰减是两个概念；②人体软组织和体液声衰减是不同的；③蛋白质是人体组织声衰减的主要原因，不含蛋白质成分的水几乎无衰减（透声）。

3.对抗超声衰减的技术措施。

时间增益补偿（time gain compensation，TGC），又称距离增益补偿（distance gain compensation，DGC）。

TGC或DGC在仪器出厂时已经有预设定值，同时，TGC调节也可以起到补充作用。

4.人体组织对超声衰减不同程度的一般规律。

（1）骨＞软骨＞肌腱＞肝、肾＞血液＞尿液、胆汁。

（2）组织体液中蛋白成分尤其是胶原蛋白成分愈高，衰减就愈显著；水分含量愈多，衰减就愈少；钙质成分愈多，衰减也愈明显。

（三）超声的分辨力

1.超声的分辨力指利用超声成像技术在显示器上区分细小目标的能力或最小距离。

2.分辨力受多种因素影响，如声波频率、脉冲宽度、声束宽度（聚焦程度）、声场的远近等。

3.空间分辨力主要与声束特性有关，分为三类（图2-4）。

（1）轴向（纵向）分辨力：与波长密切相关，纵向分辨力等于5～8倍波长。

（2）横向分辨力：与探头厚度方向上声束宽度和曲面聚焦性能有关。焦区宽度一般＜

四、液体的流动状态

（一）稳流

液体的元素以恒定的速度和恒定的方向运动时的流动称为稳定流，即稳流。稳流时液体的流动是分层的。

（二）非稳流

当液体元素内任何一点的运动速度和方向均随时间而变化时的流动称非稳定流动。动脉血流呈现脉动的性质。

（三）层流

黏性血流在血管中形成稳定的层流时，血细胞在血管中以相同的方向做规则的分层流动，但血管断面上各点的血流速度分布是不同的，这就是层流。

（四）加速度

血流在收缩早期产生加速度，晚期产生减速度（图2-9）。在动脉系统中，血流的加速度对速度分布的形成起着重要作用。在静脉系统中，流速分布一般为抛物线形。在外周动脉中，舒张期流速分布近似于抛物线形。收缩早期，加速使流速分布变平坦。晚期

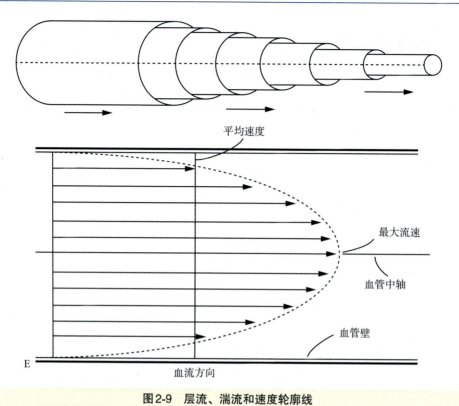

图 2-9   层流、湍流和速度轮廓线

可出现管壁附近的血流逆转。

（五）血液在弯曲血管中的流动

当血液流入弯曲的血管时，由于向心力、向心加速度的作用，使血流呈双螺旋线式向前流动的复杂状态（图 2-10）。

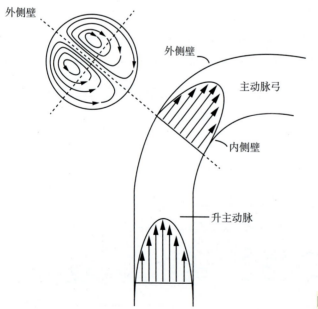

图 2-10   血液在弯曲血管中的流动

五、几何形状对流速剖面的影响

（一）入口效应

血液流经横截面积突然变小处，由于流速增加，血流获得较大动能，黏性作用减弱，出现平坦形的流速分布，如大动脉到小动脉，舒张期从心房流入房室瓣的血流等。

（二）出口效应

与入口效应相反。如果扩散度较大可导致涡流。

（三）湍流流动

血液从高压心腔经过窄孔进入低压心腔时，可出现湍流流动，如图2-11。

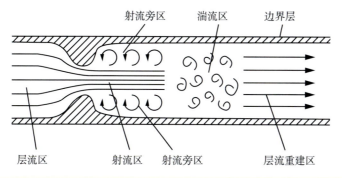

图2-11 不同几何形状对液体剖面的影响不同

六、流体能量和伯努利方程

（一）伯努利方程（Bernoulli equation）

理想流体在流管中作稳定流动时，在流线上任一点处，流体单位体积的势能（ρgh）、动能（$1/2\rho v^2$）和压强能（P）之和为一恒量。

$$P + 1/2\rho v^2 + \rho gh = C$$

$$或 P_1 + 1/2\rho v_1^2 + \rho gh_1 = P_2 + 1/2\rho v_2^2 + \rho gh_2$$

（二）伯努利方程的应用举例

举例1：跨瓣压力差的计算。

在上述伯努利方程中，如果忽略重力作用，可得：$P_1 - P_2 = 1/2\rho\ (v_2^2 - v_1^2)$

当P用mmHg，v用m/s表示时，可得：

$$P_1 - P_2 = 4v_2^2 或 \Delta P = 4v_2^2$$

（4）灵敏度——对低速血流的检测水平。

（5）图像均匀性及穿透力。

（6）彩色显示效果等。

当彩色显示角度变大、深度增加时，帧频会降低，时间分辨力变差，空间分辨力也就变差。要会处理它们之间的关系。

7. 彩色血流显像的局限性

（1）CDFI与声束入射角度的关系：①用扇扫或凸阵探头时，对于相同方向的血流，彩色血流图角度范围内色彩的色相和色泽会有所不同；②用线阵探头扫查血管时，血管弯曲可造成血流色彩不同。

这两种情况都是多普勒夹角变化造成的伪像。

（2）CDFI的彩色混叠：流速超过尼奎斯特极限时出现频率失真。

（3）二维图像质量受到影响：由于CDFI取样需要较长时间，二维图像质量会受到影响，但高档彩超采用多通道多相位同时分别处理，对二维和彩色多普勒影响较小。

（4）湍流显示的不确定性：湍流存在一定会出现绿色斑点，但出现绿色斑点并不一定就有湍流存在（常出现于高速射流区）。

8. 彩色多普勒能量图（CDE）

主要特点为：①相对于角度的非依赖性；②增加动态范围，可显示低流量、低流速血流；③不会发生混叠现象；④不能显示血流方向和血流速度，脏器活动可造成闪烁伪像。

9. 组织多普勒成像（TDI）

TDI是显示组织运动多普勒频移的多普勒技术。在处理回声信号时，将高频低振幅的多普勒血流频移信号滤除，提取低频高振幅的室壁运动多普勒频移信号，提供有关组织运动速度、加速度和能量信息。

它所显示的速度通常为0.01～0.03m/s。帧频为50帧/秒，因速度很小而不会产生混叠。

（曹铁生）

第3章 超声物理基础与仪器性能

超声诊断仪是基于较高频率的超声在人体组织中传播，检测超声传播时发生的变化及相关参数后，以黑白的灰度信息或进行彩色编码后转换为图像的设备，此图像与人体的解剖切面结构非常相似，从而得以作为一种重要的检测技术，为临床诊断、治疗提供重要信息。

那么，这个图像在什么情形下可以获得，且获得的信息最接近真实组织结构和理化特性呢？在特定情形下出现的超声图像，虽然不能与组织解剖结构完全对应，但它是否能形象地为我们提供相关疾病诊断信息呢？我们又如何利用好超声仪器的各种调节功能以便获得满意的图像效果，让超声医师的巧手，通过超声探头"描绘"出一幅幅妙笔生花的超声图像呢？

本章节拟通过介绍超声的物理特性、传播特性及超声诊断仪器的构成，解开超声成像的丝丝环扣，为您打开一扇通向获取理想超声图像的大门。

第一节 超声波的物理基础

一、声波和超声波

物理学上，波通常是指振动在物质中的传播，其能量传递的一种形式，如光波、声波、超声波等。

声波的振动频率范围见图3-1，此图也称为波谱图。超声波是声波的一种。

超声波是振动频率在20 000Hz以上的机械波。其波长短、频率高的特点，决定了超声波具有一些重要特性，使其能广泛应用于医学领域。相比于可听声等低频振动，高频振动的超声具有以下特点：①超声波方向性好，传播主要集中在相对狭小的空间，呈束状，远优于可听声；②超声波能量高，可以在人体组织中传播较远距离；③具有波动特性，便于超声成像检测，分析超声在组织中的传播规律；④超声波的传播能力强，即便有衰减、反射、散射等特性会引起信号减弱，依然可以获得较深的组织信息。

正因为超声具有上述特点，较高振动频率的超声得以应用于医学，成为四大医学检测成像技术之一。

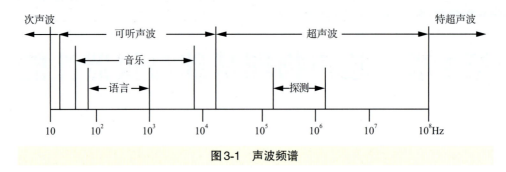

图3-1 声波频谱

二、超声波的传播特性

超声波在声阻抗略有差别的组织中传播，会产生反射、折射、透射、散射（背向散射）、衰减、多普勒效应等变化，超声仪器就是利用超声波的特点，分析组织特性，并以一定的方式显示在屏幕上，从而获得了超声图像。

超声波在人体组织中传播，还会引起一些变化，称之为超声的生物效应。而超声生物效应，是我们关注超声是否在提供组织内部信息时，发生的不良反应。其效应可以分为以下三类。

1. 机械效应 是指机械波波动引起介质受挤压、拉伸的作用。

2. 热效应 机械能转换为热能，这种变化称为热效应。

3. 空化效应 是指超声在特定条件下，引起超声作用声场中的微小气泡振荡并破裂的过程。空化效应发生条件非常"苛刻"，即发生率非常低，而一旦发生空化效应，其后果会很"严重"，引起剧烈的化学和物理反应，其产物主要是有危害的自由基。

因此，空化效应是引起人们对超声是"绿色、安全"说法担忧的主要原因。但是，在有限条件下，如超声检测成像在严格的制造标准要求下，仍可保证超声是安全的。这也是超声医学应用以来，也不断被证实超声是"安全"的基础。

三、超声成像类型及原理

（一）超声成像原理

超声在组织媒介中传播时会产生反射、透射、折射、散射、多普勒效应和衰减，因此在声阻抗存在差别的组织界面会反射部分声能，其余部分透射过去继续向前传播，通过接收反射回来的声波分析其大小、时间和频率，可以得到关于组织界面声阻抗、所处位置及运动变化情况，将这些信息显示在显示器上所得到的图像，称为超声图像（图3-2）。

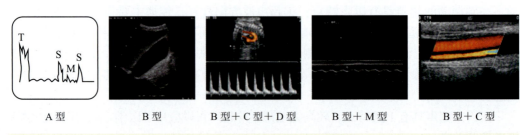

A 型　　　　B 型　　　B 型＋C 型＋D 型　　　B 型＋M 型　　　B 型＋C 型

图3-2 不同成像类型的图形及图像

（二）超声成像类型

按照超声波声束在组织中传播，检测其信号的类型和显示方式的不同，超声波成像可以分为A型超声、B型超声和M型超声3个主要且重要的类型（图3-2）。

1. A型超声显示工作原理　当声束在人体组织中传播遇到由不同声阻抗组织形成的界面时，在该界面上产生反射（回声），该反射信号（回声）以波的形式在示波器的屏幕上显示。

2. B型超声显示工作原理　B型超声成像是在A型基础上发展的，将本来是波形显示回声信息大小的形式转换为亮度显示，即将接收到的回波信息送到显示器的亮度调制极进行亮度控制，回声信息越强，显示的亮度就越亮，同时超声声束沿一定方向进行扫描，把各个扫描声束的回声依扫描位置在显示器不同位置进行显示，从而得到一幅组织声阻抗分布信息图，这个图与人体组织解剖结构有密切的对应关系。

3. M型超声显示工作原理　M型（motion mode）超声工作原理与B型超声成像工作原理相似。此显示模式可以观察到声阻抗界面沿声束方向的运动情况，而心脏正是运动的脏器，临床也迫切需要了解其运动情况，M型超声的出现正好迎合了医学需要，因此其最初也被称为超声心动图。

（三）多普勒超声检测技术

利用超声在传播过程中，遇到相对运动，从而产生多普勒效应的原理。通过检测反射或散射回声中的多普勒频移，可以换算得到运动的方向和速度。

根据发射超声的时间脉冲特性，多普勒检测技术可以有以下几种工作方式。

1. 频谱多普勒　分为连续波、脉冲波和高脉冲重复频率多普勒检测技术。

该检测技术是检测一维空间目标运动情况，以波形形式呈现运动速度、运动方向。

这3种多普勒检测技术各自的工作原理、检测优势和不足，在多普勒相关章节有详细描述。

2. 彩色多普勒血流超声成像　以彩色编码显示血液流动方向、快慢及性质的检测技术（详见第2章第三节。）

3. 组织多普勒超声成像（tissue Doppler imaging，TDI）　TDI是通过滤除血流的高速运动信息，保留组织的低速运动信息，来实现组织运动状况的显示。

第二节　超声诊断仪器的调节和使用

超声医师操作超声仪器，显示清晰有层次的图像，解读图像，获得足够的诊断信息，撰写超声诊断报告，为临床医师提供医学诊断信息和帮助。超声医师不仅自身有过硬的手法技能，丰富的相关医学基础知识和解剖学基础，较强的综合分析能力、敏锐的洞察力，如能借助超声仪器这个工具，调整好设备，使其发挥最优性能，就更能体现自身在临床诊疗环节中的价值。

索和乳头肌在结构和功能上联合，构成二尖瓣复合体。

左心室流出道又称为主动脉前庭，为左心室腔的前内侧部（图4-4），位于主动脉口以下，此部的壁光滑无肉柱，缺乏伸展性和收缩性。流出道的出口为主动脉口，其周缘的纤维环上附有3个半月形、袋口朝上的主动脉瓣，分别是左、右和后半月瓣，与每个瓣膜对应的主动脉壁向外膨出，称主动脉窦，可依瓣膜分为左、右和后3个主动脉窦。在左、右窦的主动脉壁上分别有左、右冠状动脉的开口。当心室收缩时，血液推动左房室瓣，关闭左房室口，同时冲开主动脉瓣，血液射入主动脉。心室舒张时，主动脉瓣关闭，阻止血液倒流回左心室，同时二尖瓣开放，左心房血液流入左心室。左右两侧的心房、心室收缩与舒张同步，两侧房室瓣和两动脉瓣的启闭也是同步的。

房室口和动脉口的瓣膜，是保证心腔血液定向流动的装置，当心室肌舒张时，房室瓣（三尖瓣、二尖瓣）开放，而动脉瓣（肺动脉瓣，主动脉瓣）关闭，血液由左、右心房流向左、右心室；心室肌收缩时则相反，房室瓣关闭，动脉瓣开放，血液由左、右心室泵入主动脉和肺动脉。这样形成了心脏内血液的定向循环，即上、下腔静脉和冠状静脉窦→右心房→右房室口（三尖瓣开放）→右心室→肺动脉口（肺动脉瓣开放）→肺动脉→肺（经肺泡壁周围的毛细血管进行气体交换）→肺静脉→左心房→左房室口（二尖瓣开放）→左心室→主动脉口（主动脉瓣开放）→主动脉（通过各级动脉分布至全身）。

三、心的构造

（一）心壁

心壁由心内膜、心肌层和心外膜3层组成。①心内膜是衬于心房和心室壁内面的一层光滑的薄膜，与血管内膜相延续。在房室口与动脉口处，心内膜折叠成瓣膜，其间有少量结缔组织。主动脉瓣和肺动脉瓣一般无血管，二尖瓣和三尖瓣的基部有小血管分布。②心肌层是心壁的主要组成部分，主要由心肌纤维构成。心房肌较薄，心室肌较厚，而左心室肌最厚。心房肌和心室肌均附着于心的纤维结缔组织支架，即纤维环上，它们不相连续。因此，心房肌和心室肌可不同时收缩。心室肌分为浅、中、深3层：浅层肌斜行，肌纤维在心尖部捻转形成心涡，然后进入深部移行为纵行的深层肌，形成肉柱和乳头肌；中层为环形，位于浅、深层之间，分别环绕左、右心室（图4-5）。③心外膜被覆在心肌层的表面，为浆膜心包的脏层。

（二）心的纤维支架

心的纤维支架由致密结缔组织构成，为心肌纤维束及瓣膜提供了附着点，位于左、右房室口，主动脉口和肺动脉口之间，并围绕各口的周围形成纤维环（图4-6）。在左房室口与主动脉口之间的纤维结缔组织形成左纤维三角。在右房室口与主动脉口之间的纤维结缔组织形成右纤维三角。右纤维三角向后发出一圆形纤维束，即Todaro腱，其向上延续于房间隔，经右心房卵圆窝与冠状窦口之间的心内膜下，直伸至下腔静脉瓣。该腱与冠状窦口前内侧缘、三尖瓣的隔侧尖（瓣）附着线围成的三角区，称Koch三角，此三角前部心内膜下有房室结，是心内直视手术时定位的重要标志。中心纤维体内有房室束通过，当结缔组织变性硬化时，可压迫房室束，造成房室传导阻滞。

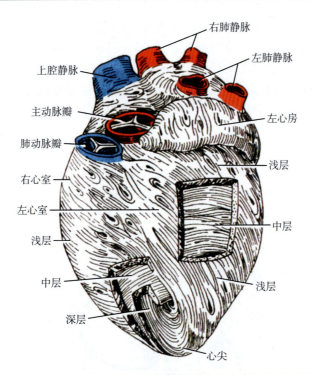

图4-5 心肌层

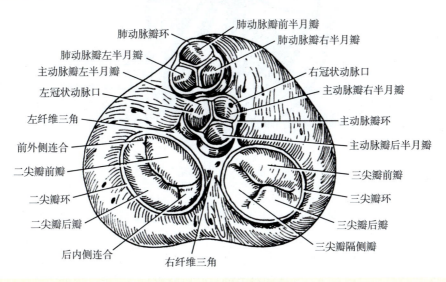

图4-6 心的纤维组织支架

（三）房间隔和室间隔

房间隔介于左、右心房之间，由于左心房位于右心房的左后方，故房间隔呈斜位，约与矢状面成45°（图4-2，图4-7）。房间隔较薄，由双层心内膜夹以结缔组织和少量心肌所组成。房间隔在卵圆窝处最薄，主要由结缔组织构成，房间隔缺损多发生于此。

室间隔位于左、右心室之间，也呈45°斜位，分隔两心室（图4-4），其前、后缘相当于前、后室间沟。室间隔可分为肌部和膜部，肌部构成室间隔的绝大部分，由肌组织被覆心内膜而成。膜部为位于室间隔后上部 1.5～2.0 cm 直径的卵圆区，由两层心内膜及其间的结缔组织构成，缺乏肌纤维。室间隔膜部由于胚胎时期左、右心室相通，在发育过程中室间隔自下向上生长，上缘留有室间孔，出生前室间孔封闭，形成室间隔膜部，而将左、右心室完全分隔。如发育受阻，则形成室间隔缺损。

四、心传导系

心传导系位于心壁内，由特殊分化的心肌细胞组成。其功能是产生并传导冲动，以维持心的正常节律性搏动，受交感神经和迷走神经双重支配。心传导系由窦房结、房室结、房室束及其分支组成（图 4-7）。

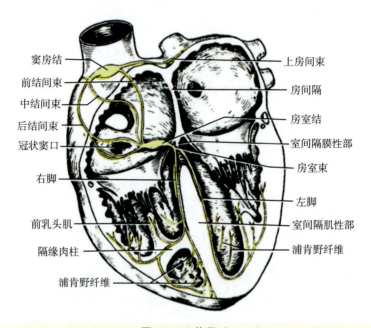

窦房结
前结间束
中结间束
后结间束
冠状窦口
右脚
前乳头肌
隔缘肉柱
浦肯野纤维

上房间束
房间隔
房室结
室间隔膜性部
房室束
左脚
室间隔肌性部
浦肯野纤维

图 4-7　心传导系

窦房结是心的正常起搏点，位于上腔静脉与右心房交界处前方的心外膜深面，呈梭形。人的窦房结由于结细胞团与致密结缔组织混杂，使结没有明显的界线。结中央有窦房结动脉穿过。由结细胞发出的冲动传至心房肌，使心房肌收缩，冲动同时向下经结间束传至房室结。房室结位于房间隔下部右心房侧的心内膜下，呈扁椭圆形，较窦房结小。房室结接受窦房结传来的冲动，继传至房室束。在正常情况下，房室结不产生冲动，但当窦房结病损或出现传导障碍时，亦可产生冲动，但节律较慢。房室束又名 His 束，呈圆索状，从房室结前端发出并向前穿右纤维三角，沿室间隔膜部的后缘下行。在室间隔肌部上缘分为左束支和右束支，分别沿室间隔左、右侧心内膜深面下行。左束支呈扁带状，下行一段后又分为前支和后支，分别至前、后乳头肌的根部，再分为许多细小分支，形成浦肯野（Purkinje）纤维网，分布于乳头肌及室壁等处的心内膜下，最后与一般心肌纤维相连接。房室束、左右束支和 Purkinje 纤维网的功能是将由房室结传来的兴奋迅速地传导至整个心室（图4-7）。

五、心的血管

（一）冠状动脉

1.**左冠状动脉** 起于主动脉左窦，经左心耳与肺动脉根部之间向左行，随即分为前室间支和旋支（图4-1）。前室间支沿前室间沟下行，绕过心尖切迹终于后室间沟下部，与右冠状动脉的后室间支吻合。旋支沿冠状沟左行至心左心室膈面。旋支最恒定的分支是左缘支，沿心的左侧缘下行。此外，尚发出窦房结支和房室结支。左冠状动脉主要分布于左心房、左心室、右心室前面的一部分、室间隔前2/3和房室束的左束支。若前室间支阻塞，可发生左心室前壁和室间隔前部心肌梗死，并可发生束支传导阻滞。因50%以上的心肌梗死系前室间支闭塞所致，故常将此支称为"猝死动脉"。旋支闭塞时，常引起左心室侧壁或膈面心肌梗死。

2.**右冠状动脉** 起于主动脉右窦，在右心耳和肺动脉根部之间入冠状沟，向右行绕行至房室交点处分为二支（图4-1）。后室间支较粗，为主干的延续，沿后室间沟下行，终于后室间沟的下部，此支分布于后室间沟两侧的心室壁和室间隔后部。另一支左心室后支，较细，自冠状沟房室交点处向左下，分布于左心室后壁。右冠状动脉的主要分支有动脉圆锥支、右缘支以及窦房结支和房室结支（图4-1），主要分布于右心房、右心室、室间隔的后1/3及左心室后壁等。如右冠状动脉发生阻塞，可发生后壁心肌梗死和房室传导阻滞。

（二）心的静脉

心的静脉经3条途径回心。

1.**冠状窦** 位于心膈面，左心房和左心室之间的冠状沟内，其右端开口于右心房。冠状窦接收心绝大部分静脉血回流。其主要属支有（图4-1）：①心大静脉，位于前室间沟内，与前室间支伴行，向后上至冠状沟，再向左绕行至左心室膈面注入冠状窦左端；②心中静脉，位于后室间沟内，向上注入冠状窦右端；③心小静脉，行于右冠状沟内，与右冠状动脉伴行，向左注入冠状窦右端。

2.**心前静脉** 起于右心室前壁，2～3支，向上越过冠状沟直接注入右心房（图4-1）。

3.**心最小静脉** 是位于心壁内的一些小静脉，直接开口于各心腔（主要是右心房）。

六、心包

心包是包裹心和出入心的大血管根部的圆锥形纤维浆膜囊，包括外层的纤维心包和内层的浆膜心包两部分（图4-8）。纤维心包由坚韧的纤维性结缔组织构成，上方附着于大血管的根部并与血管外膜相续；下方与膈的中心腱相愈着。浆膜心包又分脏、壁两层，壁层紧贴在纤维心包的内面，与纤维心包紧密相贴。脏层包于心肌层的表面，即心外膜。脏、壁两层在出入心的大血管根部互相移行，两层之间的潜在性腔隙称为心包腔，内含少量浆液，起润滑作用，以减少心脏跳动时的摩擦。

　　心包腔在一些部位腔隙较大，称为心包窦。主要有位于左、右肺静脉根部，下腔静脉的左侧，在左心房后壁与心包后壁之间的心包斜窦（图4-8）；位于升主动脉、肺动脉的后方与上腔静脉、左心房前壁之间的心包横窦（图4-8）。探查心包横窦时，其大小可容示（中）指通过。在心直视手术时，可在横窦处暂时中断主动脉和肺动脉的血流。此外，在正对心尖处，浆膜心包壁层转折形成一隐窝，称为心包前下窦。心脏舒张而扩大时，该隐窝仍不会消失，其深度为1～2 cm，是心包积液易潴留处，临床上常选此窦作为对心包积液进行诊断和穿刺进针的部位。

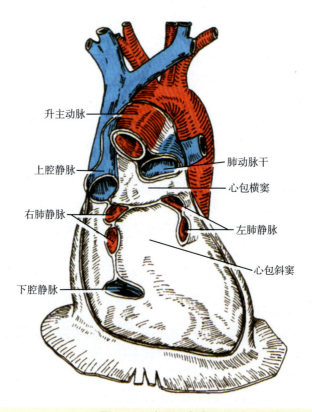

图4-8　心包和心包窦

（李金莲）

第5章 心脏胚胎发育与解剖

心脏是胚胎发育期最早形成的器官，正常心脏的胚胎发育分为3个阶段：原始心脏的形成，心脏外形的建立及心脏内部的分隔。心脏发育从细胞团开始，发育为两个心管，两者合并后逐渐分化为动脉干、心球、原始心室、原始心房和静脉窦。动脉干分裂成升主动脉和肺动脉，心球构成心室的一部分，静脉窦连接胎儿循环。在发育过程中出现的任何异常都可能导致出生后的先天心脏畸形。

第一节 心脏的胚胎发育

一、胚生学

原始血管的发生：当胚胎发育到20d，在卵黄囊上的外胚中层中散在发生许多细胞团，这是形成原始血管及血细胞的始祖，称为血岛。血岛周围的细胞分化为扁平内皮细胞，形成原始血管。

血管互相融合及扩大形成一些成对的大血管，有动脉及静脉。与此同时，在口咽腔头侧的中胚层出现一群内皮样细胞，称生心索，是发展为心脏的原基，生心索逐渐由头侧转移到腹侧，形成左右两条并列的纵管，称为原始心管，心管在21 ~ 23d开始跳动，但直到第4周末，心血管系统才开始有循环功能。

二、心脏的发生

（一）原始心管的演变

左、右两条原始心管逐渐靠拢，融合成一条心管。到胎生第5 ~ 7周，两条腹主动脉也融合成为一个动脉囊，其左右两侧各有6条弓动脉连通左、右背主动脉。随着胚体的发育，心管发生两个缩窄环，将心管分为4个部分，从头端向尾端依次为动脉干、心球、原始心室及原始心房（图5-1）。位于原始心房与原始心室之间的缩窄环逐渐发育为房室管，最终发育成房室瓣，在心球与动脉干之间的球干交界部后来成为半月瓣的发生部位。原始心房的尾端膨大，成为静脉窦，窦的末端与左、右主静脉相连形成两个角。心管游离于围心腔中，只在头端（动脉干端）固定在主动脉上及尾端（心房端）固定在

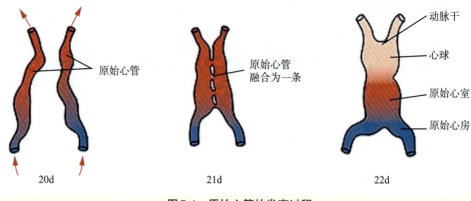

图5-1 原始心管的发育过程

主静脉上。

（二）心管的蜷曲

在胎生第3周，由于心管的动脉干及心室增长的速度比围心腔快，以及心管的头尾两端被固定，心管无法向外延伸，只好在围心腔内蜷曲，迫使心管的上半段向右向下蜷曲，呈U形；心球及原始心室的一段心管进一步向右向下向前延伸，而原始心房段则相对地向上向左向后延伸，呈S形。到胚胎第5周，原来位于心房头侧的心室，已移到心房的尾侧，心房完全移至动脉球的背侧，静脉窦居于心房的背后面尾侧（图5-2）。这种心球向右前生长，原始心室位于左后的球室袢类型称为"右-袢"，心球最终发育成右心室，原始心室则成为左心室。如果在成袢的过程中心球转向左侧，而原始心室位于右后，则称为"左-袢"。静脉窦上的两个角最初大小相对称，以后由于大部分回血经过右角，因此右角越来越大，而左角则逐渐缩小。右角及其连接的右主静脉最后发展为腔静脉，左角及其连接的左主静脉退化为冠状窦及左心房斜静脉。

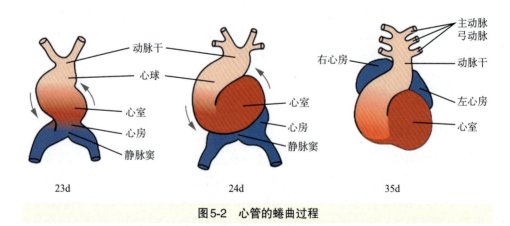

图5-2 心管的蜷曲过程

心房腹侧受动脉球及背侧支气管的限制，只能向左右两侧扩展，因而膨出于动脉球的两侧。以后心房与心室间的缩窄部分更加明显，形成房室管。至此，在胎生第4周，心管经演变已初具备心脏的外形，但仍是一条管道，内部尚未分隔。

（三）腔内分隔

1.**房室管的形成及分隔** 胚胎发育到第4周末，房室管逐渐膨大，横跨在两心室之上，与两心室相通，称为共同房室管。在房室管背侧壁及腹壁的正中线上，心内膜组织增生，形成4个部分：前垫（上垫）位于腹侧，后垫（下垫）位于背侧，左侧垫和右侧垫位于两侧。到胎生第5周，背、腹两个内膜垫融合，使原来的一条房室管分为左右两条房室管（图5-3）。在两个管口的局部，心内膜发生横向皱褶，向左发育成二尖瓣的前瓣，向右发育成三尖瓣的隔瓣。若此部分发育不完全，将造成先天性瓣叶裂。

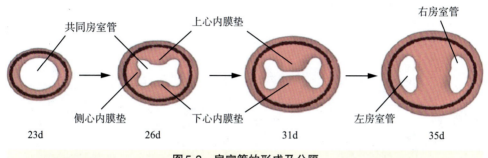

图5-3　房室管的形成及分隔

2.**心房分隔** 约在心内膜垫发生的同时（胎生第4周末），从心房背侧及顶盖的正中线处发生一镰状隔膜，称为第一房间隔或原发隔。此隔向房室管心内膜垫的方向生长，从而将心房分为左右两个部分。但镰状隔的游离缘中间凹陷处与心内膜垫之间仍残留一个小孔，称第一房间孔或原发孔。由于原发孔的存在，左右心房仍然相通。此后此孔逐渐缩小，最后封闭。如此孔不能封闭，则形成原发孔型房间隔缺损；由于此孔靠近心内膜垫及房室瓣，故原发孔型房间隔缺损容易合并心内膜垫和房室瓣畸形。正常在原发孔封闭之前，原发隔头端的组织吸收，又形成一孔，其位置较原发孔高，据房室环也较远，称第二房间孔或继发孔。与此同时，在第一房间隔的右侧又发生一隔膜，称第二房间隔或继发隔。继发隔在生长过程中也留有一孔，称卵圆孔。此孔的位置较第二房间孔略低，两孔交错重叠，使第一房间隔上的下部恰好从左侧遮住第二房间隔上的卵圆孔，而第二房间隔则从右侧遮住第一房间隔上的第二房间孔。第一房间隔只有两层心内膜，犹如瓣膜遮住卵圆孔，故又称卵圆孔瓣，以保证右心房血流入左心房，而左心房血不能流入右心房（图5-4）。此种情况一直维持到胎儿出生后约8个月，卵圆孔方才闭合；如不闭合则形成卵圆孔未闭。假如继发孔与卵圆孔未能交错重叠，即第一房间隔不能遮住第二房间孔，则胎儿出生后形成继发孔型房间隔缺损。

3.**心室分隔** 在胚胎第4周末，心室开始分隔。首先从心尖部发生一半月形肌性隔膜，向心内膜垫方向延伸，形成室间隔的肌部。在半月形肌性隔膜游离缘与心内膜垫之间残留一孔，使左、右心室相通，称为室间孔。到胎生第8周，由于肌性隔膜凹缘和心内膜垫的结缔组织向室间孔增生，以及动脉干间隔向下延伸，形成一薄膜，将

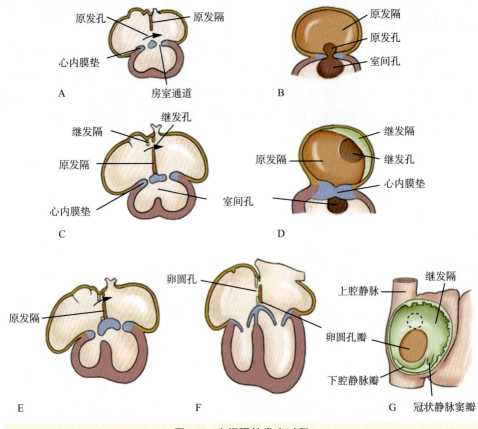

图5-4　房间隔的发育过程

室间孔封闭。一般称此膜为室间隔膜部。至此左、右心室完全隔开。因此，室间隔膜部系由肌性隔膜凹缘、心内膜垫及动脉干间隔组成。三者中任何一处发育异常，都可引起室间隔膜部缺损。三尖瓣隔瓣横跨于室间隔膜部的中间，其下方的膜部室间隔称为心室部，其上的称为心房部。此外，室间隔肌部在发生初期是肌束相互交织成疏松的网状，束间有许多小孔；如发育中这些小孔闭合不完全，则形成肌部室间隔缺损（图5-5）。

4.动脉干分隔　心球的远端部分形成圆锥和动脉干。圆锥的近端与右心室相接，远

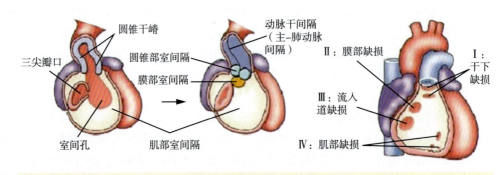

图5-5　室间隔的发育过程

端与动脉干相接。由于圆锥和动脉干在胚胎发育的后期可以看作一个整体，故总称为圆锥干，圆锥干早期在原始室间隔的右侧，后期向内向左旋转移至中线，横跨在两心室之上。胚胎第4周末，在圆锥干部发生两个纵行的内嵴，称为圆锥干嵴，包括位于动脉干的动脉干嵴及位于圆锥的圆锥嵴。它们一方面沿着纵行延伸，另一方面向管腔中心横向呈螺旋形生长。最终在中线融合，形成圆锥干间隔，其动脉干部分，称为动脉干间隔，其圆锥部分称为圆锥间隔，动脉干间隔将原来的动脉分隔成两条并行的管道，靠左边的是主动脉，通向左心室；靠右边的是肺动脉，通向右心室。圆锥间隔将圆锥分隔成肺动脉圆锥和主动脉圆锥，主动脉圆锥的尾端成为左心室流出道，肺动脉圆锥的尾端成为右心室流出道。由于圆锥干间隔呈螺旋形，故主动脉与肺动脉互相盘旋。肺动脉起始居于主动脉的右侧，随后绕到主动脉的腹侧，最后在主动脉的左侧绕到主动脉的背侧（图5-6）。在主动脉及肺动脉的根部，由于管壁内膜生长增厚，形成主动脉瓣及肺动脉瓣。如圆锥干间隔不按正常的螺旋方向延伸生长，则可引起主、肺动脉错位，主动脉或肺动脉狭窄，或主动脉骑跨。圆锥干间隔也参与室间隔膜部的形成，所以此类畸形常伴有室间隔膜部缺损。

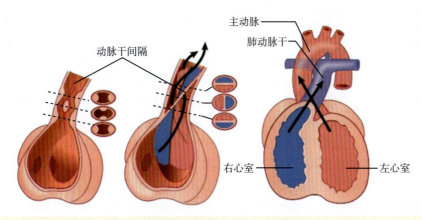

图5-6　动脉干间隔的形成及大动脉的分化

三、主动脉及肺动脉的形成

左、右原始心管融合为一条心管之后，左、右腹主动脉亦融合为动脉囊。于胎生第5～7周发生6对弓动脉，将动脉囊与左、右背主动脉连通。第1、2弓动脉退化，背主动脉在第3、4弓动脉连接处之间退化断开，分为上、下两段。第3弓动脉连接上段背主动脉，形成左、右颈动脉及颈内动脉。第4弓动脉连接下段背主动脉，其左侧成主动脉弓，一直连到降主动脉；右侧形成头臂干及右锁骨下动脉。第5弓动脉不发育，很快消失。第6弓动脉右侧与背主动脉分离，并伸入右肺芽，形成右肺动脉；左侧仍与背主动脉连接，在中段发出分支伸入左肺芽，形成左肺动脉。第6弓动脉左侧从背主动脉到左肺动脉的一段称动脉导管（图5-7）。因此，胎儿期右心室注入肺动脉的血液绝大部分经动脉导管进入主动脉，只有极少量血液进入肺脏。

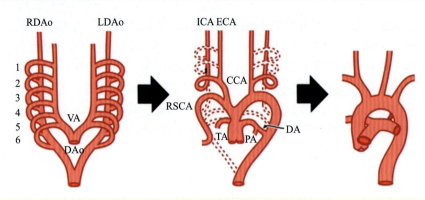

图5-7 主动脉及其分支的形成

DAo. 背主动脉；VA. 腹侧主动脉；RSCA. 右侧锁骨下动脉；CCA. 颈总动脉；ICA. 颈内动脉；ECA. 颈外动脉；TA. 肺动脉干；PA. 肺动脉；DA. 动脉导管

四、静脉的发生

胎儿早期由左、右两条卵黄静脉，脐静脉，分别汇集为左、右主静脉，再分别注入位于原始心房尾端背面静脉窦的左、右角，原来两角对称，后由于汇入左、右角的血管演变不同，左角则渐萎缩变小，其远段成为左心房斜静脉的根部，近段成为冠状静脉窦，右角接受大量汇入的血流而逐渐变大，窦房孔也渐渐移向右侧。

在左、右前主静脉之间的吻合支，从左至右呈斜行走向，左前主静脉血液经此吻合支流入右前主静脉。吻合支最终发育为左头臂静脉，在吻合支上方，前主静脉形成颈内静脉，下颌区的前静脉形成颈外静脉，上肢的静脉丛融合形成锁骨下静脉。后者最初向后主静脉开放，但是随着心脏在其发育过程中向尾部移动，锁骨下静脉最终向右主静脉开放。右前主静脉的近侧段和右总主静脉成为上腔静脉。

下腔静脉则主要是由后心间吻合支，右心上静脉的尾段，右上、下主静脉之间的右侧吻合支，右心底静脉的一部分，右心底静脉与右卵黄静脉间的吻合支及右卵黄静脉的末端部分共同形成。

从背主动脉分支出来的卵黄动脉进入卵黄囊，分支成毛细血管网，汇集为卵黄静脉。卵黄静脉进入肝内，亦在肝内分支与肝窦相连，逐渐发展为门静脉。左卵黄静脉近心段的左支消失，而右支形成肝静脉和下腔静脉的肝段。

胚胎发育第7～8周，原始心房扩展很快，以致静脉窦右角被吸收并入右心房，成为永久性右心房的光滑部，原始右心房则成为右心耳。原始左心房最初只有单独一条肺静脉在原发隔的左侧通入，此静脉分出左、右属支，各支再分为两支。原始心房扩展时，肺静脉根部及其左、右属支逐渐被吸收并入左心房，结果有4条肺静脉直接开口于左心房。由肺静脉参与形成的部分为永久性左心房的光滑部，原始左心房则成为左心耳。

如果前面所述的种种变化不正常，就会出现各种情况的肺静脉异位引流，或者永存左上腔等其他先天性心脏病。相对下腔静脉来说，上腔静脉的畸形少见。常见的是永存左上腔静脉、双上腔静脉及肺静脉回流异常，经肺静脉的血液排入上腔静脉或右心房。

第二节　先天性心脏病的血液循环

正常心脏发育完成后应具有下列几方面的特征。①位置正常：心房正位；心室右袢，即形态右心室位于右前，形态左心室位于左后；大动脉关系正常，即在半月瓣的水平，主动脉位于肺动脉的右、后、下。②连接正常：静脉-心房连接正常，即体静脉连接右心房，肺静脉连接左心房；房-室连接正常，即右心房通过三尖瓣与右心室相连，左心房通过二尖瓣与左心室相连。③心室-动脉连接正常，即右心室和肺动脉相连接，左心室和主动脉相连接。血液循环在胎儿出生后发生变化，脐带结扎、卵圆孔闭合、动脉导管闭合，使体循环、肺循环完全建立。体循环内为完全氧合的血液，而肺循环内侧则为未经氧合的血液。由于缺损、异常通道或排血受阻，使患者血液循环途径发生变化，出现血流受阻，异常分流等则被称为先天性心脏病。

一、心脏位置异常

部分患者血液循环途径未发生改变，但心脏的位置异常。正常心脏的大部分位于左侧胸腔内，心尖及心脏长轴在左侧，内脏-心房位是正位。部分患者心脏结构与正常人呈镜样改变，即左心房、左心室位于右侧，右心房、右心室位于左侧，心尖由左心室构成，其血液循环不受阻，也不存在异常分流，称为右位心。如果心尖的转移不充分，停止在中央，则为中位心（图5-8）。

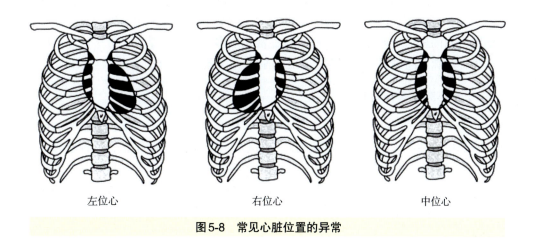

左位心　　　　　　　右位心　　　　　　　中位心

图5-8　常见心脏位置的异常

二、排血受阻，但无分流

如果圆锥干的旋转移位正常，而动脉干嵴发生时不在中央，在融合成动脉干间隔时就发生偏移，将动脉干不等份分隔。如果间隔偏向主动脉侧，即发生主动脉狭窄；如果间隔偏向肺动脉侧，就发生肺动脉狭窄。主动脉狭窄和肺动脉狭窄，均可分为瓣上、瓣膜和瓣下3种。瓣上和瓣下狭窄以隔膜型狭窄较为多见，是在瓣上或瓣下由环绕的结缔组织构成隔膜。这是一种在正常时应消退的胚胎膜。肺动脉狭窄、主动脉狭窄时，血液循环与正常人相同，没有异常分流，但排血受阻。肺动脉狭窄时，血液不能顺畅通过肺动脉瓣或右心室流出道，肺内血流减少，而右心室血液滞留，负荷增加，日久右心室增大、肥厚。主动脉狭窄时，主动脉内血液减少，血压降低，而左心室排血受阻，左心室内压升高，最终致左心室肥厚、衰竭。法洛四联症时，肺动脉狭窄，肺动脉血液受阻，血液通过骑跨的主动脉和室间隔缺损而致主动脉和心室右向左分流。

三、异常分流

（一）心腔内分流

房室间隔缺损早期，存在心房、心室水平分流，左心系统血液一部分通过缺损处分流至右心系统，分流量大小依缺损大小和两心腔间的压力阶差而定。缺损大、压力阶差大，分流量大，反之分流量则小。房间隔缺损时，右心房除接受来自上腔静脉、下腔静脉血液外，还接受经缺损口分流的左心房血液。室间隔缺损时，右心室除接受来自右心房的血液外，还接受经缺损口分流的左心室血液。如此循环，右心系统血流增加，负荷增加，致右心增大，形成相对性三尖瓣关闭不全。晚期出现肺动脉高压，右心室、右心房高压，经缺损处分流量减少，当右心房压高于左心房压、右心室压高于左心室压时，则出现由右向左分流。

（二）大血管分流

动脉导管未闭早期，主动脉血大部分经降主动脉向下，供应胸腔、腹腔脏器和下肢血液，一部分经未闭动脉导管分流至肺动脉内。分流量大小依未闭导管的直径和主动脉与肺动脉之间的压力阶差而定。右心系统血液量增多，如分流量大，最终可导致肺动脉高压。当肺动脉压超过主动脉压时，则出现右向左分流。

（三）单心腔或永存动脉干

单心房时，原发隔和继发隔均未发育，形成单个心房腔，上、下腔静脉来的血液与肺静脉来的血液在心房内混合，再流入左、右心室。由于层流的作用，这种混合不甚完全。单心室时的心室腔具有左心室或右心室的解剖特征，一根大动脉从主腔发出，另一根从漏斗部发出，或两根大动脉均从共同的流出道部位发出。单心腔接受两个心房来的血液，不伴肺血流梗阻的患者呈现大量左向右分流，若伴有严重肺动脉狭窄，则呈现右向左分流。

大多数永存动脉干患者有较多的血流由动脉干分流入肺动脉，在肺内进行气体交换，但大量肺静脉血回流入左心房、左心室，使左心房、左心室容量负荷增加，而右心室压力也必须高于体循环压力，才能将体静脉血喷射到总动脉干，致使右心室收缩期负荷加重。

第三节　先天性心脏病的分类

根据临床病理先天性心脏病可分类如下。

一、无分流畸形

（一）瓣膜畸形

胚胎早期，房室管与左心室连接，在圆锥干向左移位的同时，房室管向右移位，横跨在两心室的入口之上。心内膜垫将房室管分隔为左、右房室口，使左心房与左心室相通，右心房与右心室相通。心内膜垫是房室瓣形成的主要胚胎来源，并参与房室间隔的形成。如由胚胎心脏功能受到影响而血流减少，心内膜细胞受到的切应力相应减小，心内膜细胞内在基因程序发生变异，随之向心肌细胞传送的信号发生变化，结果引起瓣膜或心内膜垫发育偏离正常结构，则可造成瓣膜发育的畸形。包括：①主动脉瓣狭窄（包括瓣膜型、瓣膜下型及瓣膜上型）；②主动脉二叶瓣、四叶瓣及单叶瓣；③肺动脉瓣狭窄（包括瓣膜型、漏斗部狭窄及漏斗部下狭窄）；④肺动脉瓣关闭不全（罕见）；⑤Ebstein畸形或三尖瓣下移畸形（少见）；⑥二尖瓣关闭不全（罕见）。

（二）血管畸形

主动脉弓及头臂干的胚胎来源是胚胎主动脉弓系统，主要是第4主动脉弓及其周围结构。如果胚胎主动脉弓系统的某些本来应该退化消失的成分保留，本来应该发展的成分发育不全，或本来应该开通的管道闭塞或中断，就会导致各种主动脉弓畸形。例如主动脉缩窄、弓离断等主动脉弓畸形。罕见疾病还包括血管环、主动脉窦瘤、特发性肺动脉扩张、肺动脉及其分支狭窄。

在胚胎早期，3组胚胎静脉包含主静脉、卵黄静脉及脐静脉引流入静脉窦。脐静脉引流胎盘血液，卵黄静脉引流卵黄囊血液，此两者在胎儿出生后相继退化消失。构成成熟体静脉的主要是主静脉系统。在胚胎期，体静脉是左右对称的，当一侧发育障碍时，对侧可起代偿作用或构成侧支循环。体静脉的异常发育，主要是本来应该发育的血管闭塞或退化，本来应该退化消失的血管永存。例如：双上腔静脉、右上腔静脉缺如、永存左上腔静脉等。

二、左向右分流——非发绀型

（一）心房水平

如果房间隔发育过程中曾经存在的心房间的孔洞因房间隔发育障碍未能闭合，就可产生各种类型的房间交通，造成心房水平的分流。例如：房间隔缺损（继发孔、原发孔、静脉窦型）；Lutembacher综合征，即房间隔缺损伴二尖瓣狭窄（罕见）；房室间的心内膜垫发育异常则导致房室间隔缺损,包括原发孔型房间隔缺损与二尖瓣裂,完全性心内膜垫缺损。此外,在某些先天性心血管畸形,如全肺静脉异位连接、三尖瓣闭锁、二尖瓣闭锁、室间隔完整的肺动脉闭锁等,必须由房水平的分流以维持代偿性血液循环。

肺静脉在胚胎早期是和体静脉(主要为前主静脉)相交通的,以后其4个主支才与总肺静脉连接。总肺静脉扩大成为左心房后壁的一部分,4支肺静脉分别直接开口于左心房。肺静脉与体静脉的交通中断,若此时发生异常则会出现部分肺静脉回流异常,较少见,常无临床表现,或者完全性肺静脉回流异常,少见。

如果肺总静脉未能完全融合入左心房,它与真正的左心房之间有一个隔膜,形成第3个心房,称为三房心(罕见),与肺静脉连接的称为副房,副房与真正的左心房之间常有梗阻。这3个心房之间均可有交通。有的还可保留与体静脉的交通,亦即合并肺静脉异位连接。

(二)大血管水平

动脉导管未闭是最常见的大血管水平的分流。由左第6主动脉弓的远端部分形成。正常胎儿通过动脉导管使肺动脉血液流到主动脉。出生后由于肌肉收缩,导管功能性闭合。出生后1~2个月,纤维内膜组织使之解剖闭合。如果在此期间未闭合,即成为动脉导管未闭,产生主动脉至肺动脉的分流。在某些心血管畸形,如主动脉弓离断、严重的导管前主动脉缩窄、室间隔完整的肺动脉闭锁等必须保持动脉导管的开放(依赖性动脉导管未闭),以维持代偿性血液循环。

此外,还有一些较为罕见的非发绀型左向右分流疾病如主-肺动脉窗、永存动脉干、冠状动-静脉瘘、肺动-静脉瘘等。

三、右向左分流——发绀型

发绀型先天性心脏病指的是左、右心之间存在异常通道,同时可合并右心室流出道梗阻(肺动脉狭窄)或有极严重的肺动脉高压,致使右心压力增高且超过左心,血液从左、右心之间的异常通道产生右向左分流。此时肺血流量减少,大量静脉血流入体循环可出现持续性发绀。常见疾病包括法洛四联症、艾森门格综合征(房间隔或室间隔缺损合并肺动脉高压)。较少见的有Ebstein畸形伴有房间隔缺损或卵圆孔未闭,大血管错位、单心室、三尖瓣闭锁、肺动脉瓣闭锁。

四、心律失常

心脏传导组织起源于原始心脏管各段心脏之间的缩窄环。在窦房交界部为窦房环,在房室交界部为房室环,在球室交界部为球室环,这些部位的一些组织具有特殊的传导功能,称为心脏特殊化组织。在胚胎发育过程中,结构的变异累及此类特殊化组织时,可能造成心脏传导能力的异常。先天性心律失常较为罕见,包括先天性房室传导阻滞(罕见)、先天性束支传导阻滞、致命性家族性心律失常、预激综合征。

五、其他

此外，还有一些较少见的心脏畸形，可能与遗传因素相关，包括基因突变、染色体结构畸变、细胞外基质缺陷等。如心内膜弹力纤维组织增生症，是指心内膜呈弥漫性的弹力纤维增生，可伴有心肌退行性变，是小儿原发性心肌病中较为常见的一种。此外，较罕见的还有家族性心脏肥大、心包缺陷、心脏异位及左心室憩室等。

总之，先天性心脏病的种类繁多，在心脏胚胎发育过程中的任何一部发生异常都可导致出生后相应结构的异常，例如：胚胎时期，房室管横跨在两心室的入口之上，心内膜垫将房室管分隔为左、右房室口，使左心房与左心室相通，右心房与右心室相通。若房室管异常发育可发生房室瓣闭锁、心室双入口、房室间隔缺损等。圆锥干在胚胎时期通过圆锥干间隔将其分隔成主动脉和肺动脉干，圆锥干异常发育则可导致心室双出口、大动脉转位、永存动脉干等复杂先心病。不同种类的先心病其血流动力学将随着其结构发生相应变化，理解其胚胎发育过程将有助于更好地掌握先心病的结构变异及血流动力学变化。

（张 军 孟 欣）

第6章　心脏功能、冠状动脉循环生理与临床的联系

要点

1.心脏一次收缩和舒张过程称为心动周期，心室的收缩、舒张是室内压升降的原因，同时也是射血和充盈（充血）的动力，瓣膜的开闭保证了血液的单方向流动，也是室内压变化的条件。

2.心排血量等于每搏量乘以心率，影响每搏量的因素有等长自身调节、异长自身调节和后负荷，在一定范围内，心率加快使心排血量增多。

3.心脏射血和大动脉弹性回缩力分别是形成收缩压与舒张压的动力，外周阻力是使动力形成血压的条件，大动脉的弹性贮器作用使心室的间断射血变成持续的动脉血流，并缓冲了动脉血压的变化。心脏射血和外周阻力是神经、体液和药物作用的主要环节，也是使血压变动的因素。

4.静脉有回流血液至心脏及作为血液储存库的功能，在需要时可将储存的血液调配至机体所需部位。

5.冠状动脉阻力主要来自冠状动脉本身紧张度和心肌收缩的挤压力；舒张压的高低和心舒期长短是决定冠状动脉血流量的重要因素；调节冠状动脉血流量的主要体液因素是腺苷。

血液循环系统由心脏和血管组成。心脏在血液循环过程中起着泵的作用；血管是血液流动的管道，具有运输血液、分配血液和物质交换的作用；血液在其中按一定方向周而复始地流动称为血液循环（blood circulation）。

血液循环的首要任务是运输各种营养物质和代谢产物，运送 O_2 和 CO_2，保证机体新陈代谢的正常进行。此外，机体内环境的相对稳定、体液调节和血液防御功能的实现，也都有赖于血液循环。循环功能一旦发生障碍，机体的新陈代谢便不能正常进行，一些重要器官将受到严重损害，甚至危及生命。

近年来证明，心脏、血管平滑肌细胞和内皮细胞有分泌心房钠尿肽（心钠素）、血管紧张素和内皮舒张因子等多种生物活性物质的功能，因此，心脏和血管不仅是血液循环的器官，而且亦有重要的内分泌功能。

本章分别讨论心脏射血与充盈，心脏功能的评定，冠状动脉循环的特点及其与临床联系。

第一节　心脏的射血与充盈

一、心动周期与心率

（一）心动周期

心脏每收缩和舒张一次，构成一个机械活动周期，称为心动周期（cardiac cycle），心房和心室的心动周期均包括收缩期（systole）和舒张期（diastole）。由于心室在心脏泵血活动中起主要作用，通常心动周期指心室活动周期而言。心动周期是心率的倒数，其持续时间与心率有关，如以成人每分钟75次计算，每个心动周期历时0.8s，心动周期从心室收缩开始计算，心室收缩历时约0.3s，后继以舒张，心室舒张持续0.5s。在心室舒张的最后0.1s心房处于收缩状态，心房收缩0.1s，心房舒张0.7s，其中房室共同舒张0.4s（图6-1）。由于血液的离心与回心主要靠心室的舒缩活动，故以心室的舒缩活动作为心脏活动的标志，把心室的收缩期和舒张期称为心缩期和心舒期。

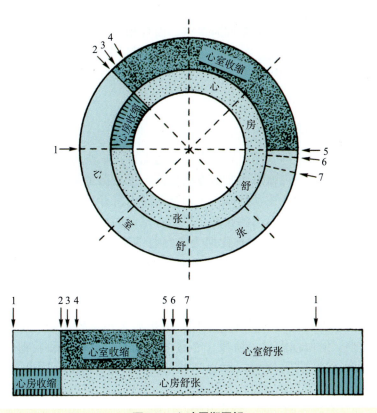

图6-1　心动周期图解

1. 心房开始收缩；2. 心房开始舒张、心室开始收缩；3. 房室瓣关闭；4. 半月瓣开放；5. 心室开始舒张；
6. 半月瓣关闭；7. 房室瓣开放

心脏收缩期耗能较多，而舒张期耗能较少，虽然舒张早期也是一个主动过程，胞质中 Ca^{2+} 的回收及排出也需要 ATP 提供能量，毕竟比收缩期耗能少，所以心脏舒张相对可以说是"休息"期。当心率加快时，收缩期和舒张期都缩短，但舒张期的缩短更为显著，心肌的休息时间缩短（工作时间相对延长），不利于心脏的持久活动。因此，心率快时，耗能多，在安静时心率适当地慢些，有利于节约能量。

（二）心率

正常成年人安静状态时，心率为 50 ～ 90 次/分。心率有明显的个体差异。不同年龄、不同性别和不同生理情况下，心率均不相同。初生儿的心率很快，每分钟可达 130 次以上，随着年龄增长而逐渐减慢，至青春期接近成人的心率。在成人中，女性的心率比男性稍快。经常进行体力劳动和体育锻炼的人，平时心率较慢。同一个人，在安静或睡眠时心率减慢，运动或情绪激动时心率加快。

二、心脏射血与充盈（充血）过程

心脏之所以能使静脉血回心，又使回心血液射入动脉，主要由两个因素决定：一是由于心脏节律性收缩和舒张，建立了心室内压与动、静脉之间的压力梯度，因为血液总是从压力高处向压力低处流动；二是心脏内部具有朝一个方向开放的瓣膜以控制血流方向。

左、右心室的射血或充盈几乎同时进行，而且相似。故以左心室为例说明一个心动周期中心脏射血和充盈过程。右心室收缩力量较弱，其内压只有左心室的 1/6 ～ 1/4，因肺循环途径短，血流阻力较体循环小，肺动脉压也较低。两心室的射血量几乎相等。

（一）左心室收缩与射血

心房收缩后，心室立即收缩，心室内压迅速上升，很快超过心房内压，当心室内压超过心房内压时，心室内血液向心房方向反流，推动房室瓣关闭，阻止血液倒流入心房，此时心室内压仍低于主动脉压，主动脉瓣尚未推开，心室处于密闭状态，同时心室壁的肌肉继续进行着强有力的收缩，挤压心室内的血液，使压力迅速上升。由于这时心室的容积几乎不变，因而称此期为等容收缩期（isovolumic contraction phase）。因心肌纤维的缩短不明显，又称等长收缩期（isometric contraction phase）。当左心室压力上升超过主动脉舒张压时，主动脉瓣被推开，心室内的血液快速、大量射入主动脉。而后心室内压从高峰点逐步下降，排入主动脉的血量也逐步减少，从射血开始至心室内压升到顶点的时期为快速射血期，射出血量占总射血量的 60% ～ 80%，心室容积明显缩小。射血期的后一阶段，心室内血液减少及心室肌收缩强度减弱，心室容积的缩小也相应变得缓慢，射血速度逐渐减慢，这段时期称为减慢射血期（图 6-2）。在减慢射血后期，心室内压已低于主动脉压。心室内血液由于受到心室肌收缩的挤压作用而具有较大的动能，依靠其惯性作用，逆着压力梯度继续流入主动脉。

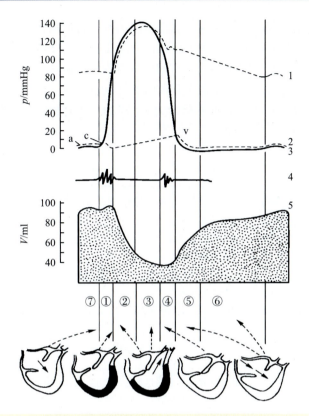

图6-2　心动周期中左心压力、容积等的变化

1、2 和 3. 主动脉、左心房和左心室内的压力曲线；4. 心音；5. 心室容积的变化。①~⑦ 代表心动周期时相；① 等容收缩期；② 快速射血期；③ 减慢射血期；④ 等容舒张期；⑤ 快速充盈期；⑥ 减慢充盈期；⑦ 心房收缩期

（二）左心室舒张与充盈

1.房、室共同舒张阶段　心室开始舒张，室内压急速下降，当室内压进一步低于主动脉压时，主动脉内血液反流，冲击主动脉瓣使其关闭。这时室内压仍明显高于心房压，房室瓣依然处于关闭状态，心室又成为封闭腔。此时，心室肌舒张，室内压快速下降，但容积并不改变，从半月瓣关闭直到室内压下降到低于心房压，房室瓣开启时为止，称为等容舒张期（isovolumic relaxation phase，又称等长舒张期）。心室继续舒张，当心室内压低于心房内压时，房室瓣开放，于是血液由心房流入心室。由于心房、心室同时处于舒张状态，房室内压接近于零，此时静脉压高于心房和心室，故血液顺房室压力梯度由静脉流经心房直入心室，使心室逐渐充盈。再加上心室舒张产生的抽吸作用，使室内压很快降低，血液快速流入心室，称为快速充盈期（rapid filling phase）；随后房室压力梯度减小，故充盈速度渐慢，称为减慢充盈期（reduced filling phase）。

2.心房收缩阶段　在心动周期中，心房收缩只是在心室舒张末期。由于心房收缩，心房内压升高（约为10mmHg）。心房内血液被挤入尚处于舒张状态的心室，使心室更加充盈。充盈主要在房室间压力差较大的共同舒张阶段完成。心房收缩对充盈起辅助作用，使心室舒张末期容积和心肌初长度增加。收缩力增大，对提高泵血功能有协助作用。由于心房肌较薄，收缩时间又短，通过心房的收缩将血液挤入心室的量仅占总充盈量的8%～30%。当发生心房纤维性颤动时，虽然心房已不能正常收缩，心室充盈量可能稍有减少，但一般不至于严重影响心室的血液充盈和射血功能；但如果心室发生纤维性颤动，心脏泵血功能可立即停止，引起致命的严重后果。

我们通常把心动周期中的各种变化分为9个时相。各时相的主要变化、开始及末尾的变化见表6-1。

表6-1　心动周期中的变化

时　　相	该时相开始时的变化	在该时相中的主要变化	该时相结束时的变化	所占时间 /s
心缩始期	心室开始收缩	室内压升高超过房内压	房室瓣关闭	0.03
等容收缩期	房室瓣关闭	室内压快速大幅度升高，而心室容积不变	半月瓣打开	0.06
快速射血期	半月瓣打开	血液从心室迅速射出，室内压继续上升	室内压最高	0.10
减慢射血期	室内压最高	射血减缓，室内压逐渐下降	心室舒张开始	0.15
心舒始期	心室舒张开始	室内压下降	半月瓣关闭	0.02
等容舒张期	半月瓣关闭	室内压下降迅速、下降幅度大，但心室容积不变	房室瓣打开	0.07
快速充盈期	房室瓣打开	血液从静脉经心房迅速流入心室（快速充盈）	血液从心房流入心室减慢	0.10
减慢充盈期	血液从心房流入心室减慢	心房血流入心室逐渐减慢（减缓充盈）	心房收缩开始	0.17
心房收缩	心房收缩开始	使血液流入心室稍加快	心房收缩结束，心室舒张同时结束，下一个心动周期开始	0.10

（三）心动周期中心房压力的变化

每一个心动周期中，左心房压力曲线中呈现3次轻度升高，分别称a波、c波和v波（图6-2）。a波是心房收缩引起心房压力的升高。心房收缩后，心室的收缩引起室内压急剧升高，血液向心房方向冲击，使房室瓣关闭并凸向心房，造成心房内压的第二次升高，即c波。在c波之后，肺静脉内的血液不断流入心房，使心房内压随回心血量的增多而缓慢地升高，形成第三次向上的正波，即v波。心房内压变化的幅度比心室内压变动的幅度小得多，气压力变化范围为2～12 mmHg。

三、心动周期中瓣膜的活动

瓣膜的活动保证了血液的单方流动和室内压的急剧变化，心室的出口和入口有两套瓣膜，其生理功能是：① 房室瓣的关闭，阻止心室收缩时血液倒流至心房，而主动脉瓣及肺动脉瓣的关闭，阻止大动脉内的血液在心室舒张时倒流入心室；② 房室瓣的及时关闭，保证在心室收缩时，心室内压得以迅速上升；半月瓣的及时关闭，保证心室舒张时，心室内压得以迅速降低。实现等容收缩期和等容舒张期室内压的快速升高或降低。

在心动周期中，各瓣膜的开闭主要决定于心室内压的升降，即开闭完全是被动的，取决于瓣膜两侧的压力差，心室收缩使室内压升高，当室内压超过房内压时，向后的压力梯度推动血液倒流使瓣膜关闭，而向前的压力梯度推动血液向前流动使瓣膜开放。心内各类瓣膜的结构特点及乳头肌和腱索等的协同活动，也是保证瓣膜正常活动的必要条件。若这些结构因病变而遭到破坏时，将导致功能上的障碍。

四、心音和心音图

在心动周期中，心肌收缩、瓣膜启闭和血流撞击等因素引起的机械振动，可通过周围组织传到胸壁，用听诊器在胸壁的一定部位可听到由上述机械振动所产生的声音称为心音。每一个心动周期中，一般可听到两个心音，分别称为第一心音与第二心音。有时还可听到第三心音和第四心音。如用换能器把心音的振动转变成电信号，经放大后记录下来的曲线称为心音图。

（一）第一心音

发生在心缩期，标志着心室收缩的开始，在左侧锁骨中线第5肋间隙听得最清楚。它的特点是：音调低，持续时间较长。第一心音的产生包括以下因素：①心缩开始时血液被加速上推瓣膜，使房室瓣及心室肌发生振动而发出声音；②心室肌收缩力逐渐加强，房室瓣关闭，乳头肌收缩将腱索拉紧，紧牵房室瓣的尖部而引起的振荡音；③血液由心室射入主动脉，撞击主动脉根部而发生的声音。心室肌收缩力愈强，第一心音也愈响。

（二）第二心音

发生在心舒期，标志着心室舒张的开始。分别在主动脉瓣和肺动脉瓣听诊区听得最清楚。它的特点是：音调较高，持续时间较短。它是由于主动脉瓣和肺动脉瓣迅速关闭，血流冲击使主动脉和肺动脉壁根部及心室内壁振动而发生的，其强弱可反映主动脉压和肺动脉压的高低。

（三）第三心音

发生在快速充盈期末，故也称舒张早期音或快速充盈音，是一种低频、低振幅的心音。它的形成可能由于心室快速充盈末，血流速度突然减慢，引起心室壁和瓣膜发生振动而产生的，青年人可听到第三心音。

（四）第四心音

为一低频短音，部分正常老年人和心舒末期压力升高的患者中可以出现，它是由于心房收缩时，血液在心房和心室间来回振动所引起，亦称心房音。

心音和心音图在诊察心脏瓣膜功能方面有重要意义，例如从第一心音和第二心音可检查房室瓣和半月瓣的功能状态。瓣膜关闭不全或狭窄时均可引起湍流而发生杂音。

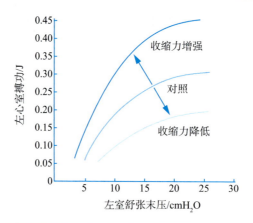

图6-3　心室功能曲线

（1 cmH₂O = 0.737 mmHg = 0.098 kPa）

受心室舒张持续时间和静脉回流速度的影响，其中心室舒张时间受心率的影响，而静脉回流速度取决于外周静脉压与心房、心室压之差。当吸气和四肢的骨骼肌收缩时，压力差增大，促进静脉血回流。在生理范围内，通过异长自身调节作用，心脏能将增加的回心血量泵出，不让过多的血液滞留在心腔中，从而维持回心血量和心搏出量之间的动态平衡。这种心肌内在调节能力适应于回心血量的变化，防止心室舒张末期压力和容积发生过久和过度的改变。

Starling于1914年在犬的离体心肺标本上，观察到增加左室舒张末期容量或压力（前负荷）增加，每搏量增加，表明心室肌收缩力的大小取决于左室舒张末期容积即心室肌纤维被拉长的程度。Starling的工作是异长自身调节最早的实验和理论，因此，异长自身调节也称为Starling机制，心（室）功能曲线也称为Starling曲线。

（2）心肌的收缩性——等长自身调节：心排血量除受心肌初长度的影响外，还受心肌收缩性（或称为收缩能力）的调节。心肌收缩性和心搏出量或每搏功成正比。当心肌收缩能力增强时，搏出量和搏功增加。搏出量的这种调节与心肌的初长度无关，而是改变心肌收缩活动的强度和速度。因此，称为等长自身调节（homeometricauto- regulation）。

凡能影响心肌收缩性能的因素，都能通过等长自身调节来改变搏出量。心肌收缩性受自主神经和多种体液因素的影响，支配心脏的交感神经及血液中的儿茶酚胺是控制心肌收缩能力最重要的生理因素，它们能促进Ca²⁺内流，使活化横桥数增加，因此，交感神经兴奋或在儿茶酚胺作用下，心肌收缩性增强，一方面使心肌纤维缩短程度增加，心缩末期容积更小，SV增加；另一方面心肌纤维缩短速度增加，室内压力上升速度和射血速度加快，收缩峰压增高，搏出量和搏功增加，心室功能曲线向左上方移位。而乙酰胆碱和低氧等因素使心肌收缩力降低，每搏量和搏功减少，心室功能曲线向右下方移位（图6-3）。

（3）后负荷对搏出量的影响：心肌收缩后遇到的负荷或阻力称后负荷（after-load），心室射血过程中，必须克服大动脉压的阻力，才能使心室血液冲开半月瓣进入主动脉，因此，大动脉血压起着后负荷的作用，心室肌的后负荷取决于动脉血压的高低，动脉血压的变化将影响心肌的收缩过程，从而影响每搏量。当动脉压升高即后负荷增加时，射血阻力增加，致使心室等容收缩期延长，射血期缩短，心室肌缩短的速度及幅度降低，射血速度减慢，每搏量减少，此时，心室内剩余血量增加，如果静脉回流量不变，则心室舒张末期充盈量增加（初长度增加），使心肌收缩力增强，直到足以克服增大的后负荷，恢复每搏量到原有水平，从而使得机体在动脉压升高的情况下，能够维持适当的心排血量。

2.心率　心率在一定范围内变化，可影响每搏量或心排血量。心率加快可增加心排血量，但有一定限度。因心率太快（如超过180次/分），则心舒期明显缩短，心室充盈量不足，虽然每分钟搏动数增加，但由于每搏量显著减少，心排血量反而降低。心率太慢（低于40次/分），心排血量亦减少，这是因为心舒期过长，心室充盈量已接近限度，再增加充盈时间，也不能相应提高充盈量和每搏量。可见，心率过快或过慢，心排血量都会减少。

常锻炼的运动员，因心肌发育较好，收缩力强，射血分数增加，射血期可略为缩短，心舒期相对延长。还因心肌发达，舒张时心室的抽吸力也较强，两者均可使心室充盈增加。此外，交感神经-肾上腺系统的兴奋因训练而增强。因此，运动员的心率在超过180次/分时，每搏量和心排血量还能增加，当心率超过200次/分时，心排血量才下降（图6-4）。

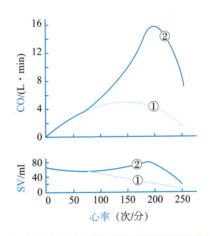

图6-4　心率对心排血量的影响

曲线① 为一般健康人，当心率超过 180 次 / 分时心排血量下降；曲线② 为有体育锻炼人的心排血量，当心率超过 200 次 / 分时，心排血量才下降

（四）心脏功能贮备

心脏功能（心力）贮备是指心排血量能随机体代谢的需要而增长的能力。例如健康人静息时心率平均75次/分，每搏量60～70 ml；强体力劳动时心率可达180～200次/分，每搏量可提高到150～170 ml，故心排血量可增大到30 L左右，即达到最大心排血量。这种在需要时心排血量可以增大的能力称为心脏功能贮备或心力贮备。心力贮备的大小反映心脏泵血功能对代谢需要的适应能力。心排血量是心率和搏出量的乘积，所以心力贮备是由心率贮备和搏出量贮备来调节的。

第二节　心脏的收缩、舒张功能及其评定

心脏有兴奋功能、起搏功能、传导功能、调节功能、内分泌功能、收缩和射血功能、舒张和充盈功能，本文重点介绍后两种功能，分别介绍收缩和射血、舒张和充血的概况，影响心脏射血功能的因素，评定射血和收缩功能的指标，评定舒张功能的指标及影响心室舒张的因素。

一、心脏功能概述

心肌有产生动作电位的能力（兴奋性），称为兴奋功能，这种动作电位是可以传播的，是触发收缩反应的始动因素。心肌的自律细胞具有自动产生节律性兴奋的能力，称为自动节律性（自律性），自动节律活动起因于其电活动的特殊性，窦房结细胞电活动的主要特点是4相能自动除极，表明心脏有起搏功能，自律性高低与4相自动除极的速率成正比关系。

正常情况下，窦房结的自律性最高，是控制心脏兴奋和跳动的正常部位（主导起搏点），其他部位的自律组织虽有起搏能力，但正常时只起传导兴奋的作用，而并不表现出自身的节律性（潜在起搏点）。在窦房结的兴奋下传导受阻或潜在起搏点自律性增高时，潜在起搏点也可起搏形成异位起搏点。

心肌细胞均有传导兴奋的能力称为传导性，它以局部电流的形式传导兴奋。心脏在产生和传播兴奋过程中所产生的电变化可通过周围组织传播到体表，用引导电极置于体表一定部位，可记录到在每一个心动周期中所发生的有规律的电变化，即为心电图，它是判断心脏起搏、兴奋和传导功能正常与否的依据。心律失常主要表现为自律性、兴奋性和传导性的异常。

心肌的自律性、兴奋性和传导性都是以肌膜电变化为基础的，是电生理特性。由兴奋触发收缩的过程称为兴奋-收缩耦联（电-机械耦联），从收缩的性质和原理看，心肌和骨骼肌是基本相同的，以肌丝收缩蛋白相互作用为基础。但心肌收缩性（机械特性）也有自己的特点，表现为心肌是同步收缩（骨骼肌为轮流交替收缩）；由于有效不应期特别长，心肌不发生强直收缩，要等有效不应期过后，心肌才能发生下一次兴奋和收缩，收缩之后一定发生舒张，使收缩、舒张交替进行，心肌的钙池不发达，其收缩依赖外源性钙，这是心肌收缩不同于骨骼肌的特点。

从心脏的机械活动看，节律性收缩和舒张相应称之为收缩和舒张功能，从心脏在循环系统中所起的作用看，它是一个动力器官，射出的血液在动脉、毛细血管及静脉所组成的管道系统中不断流动，然后又回到心脏，周而复始地循环。因此，从动力器官的角度考虑，说心脏有射血和充盈功能更为合适，它们和收缩、舒张密切相关，因收缩和舒张分别引起了心脏的射血和充盈，二者是因果关系。因此，我们建议用收缩和射血、舒张和充盈来表达心脏的机械功能更为合适。

心脏不仅有起搏、兴奋、传导、收缩和舒张功能，也有重要的内分泌功能，如产生

和分泌心房钠尿肽等生物活性物质。此处，主要介绍心脏的收缩和射血、舒张和充盈功能及其评定。

二、收缩和射血功能

左、右心室的射血几乎同时进行，而且相似。故以左心室为例说明一个心动周期中心脏的射血功能，右心室收缩力量较弱，心室内压只有左心室的1/6～1/4，但因肺循环途径短，血流阻力较体循环小，肺动脉压也较低。因此，两心室的射血量几乎相等。

（一）射血的原理

射血是心脏的重要功能，射血的动力来源于心室和大动脉间的压力差，压力差的产生是收缩的结果，因此，收缩和射血功能是密切相关的。

（二）评定射血和收缩功能的指标

用流量、压力和做功等指标反映射血和收缩功能。心肌收缩的力量、速度和长度变化是反映心肌的力学特征，因实际测量有一定困难，整体中常采用等容收缩期的压力变化速率和射血期心室环肌的缩短速度或心室直径变化速率来间接评定收缩功能。射血功能的指标也能间接反映收缩功能，但要考虑前、后负荷对其的影响。

1.每搏输出量及射血分数：第1～4项指标的概念，正常值等详见本章第一节。

测定搏出量（stroke volume，SV）和射血分数（election fraction，EF）为评定心脏泵血功能提供了有用的信息，从反映心室肌纤维缩短程度来说，EF比SV更好，此外，用SV和EF评定心肌收缩性能的价值也有局限性，因为SV的大小（即心肌纤维缩短程度）与前负荷呈正相关，而与后负荷呈负相关。如果后负荷增大，则心肌收缩能量中，用于产生张力的比例减小，导致缩短的程度减少，其结果是SV减小。在后负荷减小时，SV增加。在整体内，心肌收缩性、后负荷和前负荷3种因素既可单独起作用，也能同时发挥效应；因此，单纯根据SV的减少，不能肯定是收缩性的降低，因为前负荷的减小和后负荷的增大都会导致SV的减小，因此，在应用SV和EF来判定心肌收缩性时，要考虑前、后负荷的影响。如果心率、前负荷和后负荷保持恒定，无论是搏出量、每搏功或EF等均与心肌收缩性呈正相关。如果前负荷保持不变或略有减小，后负荷恒定或升高，而搏出量增加，则明确提示心肌收缩性增强。

2.心排血量与心指数：心排血量和心指数同样受心肌收缩性和前、后负荷的综合影响，作为评定心肌收缩性能的指标之一，在没有新的更可靠指标替代前，两者仍是目前评定泵血功能的主要指标，具有不可忽视的价值。

3.心脏做功。

4.心室功能曲线：心室功能曲线表示心脏收缩的能量是心肌纤维长度的函数。使用正性变力药物或刺激心交感神经时，每搏功增加，心室功能曲线左移，心肌收缩力减弱时，心室功能曲线右移。因此，心室功能曲线能反映心肌的收缩功能，但它对各种变力性措施的敏感性也有一定限度，用其评价心脏收缩功能时，要考虑它的影响因素。

5.左心室收缩压（left ventricular systolic pressure peak，LVSP）峰值：指左心室收缩时，室内压达到最高值。LVSPD大，代表心肌的收缩力强。

6. dp/dt 和 dp/dt_{max}：根据心室压力微分，就可获得心室内压变化率（dp/dt）曲线（图6-5），由零点至室内压变化速率曲线的最高点，即为室内压最大上升速率（dp/dt_{max}，单位为mmHg/s）。$t-dp/dt_{max}$ 系指心室开始收缩至发生 dp/dt_{max} 的间隔时间，取 dp/dt 曲线升支的起点量至 dp/dt 曲线峰顶的间期，如升支起点圆钝，不易判定，可从心电图R波顶点至 dp/dt 曲线升支峰顶的时间间隔（单位为ms）。应用正性变力药物，可使 dp/dt_{max} 增高和 $t-dp/dt_{max}$ 缩短，反映心肌收缩性增强。反之，应用负性变力药物或心肌收缩性能受损时，dp/dt_{max} 降低和 $t-dp/dt_{max}$ 延长。

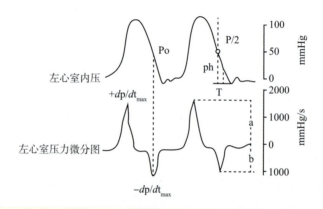

图6-5　左心室压力 $\pm dp/dt_{max}$ 和压力下降时间常数（T）

一般说 dp/dt_{max} 是在主动脉瓣开放前到达的，因此，基本上与后负荷没有依从关系，主动脉压（后负荷）的变动不会引起 dp/dt_{max} 的明显变化。前负荷对 dp/dt_{max} 有一定影响，dp/dt_{max} 主要受心肌收缩性的影响，虽然它不能反映心肌收缩性的真正水平，在动物实验或人体插导管时，它是评定心肌收缩性能的一项最常用的指标，用于反映同一个动物或同一个人在不同情况下心肌收缩力的改变还是有应用价值的。

7.心肌收缩成分缩短速度（V_{CE}）和收缩指数（CI）：V_{CE} 可根据室内压的微分及其对应的瞬时室内压求得，即 $V_{CE}=dp/dt/P$。如室内压为70mmHg时的 dp/dt 值为1710mmHg/s、则 $V_{CE}=\dfrac{1710\text{mmHg/s}}{70\text{mmHg}}=24.4\text{mmHg/s}$，依此可求得任何室内压时的 V_{CE}。以纵坐标为 V_{CE}，横坐标为室内压，绘制压力-速度曲线，沿曲线外推至纵坐标轴的交点即为 V_{max}（零负荷下 V_{CE} 的最大值）。收缩指数（CI）系左心室 dp/dt_{max} 时的 V_{CE}，即 $dp/dt_{max}/IP$（IP为等容收缩压）。dp/dt 和 dp/dt_{max} 会受到左心室舒张末压（LVEDP）和大动脉血压的影响，如LVEDP增加，dp/dt 和 dp/dt_{max} 也会增大，用 V_{CE} 和 CI 可排除LVEDP和大动脉血压的影响，反映收缩能力的变化较 dp/dt 和 dp/dt_{max} 敏感。

8.压力-压力变化率环（LVP-dp/dt环）：是将心脏舒缩活动时力量发展的强度（室内压）和速度（压力变化率 dp/dt）在心动周期中的变化，同时展现在一个平面上的环状图形。

9.压力-容积环：在一个心动周期各个瞬间内，心室压力与容积两者间的关系环即为压力-容积环（图6-6），它描述了心室容积变化与对应压力的变化。图6-6中的横坐标是左心室的容量，纵坐标是左心室压力，B点代表心室舒张末期，B～C代表等容收缩期，压力迅速上升而容积不变，C～E代表射血期，容积明显减少，压力先升高后降低，C～D为快速射血期，因此C点和E点分别代表射血始点和射血结束点；E～A代表等容舒张期，压力迅速下降而容积不变，E点对应的横坐标和纵坐标代表心室收缩末期的容量和压力；A～B为充盈期，容积增大，压力仅轻升高，早期为快速充盈期，中晚期为缓慢充盈期。因此，利用这种压力-容积环的形状和面积，得以评定心肌的收缩功能，环的高度和宽度分别反映收缩压和搏出量。

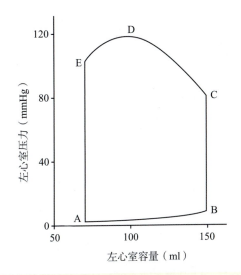

图6-6　左心室压力容积环

10.心室收缩末期压力-容积关系：心肌纤维的缩短程度反映了收缩性、前负荷和后负荷的大小，当后负荷增大时，心肌纤维在心缩期的缩短程度减小，导致心缩末期纤维长度增加（收缩末期容积增加）；因此，心缩末期纤维长度是后负荷的函数，利用心肌的这一基本力学特性，观察心缩末期残存的血量（心缩末期容积）与心室内压的关系，借以评定心肌收缩性。

11.心室射血期环肌纤维缩短程度：可用超声晶体测得心室射血期半径变化率而求得。

12.心室直径变化速率（$d\mathrm{D}/dt$）及心室容积变化速率（$d\mathrm{V}/dt$）：$d\mathrm{V}/dt$ 和 $d\mathrm{D}/dt$ 受负荷的影响较小，对心肌收缩力的变化比较敏感，受到心脏学研究者的重视。

以上方法大多借助创伤性的心导管测压法及放射性核素心血管造影测定。

13.心缩间期（STI）：用非创伤的心电机械图或心阻抗微分图测定STI用以评定心脏收缩功能。

三、舒张与充盈功能

（一）评定舒张功能的重要性

心肌兴奋后的有效不应期特别长，为200～300 ms，相当于心脏收缩期和舒张初期所占的时间，也就是说在收缩期与舒张初期给予刺激，心肌不会发生反应，心肌兴奋后不能立即产生第二次兴奋的特性称为不应性（refractoriness），这种兴奋性的丧失是可逆和暂时的，在有效不应期后又能接受新的刺激，产生新的兴奋与收缩。不应期长保证心脏收缩后必然发生舒张，使舒张、收缩交替进行。

心肌收缩引起射血是心脏的重要功能，但如果心肌只收缩不舒张，心室就无法完成充血，因此也就不能射血，所以舒张也是心脏的重要功能。心室舒张功能好，心室内压下降就快，房室瓣开放的时间就早些，充盈期相对地延长，有利于心室的充盈。在一定范围内，心室舒张期充盈好，心肌纤维就拉得长些，心缩力量就大，心排血量就多；反之如心室充盈不足，心室舒张末期容量减少，心缩力下降，心排血量减小，因此，收缩与舒张互为因果关系。舒张功能障碍的常见原因有：①二尖瓣或三尖瓣狭窄引起充盈的机械性受阻，阻力增加，充盈的动力降低（房室压力阶差减小）；② 心肌组分异常，如心肌纤维肥大，细胞外间质含量增加及异常物质浸润，心室肌僵硬度增加，顺应性降低；③ 心律失常或心肌局部缺血等引起心肌电活动或机械活动不协调，由此导致舒张功能的异常；④心包积液、缩窄性心包炎与胸腔积液均可使左心室的充盈受到限制；⑤心肌细胞内 Ca^{2+} 超载是舒张功能障碍的生理和生化机制。总之，引起舒张功能异常的因素很多，临床上，对舒张功能的评定日益受到重视，因此，欲全面评价心脏功能，仅用收缩功能的指标是不够全面的，收缩射血功能正常者，其舒张充盈功能未必正常，反之亦然。只有将收缩、射血功能和舒张、充盈功能的评定结合起来，才能正确评定受试者的心功能，区分收缩功能异常还是舒张功能异常，对临床用药有指导意义。拿肺充血来说，由于收缩功能降低引起肺充血时，应以强心为主；如因心室顺应性降低者，则应用硝苯地平以改善心肌的顺应性。临床和实验研究发现，舒张功能往往较早受损，因此，必须重视舒张功能的评定。

（二）心室舒张过程

心室舒张期包括心舒始期、等容舒张期、快速充盈期、缓慢充盈期和心房收缩期，心室充盈主要靠快速充盈期完成，缓慢充盈期和心房收缩期对充盈起辅助和次要作用。心室舒张早期（指等容舒张期和快速充盈期）为主动舒张，中晚期为被动舒张。

（三）影响心室舒张的因素

1.心室的顺应性　顺应性指心室舒张期容量变化与压力变化的比值（△V/△P），而心室僵硬度与顺应性成反变关系（△P/△V），心室顺应性（或僵硬度）常以心室舒张末压力-容积曲线（P-V曲线）表示，当心室顺应性降低时（或僵硬度升高时），即心室的可扩张性降低，P-V曲线向左移位，反之，当心室顺应性增高（僵硬度降低）时，P-V曲线向右下移位。影响心室顺应性有"心内"和"心外"因素，心肌肥厚，纤维化、水肿及炎症细胞浸润等是引起心室顺应性降低的心内因素；在心外因素中，如心包炎或心脏压塞时，因心包的原因限制了心室的舒张，可引起心室顺应性的降低。当肺栓塞或急性右心容量负荷过重时，右心室舒张压升高，使室间隔向左侧偏移，以致左心室腔几何形态变形，使左心室顺应性降低。

2. Ca^{2+} 的转运　心肌舒张的实质是肌凝（球）蛋白-肌纤（动）蛋白的解离，它受胞质钙浓度、钙-肌钙蛋白的相互作用、横桥脱离、肌浆网结合与摄取钙速度等的影响，如果细胞代谢发生障碍，Ca^{2+} 不能及时转运，影响心室的舒张和顺应性。

3. 心室的同步舒张　心室的同步收缩是完成射血的重要因素，同步舒张是完成充血的重要因素，如因缺血或传导受阻或心室几何形态的改变，心室发生舒张时，心室的某一区域的肌纤维仍处于收缩状态，则将对舒张的肌纤维施以外部负荷，阻碍这些已舒张的心肌继续舒张。异步舒张会影响充盈的顺利完成。

（四）评定舒张功能的指标

舒张功能的评定远没有收缩功能的评定研究得充分，现将常用指标介绍如下。

1. 左室舒张末压（left ventricular end diastolic pressure，LVEDP）　LVEDP 表示左心室的前负荷，在左心室压力曲线的缓升与急剧上升的转折点测取。也可从左心室压力曲线上与心电图的 R 波顶峰对应的点前测得。临床上，应用漂浮导管时，经右心室、肺动脉及分支，最终嵌入肺动脉血管的分支，此时的压力为肺毛细血管楔压，反映了通过肺毛细血管、肺静脉逆传来的左心房压力，也就是用此值近似代表 LVEDP，正常值应低于 12mmHg。右室舒张末压（RVEDP）反映右心室的收缩功能与室壁顺应性，可用中心静脉压来反映右心房压与 RVEDP，正常值为 6 ～ 12cmH$_2$O。

2. $-dp/dt$ 和 $-dp/dt_{max}$　$-dp/dt$ 和 $-dp/dt_{max}$ 代表室内压下降的速率和最大下降速率［微分曲线的最低点（图 6-5）］，$-dp/dt_{max}$ 是反映心脏舒张功能最敏感的指标。但受左心室内峰压（LVSP）的影响，有学者提出用（$-dp/dt_{max}$）/LVSP 来校正以排除 LVSP 的影响。

3. 等容舒张时间室内压下降的时间常数（T）　把压力对数化后（图 6-7A），对数压力与时间成直线关系，该直线的斜率为 A，时间常数 T = 1/$-A$，而 A =（$-dp/dt_{max}$）/P$_0$，P$_0$ 为 $-dp/dt_{max}$ 时的左心室压（图 6-7），所以 T = P$_0$/（$-dp/dt_{max}$），因此，只要求得 P$_0$ 和 $-dp/dt_{max}$ 就可求得 T。另外，也可测定等容舒张期心室内压下降一半所需要的时间代

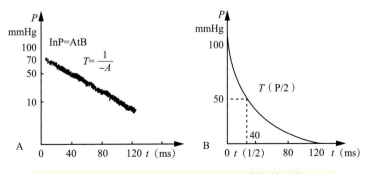

图 6-7　等容舒张期室内压下降时间常数的测定

A. 对数压力与时间成直线关系；B. 室内压下降一半所需的时间（T$_{p/2}$）

表T值（图6-7右图）。T值不受左心室峰压和动脉压的影响，心率在正常范围内的变化对其影响也很小，因此是判断心脏早期舒张功能的较好指标。

4.充盈量、充盈速率和充盈分数　充盈量是指心室舒张末期容积和心室收缩末期容积（心室剩余血量）之差，实际就是每搏输出量，从充盈的角度称为充盈量，从射血的角度称射血量（每搏输出量）。充盈的速率是指单位时间充盈的量（充盈量/充血时间，dV/dt），各期的充盈分数是指相应的充盈量和每搏量之比（某一时相舒张的充盈量/每搏量），相应有快速充盈分数和缓慢充盈分数。充盈量、充盈速率和充盈分数都是评定心脏舒张功能的指标。

5.非创伤性心脏舒张功能的评定　常用的测定方法有心尖搏动图、心阻抗微分图、左心室阻抗微分图、二维与多普勒超声心动图等。

第三节　冠状动脉循环的特点、调节及其与临床的联系

冠状动脉循环的特点是流速快（大），血流量大，氧摄取率大，血压和灌注压高（大），代谢调节作用大，血流量有明显的时相性，可归纳为五个"大"和有时相性变化。心肌收缩对冠状动脉的挤压力和室内压的升高，是引起冠状动脉血流量时相性的成因，也是心内膜比心外膜易发生缺血的原因。在冠状动脉循环调节中，体液调节作用大于神经调节，尤其腺苷是扩张冠状动脉的主要因素。大、小冠状动脉的调节有不同特点，小冠状动脉的时相性比大冠状动脉更为明显，小冠状动脉也是调节冠状动脉阻力和冠状动脉血流量（CBF）的主要部位，除与有病变的冠状动脉血流量减少和狭窄有关外，还和内皮释放的EDRF、DGI_2减少有关。在运动时冠状动脉能增加的供氧血量为静息时的4～5倍，这种增加供氧（血）的能力称为冠状动脉贮备（CR），CR反映了心肌在供氧减少或需氧增加时，通过冠状动脉扩张增加供氧或供血的能力。冠状动脉血流量与狭窄程度的关系呈反S形曲线，狭窄程度＜85%时，动用CR使冠状动脉血流量保持稳定，狭窄程度＞85%时，CBF急剧下降，提示CR耗竭，临界狭窄指CR刚耗竭，静息CBF开始降低的转折点，一旦需氧增加或供氧量减少，就会发生心肌供血不足的症状，小于临界狭窄的冠心病患者，其静息心电图是正常的，因冠状动脉尚可代偿，做运动试验可能出现阳性，当冠状动脉狭窄程度＞85%后，静息时心电图会出现缺血性改变。

一、冠状动脉循环的解剖特点

心脏是一工作量很大，而又经常处于活动状态的器官。因而心脏所需要的能量和氧的供给量大而又不能发生中断。其供应量和心脏做功量相适应。心脏的营养物质及氧的供应，几乎全靠冠状动脉循环（coronary circulation），只有心内膜是靠房室腔内的血液供应。

心脏的血液供给来自左、右冠状动脉，发自主动脉根部，其主干行于心脏的表面，冠状动脉的小分支，以与主支成直角的方向从心外膜横穿心肌深层直至心内膜附近，并

在心内膜下分支成网（图6-8）。这种分支
方式使冠状动脉血管在心肌收缩时容易受
到压迫。冠状动脉之间有分支互相吻合，
一旦某一分支堵塞时，其邻近的吻合支即
行开放，以进行代偿性供血。这种吻合支
在中等分支的血管很少，在心内膜较多，
但这些吻合支相对较细，因此，当冠状动
脉突然阻塞时，不易很快建立侧支循环，
常导致心肌梗死。但如果冠状动脉阻塞是
缓慢地形成（冠状动脉的渐进性闭塞），则
吻合支可逐渐扩张，代偿地建立新的侧支
循环。和其他动脉比较，冠状动脉阻塞后，
侧支循环形成较慢。

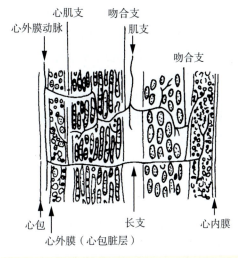

图6-8　冠状动脉的分支在心室壁的分布与走向

　　心肌毛细血管密度高（内层心肌的毛
细血管密度更大），弥散途径短，毛细血管数和心肌纤维数的比例为1∶1，因此，心肌
和冠状动脉血液之间的物质和气体交换均可很快地进行，保证了心肌对氧和营养物质的
需求。但当心肌纤维因负荷过大而发生代偿性肥大时，毛细血管的数量不能相应增多，
故肥大的心肌较易发生缺血。心肌细胞内线粒体含量非常丰富，这是产生大量ATP的形
态学基础，也是心脏适应能量高消耗的重要机制。

　　左冠状动脉的血液流经毛细血管和静脉后，主要由冠状窦回流入右心房，来自左
心室的静脉血，约占冠状窦流出量的85%（收集冠状窦血液可用于研究左心室的代谢活
动）。而右冠状动脉的血液主要经较细的心前静脉直接回流入右心房。另外，还有一小
部分冠状动脉血液可通过心最小静脉直接流入左、右心房和心室腔内。

二、冠状动脉循环的生理特点

（一）途径短、流速快

　　血液从主动脉根部起，经过全部冠状血管到右心房只需6～8s就可完成。

（二）血流量大

　　心脏重300g左右（占体重0.5%），在安静状态下，每100g心肌的血流量为
60～90ml/min，在心脏颤动或低温时，上述血流量可减至10～20ml/min。总的冠状动
脉血流量为250ml/min，占心排血量的5%，当运动时，冠状动脉血流量还可大大增加，
此时心肌耗氧量大，需要较多的血液供应。

（三）动静脉血氧差大（氧提取率大）

　　心脏是一个需氧器官，几乎全靠氧化基质产生能量，基础条件下，每100g心肌耗
氧量为8～10ml/min，以单位重量的心肌计算，其耗氧量在全身组织中居首位，每分钟
耗氧量27ml，占全身耗氧量的12%。因此，心脏必须从动脉血中摄取大量氧才能维持

正常活动，全身各组织中，以心脏动、静脉血的氧浓度差最大。心肌富含肌红蛋白，摄氧能力很强，冠状动脉血氧含量为20ml/100ml，冠状窦静脉血氧含量仅为6ml/100ml，动静脉血氧差为14ml/min，氧提取率达70%～80%，其他器官的动静脉血氧差为5～6ml/100ml（动脉血氧含量为20ml/100ml，静脉血氧含量为14～15ml/100ml）。这说明心脏从血液中提取的氧远多于其他器官。当运动引起耗氧量增加时，更多地提高氧提取率即增加氧摄取量的潜力有限，心脏必须依靠提高冠状动脉血流量来弥补其需氧量的增加，也就是说，靠扩张冠状动脉以增加血流量是运动时增加氧供的主要途径。以上特点决定心肌对低氧与缺血非常敏感。

（四）血压和灌注压较高

冠状动脉直接开口于主动脉根部，再加上冠状血管的途径短，因而在冠状血管较细的分支内，其血压和灌注压仍能维持在较高水平。

（五）血流量有明显的时相性

由于心脏有节律地收缩与舒张，对心肌血流量的影响也呈现此种节律性，因此，冠状动脉血流量（coronary blood flow，CBF）在心缩期和心舒期中有明显的时相性。心缩时，心肌壁的张力突然升高，可将各肌纤维之间小血管压闭，使血流减慢或暂停。心舒时，心壁受到的挤压力减小，冠状血管开放，血流量增多（图6-9）。因此，冠状动脉血流有明显的断续性（时相性）。静脉血的回流也与心肌的缩舒有关，收缩时由于肌性心壁的压缩，挤压心肌间的静脉，促进其回流；舒张时静脉血的流出基本停止，所以，静脉血的回流要靠心肌收缩的挤压作用。

（六）代谢调节作用大于神经调节

见冠状动脉的体液调节。

三、影响冠状动脉血流量的因素

（一）主动脉血压

各器官的血流量与灌注该器官的动、静脉之间的压力差成正比，冠状动脉血流量和压力差［主动脉压（P_A）与右心房压（P_v）之差］成正比，又因右心房压低（接近于零）而变化小，所以推动冠状动脉内血流的动力主要决定于主动脉内的血压。见下式：

$$CBF = \frac{P}{R} = \frac{P_A - P_v}{R} = \frac{P_A - 0}{R} = \frac{P_A}{R}$$

在心脏射血开始时，主动脉内血压较高，冠状动脉血流量随之增多，到缓慢射血期，主动脉压力下降，冠状动脉血流量又下降。

（二）冠状动脉阻力

冠状动脉血流量和阻力成反比，冠状动脉阻力不仅决定于冠状血管本身的紧张度，而且还受心肌收缩对冠状动脉挤压力的影响。

1.冠状动脉血管本身的舒缩状态　小冠状动脉的舒缩对冠状动脉阻力有很大影响。因冠状动脉血流量和冠状动脉半径的四次方成正比（$Q=P \cdot \pi r^4/8\eta L$），所以，冠状动脉舒张时，冠状动脉血流量可显著增加。表明冠状小血管的舒缩状态是决定冠状动脉血流量的重要因素。

2.心肌收缩的挤压力　由于冠状动脉的大部分分支深埋于心肌内，所以心肌收缩的挤压作用是构成冠状动脉阻力的重要因素。在一个心动周期中，心肌的挤压力随心脏的节律性缩舒而变化，由此引起冠状动脉血流量的周期性（时相性）变化，在每个心动周期中冠状动脉血流量曲线都有两个峰，第一峰出现在心肌收缩期，较小，第二峰较高，出现在心肌舒张期。在左心室等容收缩期，由于心肌强力收缩对冠状动脉的挤压作用，其挤压力大于其灌注压时，可导致冠状动脉血流量急剧减少或暂停。当主动脉瓣开放之后，射血期的冠状动脉血流量随主动脉压的变动而变化；心舒期的主动脉压虽有所降低，但由于冠状动脉受挤压程度减轻，阻力减小，故冠状动脉血流量显著增加。心舒期是冠状动脉血流量最多的阶段，约占心肌供血的80%。在等容舒张期，冠状动脉血流量突然增加，在舒张早期达到最高峰，然后随主动脉压的降低而回降。在心舒期最低的冠状动脉血流量和心缩期最高的血流量接近或略高。另外，冠状动脉开口于主动脉根部的Valsalva窦内，心缩期内主动脉瓣开放，其瓣叶贴近Valsalva窦使之部分闭塞，有碍于冠状动脉的灌注，舒张时主动脉瓣闭合，其Valsalva窦内冠状动脉开口充分暴露，有利于冠状动脉灌注。

由此可见，动脉舒张压的高低和心舒期的长短是影响冠状动脉血流量的重要因素。主动脉粥样硬化患者，因血管壁弹性差，舒张压降低，可导致冠状动脉血流量减少。又如，心动过速患者，由于心动周期的缩短主要是心舒期缩短，因而冠状动脉的血流量也减少。

心肌收缩不但造成对冠状动脉的直接挤压作用，形成冠状动脉血流量的时相性变化，心肌收缩还引起室内压的升高，升高的室内压主要压迫心内膜处心肌，近心外膜处心肌受压较小，造成心肌血流量的不均匀性，心外膜下心肌血流量变化相对平稳，收缩期的血流量较多，用放射性核素标记的微球技术测定其血流量接近于内膜下心肌，表明心内膜下血管紧张度较心外膜血管低，因此，容易扩张。平时心内膜下心肌的血流量变化较大，收缩期的血流量很少，其供血几乎完全依赖于舒张期，心内膜在舒张期的较大血流量补偿了其收缩期流量的不足。在灌注压足够高的情况下，所有各层心肌都可得到很好的灌注。如冠状动脉发生狭窄或狭窄程度加重时或左室舒张末压升高导致灌注压降低或受到挤压性的因素增强时，首先受害的是心内膜下部的血管，出现心室壁内层收缩性减弱。由于内层、外层心肌血流灌注的特点不同，因此，冠状动脉血流量减少时，心内膜比心外膜更易受缺血、缺氧的损伤。

挤压力的大小与心肌发达程度有关，左冠状动脉血流量受心肌收缩的影响更为明显，右心室心肌较薄，收缩挤压的力量较小，故右冠状动脉血流量在整个心脏缩舒活动中的周期性变化较左冠状动脉小（图6-9）。

3.血液黏滞性　正常时血液黏滞性对CBF的影响不明显，但冠状动脉已有部分狭窄使供血量不足者，血液黏滞性的增加使冠状动脉阻力增大，特别高脂餐后，血液含脂量较多，增加了血液黏滞性，冠状动脉阻力增大，血流量减少，这可能是高脂餐后心绞痛

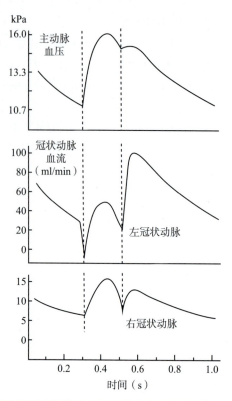

图6-9 一个心动周期中，左、右冠状动脉血流量的变化

发生率高的一个因素。

（三）心率对CBF的双重影响

由于心舒期是CBF最多的阶段，心动周期的缩短主要使心舒期缩短，因此，心率加快可使CBF减少；但另一方面，心率加快时伴随的心肌代谢增加，可引起冠状动脉扩张而抵消前一作用。同样，心率减慢、舒张时间延长所致CBF增加的作用，可被心肌代谢降低引起CBF的减少作用所抵消。

（四）心肌耗氧量

心脏是一个氧摄取率较高的器官，耗氧量的增加，必然伴有冠状动脉血流量的增加，决定耗氧量的3个主要因素是心室壁张力、心肌收缩性和心率。心室壁张力为收缩压和心室容积的函数，即张力的大小和心室半径、室内压成正比，与心室壁厚度成反比，在整体内较难进行心室壁张力和收缩性的直接测定，常用于反映心肌耗氧量的间接指标是张力时间指数（tension time index，TTI），它等于左心室收缩期压力曲线下方的面积（平均收缩压×收缩时间）与心率的乘积，即左心室压力曲线积分与心率的乘积。心肌耗氧量与收缩期压力、收缩时间几乎呈线性关系，从TTI中充分反映了这种正比关系，此外，心肌氧耗量也取决于心肌缩短的最大速度（V_{max}），二者也呈线性关系。

除上述3个影响心肌耗氧量的因素外，还有维持细胞代谢、心肌收缩过程和Na^+泵、Ca^{2+}泵功能等活动。上述活动的增强或减弱也会影响心肌耗氧量的多少。

四、冠状血管循环的调节

（一）神经调节

冠状血管受交感神经和副交感神经双重支配。刺激交感神经，可使冠状动脉先收缩后舒张。初期出现的冠状动脉收缩，是由于交感神经对冠状动脉α受体的直接作用；而后期出现的冠状动脉舒张，则是由于心肌活动加强、代谢产物增多造成的继发性反应。缩血管作用往往被强大的继发性舒血管作用所掩盖，因此，刺激交感神经常表现为冠状动脉舒张。迷走神经对冠状动脉的直接作用是使冠状动脉舒张，给冠状动脉内灌注乙酰胆碱（acytelcholine，ACh）使冠状动脉舒张，但在完整体内，刺激迷走神经对冠状动脉血流量的影响较小，这可能使其扩张冠状动脉的作用被心肌活动减弱、代谢产物减少引起的继发性缩血管作用所掩盖。在起搏心率和冠状动脉内恒压灌注条件下，刺激迷走神经或输入ACh可导致大冠状动脉舒张，CBF增加，同理，为排除心脏收缩对冠状动脉的挤压力，采用心脏停搏或心室颤动的办法，此时刺激心交感神经，冠状动脉出现先收缩后舒张的效应，应用β受体阻滞药排除变力性和变时性效应，再刺激交感神经，冠状动脉阻力增加，提示交感神经对冠状动脉的原发作用是使冠状动脉收缩，该作用可被α受体阻滞药消除，上述说明冠状动脉上有α受体（起缩血管作用）和β受体（起舒血管作用）。

（二）体液调节及其他因素的影响

1.低氧　这是调节冠状动脉血流量最敏感的因素，其效果极为明显，低氧反应的发生，可使其他调节因素受到掩盖。当冠状血管中的氧含量降低1%，冠状动脉血流量明显增加，最多可增加到5倍以上。在动物实验中，将支配心脏的神经切断，这一反应仍然存在。这属于"自家调节"反应之一。由于心肌代谢增强而使局部组织中氧分压降低或其他原因使心肌缺血缺氧时，ATP生成减少，则5′-核苷酸酶活性升高，对ATP的降解作用加强，ATP被分解为ADP和AMP，存在于心肌细胞膜上的5′-核苷酸酶使AMP脱去磷酸成为腺苷，腺苷有很强的扩血管作用，冠状动脉血流量增多，氧的供应增多，以纠正低氧或满足需氧大于供氧的状态，使氧的供需得以平衡。腺苷经腺苷脱氨基酶的作用将其转变为肌苷而失活。

2. H^+ 和 CO_2　当心肌代谢增加时，所产生的 H^+ 和 CO_2 增多，可直接使冠状血管舒张。

3.去甲肾上腺素（norepinephrine，NE）和肾上腺素（epinephrine，E）　NE主要作用于α受体，对β受体作用较弱，对冠状动脉的直接作用是收缩，通过血压升高和代谢增强，间接引起冠状动脉扩张，其间接作用大于直接作用；E主要兴奋β受体，对α受体的作用较弱，因此，其效应是扩张冠状动脉。两者对心肌代谢均有促进作用，因代谢物的增加可扩张冠状动脉。其中以肾上腺素的扩冠作用为强。

4.血管升压素和血管紧张素Ⅱ　两种激素均可使冠状动脉收缩，冠状动脉血流量减少。在低血压、麻醉和胸腹腔手术时血管升压素释放入血增加，使冠状动脉血流量减少。

5.甲状腺素　促进心肌代谢，使耗氧量增加，故冠状动脉扩张，血流量增加。

6.降钙素基因相关肽（calcitonin gene related peptide，CGRP） CGRP有扩张冠状动脉的作用，其扩冠作用比硝普钠和硝酸甘油强，在冠状动脉缩窄和动脉粥样硬化时，仍有一定的扩冠作用。

7.神经肽酪氨酸（neuropeptide Y，NPY） NPY与NE共存于交感神经末梢，刺激交感神经时，不仅引起NE的释放，也引起NPY的释放。NPY有收缩冠状动脉的作用，其作用依赖于细胞外钙的高低，NPY有加强NE对冠状动脉的收缩作用，并抑制腺苷、ACh和β受体兴奋药的舒血管效应，在病理情况下，NPY可能是导致冠状动脉痉挛的因素之一。

8.前列环素（prostacyclin，PGI$_2$） PGI$_2$有扩张冠状动脉的作用，除直接松弛平滑肌外，还有抑制血栓烷A$_2$（TXA$_2$）释放的作用。

9.内皮依赖性舒张因子（endothelium-derived relaxing factor，EDRF） EDRF的化学本质是一氧化氮（NO），通过cGMP介导平滑肌舒张，ACh、缓激肽、P物质和腺苷等物质均可诱导内皮细胞释放NO，以扩张冠状动脉。

神经、体液因素主要通过改变冠状小动脉口径调节心肌供血量，两者比较，以体液调节更为重要。且神经调节主要是通过代谢产物间接发挥作用的。实验证明，冠状动脉血流量和心肌代谢水平成正比。在各种代谢产物中，尤其腺苷是扩张冠状动脉的主要因素。因此，在正常情况下，心肌代谢水平的高低决定了冠状动脉血流量的多少。但冠状动脉硬化患者，心肌代谢的增强难以使硬化的冠状动脉扩张，因此，可发生心肌缺血。

（三）大小冠状动脉和狭窄冠状动脉的调节特点

1.大小冠状动脉的调节特点 大冠状动脉——导流血管（输送血管），分布于心外膜，不受心脏收缩的压迫，对神经递质敏感，有丰富的α受体，也有β受体；大冠状动脉是粥样硬化的好发部位，也是冠状动脉狭窄的主要部位。

小冠状动脉——壁内血管（阻力血管），以与主支成直角方向从心外膜穿入心肌，心脏收缩时易受压迫，CBF在收缩期显著减少，而舒张期CBF明显增加，时相性非常明显。小冠状动脉是调节冠状动脉阻力和CBF的主要部位，以β受体占优势，也有α受体，预先用β受体阻断药处理后，小冠状动脉收缩作用大于大冠状动脉。

2.狭窄冠状动脉反应性的改变

（1）狭窄冠状动脉的内皮受损

$$\text{正常冠状动脉扩张} \xleftarrow[\text{PGI}_2]{\text{EDRF}} \quad \begin{array}{c}\text{ACh或}\\\text{扩张胃}\end{array} \quad \xrightarrow[\text{PGI}_2\downarrow]{\text{EDRF}\downarrow} \quad \begin{array}{c}\text{狭窄冠状动脉收缩}\\\text{（痉挛）}\end{array}$$

舒血管能力严重受损与冠状动脉内皮受损有关。Furchgott发现，ACh舒张动脉平滑肌需要以血管内皮细胞的存在为前提，ACh首先作用于内皮细胞M受体，进而释放内皮血管舒张因子（EDRF），然后再作用于平滑肌，导致血管舒张。我们在动物实验中也证实，用气球扩张正常犬胃，可以引起冠状动脉血流量增加。但在狭窄冠状动脉犬中，同样应用ACh或扩张胃，则引起狭窄冠状动脉收缩或痉挛，CBF减少与狭窄冠状动脉的内皮受损、内皮细胞释放的EDRF和PGI$_2$减少有关。也可能和代谢性调节物质耗竭有关。

（2）重度冠状动脉狭窄时神经调节又变得重要：在冠状动脉狭窄时，交感与副交感神经兴奋均可导致狭窄加重、冠状动脉血流量减少，诱发冠状动脉痉挛，其机制可能与

α肾上腺素受体的数量和（或）亲和性增加，β肾上腺素受体的反应性减少有关。也可能与代谢性调节物质耗竭或EDRF释放减少有关。

五、心脏供氧量和需氧量的比值（供/需比值）及冠状动脉储备

（一）供/需比值

如果心脏供氧量和需氧量相当，则可保证心脏正常功能的完成。心肌耗氧量是很高的，100g心肌每分钟耗氧8～10ml，相当于休止情况下骨骼肌的20倍。运动时心脏工作量要增加，耗氧量增加，因此，冠状动脉循环必须相应地增加供氧量。供/需比值可用来作为评价"冠状动脉血流量质量好坏"的标准。根据下式：

$$\frac{供氧量}{需氧量}=\frac{CBF\times 动脉血氧含量}{CBF\times avDO_2}=\frac{动脉血氧含量}{avDO_2}$$

其中，$avDO_2$（arterio-venous oxygen difference）代表动静脉血中O_2含量差值。供需比值可简化为动脉血氧含量和$avDO_2$之比，动脉血氧含量为20ml/100ml，$avDO_2$为14ml/100ml，比值为1.4，（20ml/dl : 14ml/dl = 1.4）。此值下降到1.2以下，表示心脏供氧减少（冠状动脉功能不全）。

（二）冠状动脉贮备（冠脉贮备）

冠脉贮备（coronary reserve，CR）指冠状动脉能增加的供氧量（最大供氧量和安静耗氧量的差值）对安静耗氧量的比值，最大冠状动脉供氧量为最大冠状动脉血流量和最大动静脉血氧含量差的乘积，同理可求得安静条件下的耗氧量。如最大和静息条件下冠状动脉血流量分别为1250ml/min、250ml/min，最大和安静条件下冠状动脉的供氧量分别为16ml/100ml（16%）、14ml/100ml（14%），则：

$$CR=\frac{（最大冠状动脉血流量\times 冠状动脉的最大供氧量）-（安静时冠状动脉血流量\times 安静时冠状动脉的供氧量）}{安静时冠状动脉的血流量\times 安静时冠状动脉的供氧量}$$

$$=\frac{最大供氧量-安静时耗氧量}{安静时耗氧量}=\frac{冠状动脉能增加的供氧量}{安静时耗氧量}$$

$$=\frac{（1250ml/min\times 16\%）-（250ml/min\times 14\%）}{250ml/min\times 14\%}$$

$$=\frac{200ml/min-35ml/min}{35ml/min}=4.7$$

因此，CR较大，冠状动脉能增加的供氧量比实际耗氧量大4.7倍，正常心脏的CR值为4～5，表明可增加的供氧量为安静时需氧量的4～5倍。因此，冠状动脉供血有较大的安全系数，在需氧增加时，冠状动脉增加供氧的能力较大。

考虑到静息时心脏的动静血氧差大，最大动静脉血氧差比安静时仅大2%，即两者较为接近，因此，计算冠状动脉贮备的公式予以简化，用冠状动脉能增加的供血量和安

静时冠状动脉血流量的比值来反映CR的大小。

$$CR \approx \frac{最大冠状动脉血流量-安静时的冠状动脉血流量}{安静时的冠状动脉血流量} \approx \frac{冠状动脉所能增加的供血量}{安静时的冠状动脉血流量}$$

CR反映了心肌在供氧减少或需氧增加时，通过冠状动脉扩张增加供氧或供血的能力，因此，冠状动脉贮备是指冠状动脉血流量为满足心肌氧需求量增加所能增长的最大能力。冠状动脉狭窄患者，CR下降，在需氧增加时，不能增加供氧或供血能力，就会出现心肌缺血症状。

六、冠状动脉血流量和狭窄程度的关系

（一）反S形曲线

在不同程度狭窄时，冠状动脉血流量与狭窄程度呈反S形曲线（图6-10）。狭窄程度＜85%时，CBF恒定；狭窄程度＞85%时，CBF急剧下降；狭窄程度＞95%时，CBF很小，下降缓慢，在心外膜大冠状动脉狭窄程度＜85%时，冠状动脉血流量保持稳定，反映了冠状动脉具有较大的贮备，此时心内膜下小冠状动脉扩张，血流量不会发生明显变化。因为冠状动脉灌注压在60～180mmHg时，冠状动脉血流量有自动调节机制（靠腺苷等代谢产物调节），此时，暂时夹闭冠状动脉可引起的最大CBF，在冠状动脉狭窄达30%～45%时CR已降低，以后随着冠状动脉狭窄程度的增加，冠状动脉贮备进一步变小，当冠状动脉狭窄程度达85%～95%时，冠状动脉血流量急剧下降，如暂时夹闭冠状动脉，已不能引起反应性充血（CBF不增加），提示CR已耗竭。当冠状动脉狭窄程度＞95%后。冠状动脉血流量已很小，血流量下降也很缓慢。

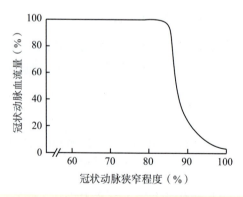

图6-10　冠状动脉狭窄程度和血流量的关系

在正常情况下，心肌能最大限度地利用血中的氧（摄取血氧含量的70%～75%）。运动、心动过速使心肌耗氧量增加时，通过神经体液调节，扩张冠状动脉增加血流量以进行代偿。冠状动脉具有强大的贮备。冠状动脉狭窄使血流量发生改变，冠状动脉储备不断耗竭，形成特征性的反S形曲线。冠状动脉狭窄程度＜85%时，首先动用心内膜小冠状血管贮备，此时心内膜小冠状动脉血管扩张，阻力下降，并远远小于心外膜大冠

状动脉血管阻力，通过其扩张，保持了冠状动脉血流量的稳定，构成S形曲线的平稳部分。冠状动脉狭窄程度在85%～95%时，心内膜的血管已扩张，随着大冠状动脉狭窄程度的增加，心外膜大血管阻力增大，心外膜大血管狭窄程度的轻度改变便可引起冠状动脉血流量的急剧减小，构成S形曲线的急剧下降部分；冠状动脉狭窄程度＞95%，心内膜血管已完全扩张，失去自动调节作用，此时主要靠心外膜血管调节。虽然缺血区产生的心肌代谢产物有使心外膜导流血管扩张的倾向，心外膜血管进一步狭窄，使其阻力不断增大，血流量进一步减小；构成S形曲线缓慢下降部分。

反S形曲线解释了冠状动脉轻度狭窄患者的心功能和心电图可能仍是正常的理由。冠状动脉造影证实冠状动脉狭窄达50%～60%的患者，此时其狭窄远端冠状动脉处于最大程度的扩张，它们还有进一步扩张的余地（冠状动脉贮备未耗竭），此时，静息心电图是正常的。因为冠状动脉血流量等血流动力学指标未发生明显改变，冠状动脉尚可代偿。但做运动试验时可能会出现阳性，在运动需氧增加或冠状动脉痉挛出现供需失衡时，则可出现心肌缺血的症状与体征（如心绞痛或ST-T改变等）。当冠状动脉狭窄程度≥85%后，冠状动脉贮备明显耗竭，冠状动脉血流量显著减少。此时心功能出现明显异常，心电图也出现缺血性改变。

（二）临界狭窄

临界狭窄是指心肌需氧增加时，CBF刚好不再能超过静息水平（即CR刚耗竭）时冠状动脉的狭窄程度。临床上，临界狭窄是指CR刚好耗竭，静息CBF开始降低的转折点，一旦需氧量增加（运动）或供氧量降低（供血量降低如冠状动脉痉挛），出现心肌缺血症状。

（三）重度狭窄

在临界狭窄基础上，进一步缩窄冠状动脉，ST段明显抬高，CBF降低一半或更多，远端小冠状动脉压降至3.3kPa（25mmHg），狭窄程度为91%。

（朱肖星　李艳飞　赵永锋　徐　晖　赵晓宇　刘　艳　朱妙章）

第7章　超声心动图常用标准切面、测量及正常值

超声心动图（echocardiography）是利用超声的特殊物理学特性对心脏和大血管的解剖结构及功能状态进行显示和评估的一种无创影像学技术。临床常用的有3种模式：二维、M型和多普勒超声心动图。前两种主要研究心脏及大血管的解剖结构和功能，而后一种主要研究心脏及大血管中血流的走向、流速和血液的分布情况等。

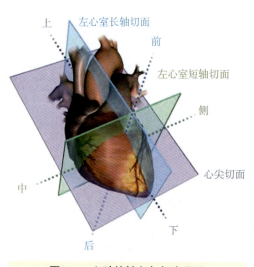

图7-1　心脏的轴向与扫查平面

在检查心脏前，需要先明确常用的声窗和方向。首先，常用的声窗有胸骨旁、心尖、剑突下和胸骨上窝。其次，心脏为立体结构，有3条相互垂直的轴线，所有的扫查切面将沿着3条轴向进行切割和显像（图7-1）。当患者左侧卧位时，可通过左胸骨旁声窗采集胸骨旁长轴切面，提供的是心脏长轴平面的成像，其探头标记指向患者的右肩。胸骨旁短轴切面位于与长轴视图相同的位置，但是探头标记指向患者的左肩。该视图提供了心脏在横轴平面上的图像。心尖窗口位于左侧乳头下，探头标记朝左，提供的是心脏冠状位平面的图像。剑突下声窗位于患者处于仰卧位时身体前面胸骨正下方。这个窗口的初始切面是剑突下四腔切面，探头标记指向患者左侧3点钟位置。胸骨上窝窗口位于患者仰卧时胸骨柄上端，初始切面是主动脉弓长轴切面。探头标记最初是朝向左肩并且使探头的接触面朝下。

第一节　二维超声心动图

一、左侧胸骨旁切面

这是超声心动图开始检查的第一个声窗，嘱患者左侧卧位。将探头放置于胸骨左侧的第3或第4肋间，其中探头标记指向患者的右肩9～10点钟的位置，轻微左右摆动探

头将得到胸骨旁左室长轴切面、右心室流出道切面、右心室流入道切面。

（一）胸骨旁长轴切面

1. 胸骨旁左室长轴切面　该切面是超声心动图操作流程中的第一个切面，显示结构主要有右心室前壁、右心室流出道、主动脉根部和室间隔、左心室流出道、主动脉瓣（右冠瓣和无冠瓣）、二尖瓣、左心房、左心房后壁和胸主动脉。操作手法为将探头放于胸骨左缘第3～4肋间，距胸骨1cm左右，探头标志朝向患者右肩（图7-2A）。切面要求室间隔与主动脉前壁约成120°，此时左心室心尖部不显示，主动脉与室间隔结合点位于图像中线上；主动脉右冠瓣与无冠瓣关闭线位于主动脉窦中间（图7-2B）。

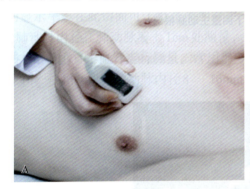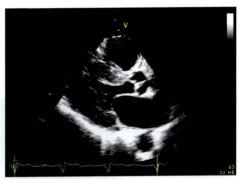

图7-2　胸骨旁长轴切面操作手法及超声图像

A. 操作手法；B. 胸骨旁左室长轴切面

在此切面可对很多心脏结构进行测量，常见结构的具体测量方法见表7-1，此外，还可测量右心室前壁厚度，右心室流出道内径、左心房前后径等，但是对于主动脉根部的测量，推荐采用ZOOM模式局部放大主动脉根部后再进行（图7-3）。

表7-1　左室长轴切面常见结构的测量方法

结构	测量时相	测量方法
主动脉瓣环	收缩末期	主动脉瓣叶于主动脉壁的附着点处，内缘到内缘
主动脉窦部	舒张末期	主动脉窦膨出最顶点处测量，内缘到内缘
升主动脉	舒张末期	垂直主动脉的长轴，前缘到前缘
左心室流出道	收缩末期	距主动脉瓣环平面3～10mm处，内缘到内缘
室间隔	舒张末期	腱索水平测量，避免将右心室肌小梁，调节束或三尖瓣结构测入
左心室前后径	舒张末期	腱索水平于室间隔致密心肌的界面和垂于LV长轴延伸至后壁致密心肌内层的界线
左心室后壁	舒张末期	腱索水平在致密的后壁心肌至左心室腔的交界面处并移动到左心室后壁至心包界面

常用以下参考值：主动脉窦部内径23～36mm，升主动脉内径22～36mm，室间隔厚度7～11mm，右心室前壁厚度3～5mm。

2. 右心室流出道切面　右心室流出道切面主要用于显示肺动脉和右心室流出道，也可评估肺动脉瓣的功能。将探头从左室长轴切面向前倾斜并且稍顺时针旋转即可获得。在该切面可见的心脏结构包括右心室流出道、肺动脉瓣的两个瓣叶、主-肺动脉，有时可见肺动脉分叉（图7-4）。

三、剑突下切面

剑突下声窗是评估房间隔的良好切面，对于怀疑有房间隔缺损的患者，此切面可以清晰显示缺损的范围和房水平的分流。此外还多用于评估心脏、心包、右心室游离壁厚度和位于腹部的大血管，比如上、下腔静脉，腹主动脉及肝静脉。当胸骨旁声窗的图像不理想时，可利用剑突下声窗对心脏进行扫查。一般患者取仰卧位，松弛腹肌，部分患者需要屈膝来帮助放松腹肌，从而获得更为清晰的图像。嘱患者保持吸气状态可能会进一步优化图像质量。

1. 剑突下四腔心切面　将探头放置在患者腹部处剑突下方，指示标记指向患者左侧约3点钟位置。将探头指向患者左肩。从这个图像中，可以检查左、右心房，左、右心室，二、三尖瓣，以及房、室间隔（图7-15）。由于超声波束垂直于每个间隔，因此该切面对评估房间隔缺损、室间隔缺损及右心室壁厚度特别重要。

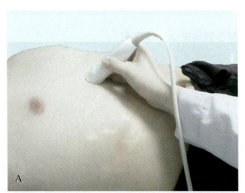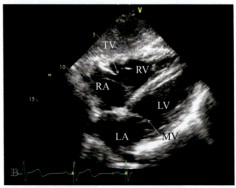

图7-15　剑突下四腔心切面操作手法及超声图像

A. 操作手法；B. 剑突下四腔心切面。LA. 左心房；LV. 左心室；RA. 右心房；RV. 右心室；TV. 三尖瓣；MV. 二尖瓣

2. 剑突下两房心切面　在四腔心切面的基础上，将探头顺时针旋转45°～60°，置于剑突下正中线偏右，探头标记朝下，略加压患者腹壁后将探头朝向上方，使超声束通过房间隔。切面内可清晰显示左、右心房及房间隔（图7-16）。

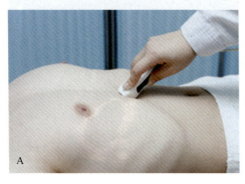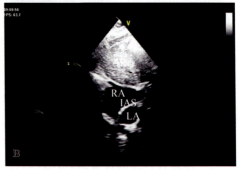

图7-16　剑突下两房心切面操作手法及超声图像

A. 操作手法；B. 剑突下两房心切面。LA. 左心房；RA. 右心房；IAS. 房间隔

3.剑突下腔静脉长轴切面　从两房心切面,将探头逆时针旋转并向右上倾斜指向患者的肝脏,可显示下腔静脉长轴汇入右心房(图7-17)。该切面用于测量下腔静脉直径并评估下腔静脉直径在呼吸过程中的变化,可用于估算中心静脉压。应于进右心房前约1cm处于呼气末测量下腔静脉的最大内径。通常下腔静脉内径在呼气末为14.5～17.6mm,吸气末为11.2～14.3mm。此外,该切面还可显示汇入下腔静脉的肝静脉。

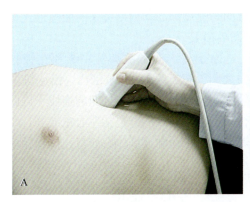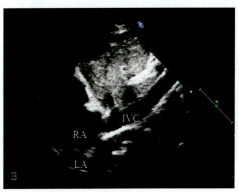

图7-17　剑突下下腔静脉长轴切面操作手法及超声图像

A. 操作手法;B. 剑突下下腔静脉长轴切面。LA. 左心房;RA. 右心房;IVC. 下腔静脉

四、胸骨上窝切面

最常用的是胸骨上窝主动脉弓长轴切面。患者取仰卧位,枕头置于肩后方,可使头向后倾斜。嘱患者将脸转向左侧,放置探头于胸骨上窝中,探头标记朝向12点钟位置,按顺时针方向逐渐朝左肩1点钟位置旋转。该切面显示的结构是主动脉的升部、弓部和降部,以及头臂干、左颈总动脉和左锁骨下动脉的起源,主动脉弓下部可显示右肺动脉的横截面(图7-18)。

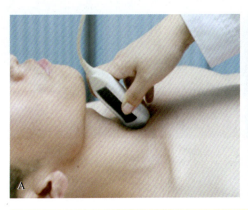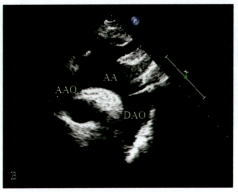

图7-18　胸骨上窝主动脉弓长轴切面操作手法及超声图像

A. 操作手法;B. 胸骨上窝主动脉弓长轴切面。AAO. 升主动脉;AA. 主动脉弓;DAO. 降主动脉

第二节　M型超声心动图

M型超声心动图是采用单声束扫描心脏，并记录声束方向上心脏各层组织反射回波形成的运动-时间图，并将心脏及大血管的运动以一种能显示界面厚度、距离、活动方向与速度和心动周期关系的曲线形式显现（图7-19）。

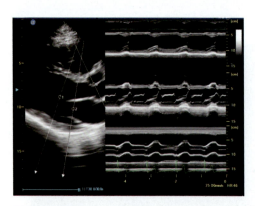

图7-19　M型超声心动图

取样线放置于心脏不同部位产生不同的波形

M型超声通常在胸骨左缘和左锁骨中线之间、第2~4肋间范围内，沿心脏的长轴（心尖至心底部中点之间的连线）方向进行扫查，其扫查波群包括左心室波群、二尖瓣波群、主动脉波群、右心室波群和肺动脉波群。

一、左心室波群

在胸骨左缘2~3cm的第3或第4肋间扫查，在左室长轴切面M型超声所得波群自前至后依次显示为胸壁、右心室前壁、右心室腔、室间隔、左心室腔、左心室后壁。可测量收缩期和舒张期心室壁、室间隔的厚度，心腔（尤其是左心室腔）的内径（图7-20），从而进一步计算心室的收缩和舒张功能。通常室间隔的搏幅＞5mm，左心室壁的搏幅＞7mm。

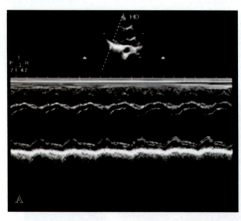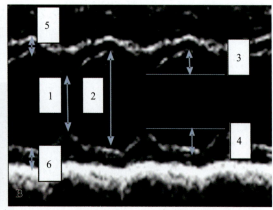

图7-20　M型超声左心室波群及具体测量内容

A.左室长轴切面左心室波群；B.在此波群上具体测量内容。1.收缩期左心室内径；2.舒张期左心室内径；3.室间隔搏幅；4.左心室后壁搏幅；5.室间隔厚度；6.左心室后壁厚度

二、二尖瓣波群

在胸骨左缘1～2cm的第2或第3肋间扫查，取样线通过左室长轴切面二尖瓣口所得波群由前至后依次为胸壁、右心室前壁、右心室腔、室间隔、左心室流出道、二尖瓣前、后叶及左心室后壁。在本区内主要可探查二尖瓣叶的活动情况。正常人二尖瓣前叶在舒瓣期呈双峰状，呈现为M形波形，后叶的活动与前叶成镜向关系，呈现W形波形。二尖瓣E峰代表二尖瓣前叶在舒张期达到最大开放位置，A峰表示心房收缩，推起处于半闭状态的二尖瓣前叶。C点是收缩期二尖瓣关闭的标志，D点是二尖瓣即将开放的标志。C、D段为一缓慢上升的平段，在该时段中，二尖瓣始终处于关闭状态，包括了C点至主动脉瓣开放的等容收缩期和第二心音到D点的等容舒张期。F点为舒张期中最低点，二尖瓣处于半关闭状态，标志着左心室处于缓慢充盈期。EF段表示二尖瓣前叶由最大开放位置回归到半关闭状态，其斜率的正常值为＞70mm/s。在该波群中还可以测量EPSS，代表二尖瓣前叶开放时与室间隔的距离，其正常值为2～7mm（图7-21）。EPSS增大代表左心室扩张、收缩功能不全等。

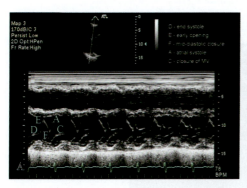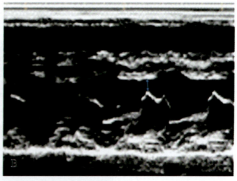

图7-21　M型超声二尖瓣波群及具体测量内容

A. 二尖瓣前、后叶波形，D点表示收缩末期，E峰为舒张早期瓣叶开放，F为舒张中期的瓣叶关闭，A峰代表心房收缩造成的二尖瓣再次开放C点为二尖瓣关闭点；B.EPSS的具体测量位置（蓝色双箭头）

三、心底波群（即主动脉-左心房波群）

（一）主动脉瓣曲线

主动脉瓣曲线亦称主动脉根部曲线。在胸骨左缘1～1.5cm的第2或第3肋间扫查，探头略向后、内、上方，所得波群从前至后依次为胸壁、右心室前壁、右心室流出道、主动脉前壁、主动脉腔、主动脉瓣、主动脉后壁、左心房前壁、左心房腔及其后壁（图7-22）。在该区主要测量主动脉根部的内、外径及主动脉瓣的活动情况。正常人主动脉瓣叶收缩期开放曲线呈六边形盒状，开放间距为15～20mm，舒张期呈一闭合单线。主动脉瓣狭窄时，瓣膜回声增强、瓣叶增厚、开放受限，主动脉瓣关闭不全时，关闭线成双线，间距＞1mm。部分正常人因为瓣膜菲薄，开放时显示不清，仅可见瓣膜关闭曲线。

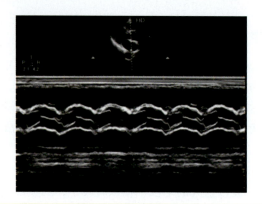

图 7-22　主动脉瓣 M 形曲线

（二）主动脉根部曲线

在左室长轴切面将取样线往升主动脉方向移动，可获取升主动脉 M 形曲线，图像上由前至后依次显示为右心室前壁、主动脉根部前壁、主动脉根部后壁、左心房、左心房后壁（图 7-23）。在该图像中，可测量主动脉根部内径、主动脉搏幅。

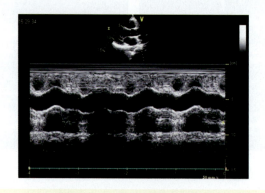

图 7-23　主动脉根部 M 形曲线

四、三尖瓣波群

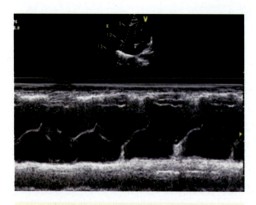

图 7-24　三尖瓣前叶 M 形曲线

（一）三尖瓣（前瓣）波群

探头于胸骨左缘第 3、4 肋间，方向稍向内斜，接近胸骨旁四腔心切面时，将取样线经过三尖瓣前叶。曲线上显示的主要结构自前至后依次为胸壁、右心室前壁、右心室腔、三尖瓣前瓣、右心房、房间隔、左心房及左心房后壁（图 7-24）。主要用于观察三尖瓣前叶的活动情况，三尖瓣叶活动曲线与二尖瓣类似，有 E、A 峰，但活动幅度更大。三尖瓣前瓣靠近胸壁，其曲线有时较难清晰显示。

（二）三尖瓣环平面收缩期偏移

三尖瓣环平面收缩期偏移（TAPSE）是测量右心室纵向收缩性能的指标。在四腔心切面中，将 M 形取样线对齐右心室游离壁，尽可能垂直于右心室侧壁的三尖瓣环处，使其并尽可能平行于三尖瓣环的移动。尽可能大地显示三尖瓣环区域及其相关解剖结构。测量三尖瓣环从舒张末期至收缩末期向心尖移动的距离（图 7-25）。TAPSE 正常值 ≥ 17mm。

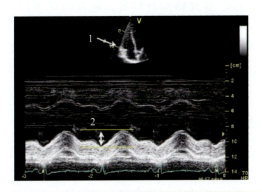

图 7-25　三尖瓣环平面收缩期偏移

1.M 形取样线放置位置（置于右心室侧壁三尖瓣环处）；2. 在 M 形曲线上测量 TAPSE 的距离（白色双箭头）

五、肺动脉瓣波群

在右心室流出道长轴切面探头指向左上方，所得波群依次为胸壁、右心室流出道前壁、右心室流出道、肺动脉瓣后瓣、肺动脉干、肺动脉后壁、左心房、左心房后壁。肺动脉瓣曲线通常只能记录一个瓣叶的运动曲线，其完整运动曲线在心电图 P 波稍后处闭合线有一向下的凹陷运动，称为 a 波，为右心房收缩所致，其正常搏幅为 2 ～ 7mm（图 7-26）。心房颤动患者 a 凹消失；肺动脉高压时 a 凹变浅或消失；肺动脉瓣狭窄时，a

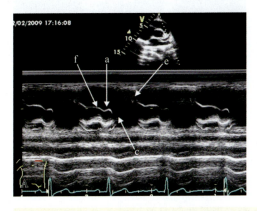
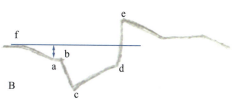

图 7-26　肺动脉瓣 M 形曲线及后瓣运动曲线模式图

A. 肺动脉瓣 M 型波群；B. 后瓣运动曲线模式图，蓝色双箭头示测量 a 凹搏幅的具体位置

凹加深。c点是曲线的最低点，表示肺动脉瓣开放达最大时，此时后叶离胸壁最远。e点为肺动脉关闭处。

第三节　彩色多普勒

在采集2D图像之后，几乎所有的成像切面都需要用到彩色多普勒。对于常规正常结构，每个结构一次彩色多普勒探查足矣，通常情况下设置彩色血流速度标度为50～70cm/s。对于发现异常或偏心的血流信号，建议使用多个切面来全面展现病理状态。如果需要，可缩小扇区宽度以提高帧频，但该扇区不应该太狭窄以至于消除部分感兴趣的区域。必要时可行双屏成像（一屏为灰阶图像，另一屏为彩色多普勒成像），将有助于诊断。

一、二尖瓣口血流

可在左室长轴切面，心尖四腔心、两腔心及三腔心切面利用彩色多普勒来扫查二尖瓣。可以根据需要使用剑突下切面。为了最好地显示通过二尖瓣进入左心室的彩色多普勒速度，应将瓣膜定位在扇形的中心以确保整个瓣膜包含在彩色框中，然后摆动探头或改变角度以找到任何狭窄或反流束。正常二尖瓣口血流为舒张期自左心房进入左心室的宽阔红色血流信号，瓣尖处流速最快，红色明亮，边缘流速较慢，红色暗淡；若收缩期左心房内出现自心室反向心房的蓝色明亮血流信号，提示二尖瓣反流（图7-27）。

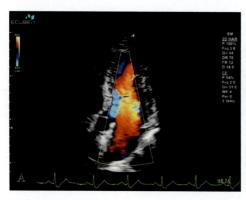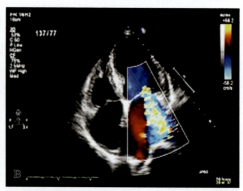

图7-27　彩色多普勒显示二尖瓣瓣口血流

A. 正常二尖瓣口舒张期血流；B. 二尖瓣关闭不全时收缩期出现反流

二、左心室流出道和主动脉瓣口血流

通过在胸骨旁左室长轴、左室短轴、心尖五腔心和心尖长轴切面中，用二维灰阶图与彩色多普勒来评估左心室流出道和主动脉瓣。正常左心室流出道及主动脉瓣在心尖系列切面上彩色多普勒为收缩期蓝色层流，当主动脉瓣关闭不全出现舒张期反流时，彩色多普勒表现为红色的血流束返向左心室腔内（图7-28）。若左心室流出道或主动脉瓣出现狭窄，则表现为狭窄处的彩色湍流，如果湍流出现在左心室流出道的瓣膜近端，则可能需要采用放大视图来明确异常血流的位置。

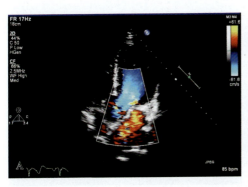
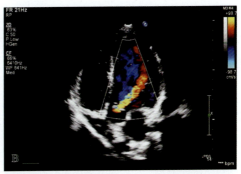

图7-28 彩色多普勒显示主动脉瓣口血流

A. 主动脉瓣口正常收缩期蓝色血流；B. 主动脉瓣关闭不全时舒张期左心室内出现红色反流束

三、三尖瓣口血流

可在右心室流入道切面、胸骨旁主动脉短轴切面、四腔心切面、剑突下切面对三尖瓣进行探查。在每个切面中用彩色多普勒对三尖瓣及右心室流入道的前向血流和瓣膜反流进行评估。舒张期右心室出现自右心房流入的宽阔的红色血流信号，瓣尖处流速最快，红色明亮，边缘流速较慢，红色暗淡；收缩期右心房出现来自右心室的反向蓝色明亮血流信号，属于三尖瓣反流（图7-29）。当存在三尖瓣反流时，有时需优化速度标度和增益以显示低速前向血流。

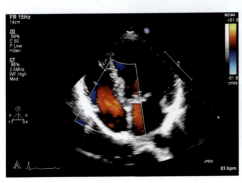
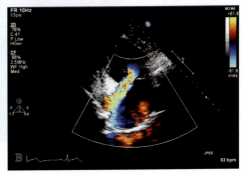

图7-29 彩色多普勒显示三尖瓣瓣口血流

A. 三尖瓣口正常舒张期红色血流；B. 三尖瓣关闭不全时收缩期出现蓝色反流束

四、肺动脉瓣口血流

在胸骨旁肺动脉长轴切面或剑突下切面利用彩色血流检查右心室流出道、肺动脉瓣、肺动脉及其分支，并评估肺动脉瓣收缩期血流，是否存在反流和肺动脉内异常分流。正常情况收缩期主-肺动脉内为蓝色血流信号充盈；舒张期肺动脉瓣上出现反向右心室的红色血流信号，即肺动脉瓣反流（图7-30）。若存在低速血流则需进一步降低血流速度标尺。

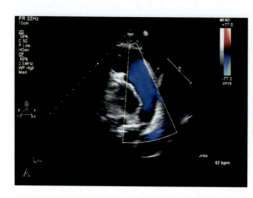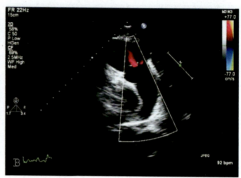

图7-30　彩色多普勒显示肺动脉瓣口血流

A. 正常肺动脉瓣口收缩期蓝色血流；B. 肺动脉瓣下舒张期出现红色小反流束

五、主动脉弓血流

当对主动脉弓进行成像时，需要将彩色多普勒取样框放置在感兴趣的区域，调整探头以最佳多普勒角度来显示升主动脉、主动脉弓部和降主动脉内血流。正常情况升主动脉内血流朝向探头为红色，主动脉弓处因探查方向与血流方向垂直可能不出现彩色血流信号，而降主动脉内血流方向因背离探头而呈蓝色（图7-31）。

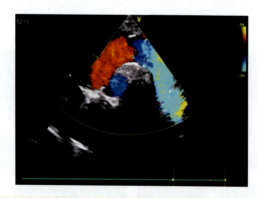

图7-31　主动脉弓彩色血流

六、肺静脉血流

在四腔心切面应用彩色多普勒探查肺静脉，通常可显示四支肺静脉中的三支。右侧的肺静脉与超声束方向最为平行，彩色显示较为容易，通常显示为左心房顶部近房间隔处红色血流汇入左心房（图7-32）。图像深度应增大到可看到肺静脉进入左心房。感兴趣的彩色框区域应尽可能小以保持较高的帧频。由于成像深度增大和肺静脉血流速度较低，因此需要校准彩色增益，并降低奈奎斯特极限值以表现出良好的颜色充填。

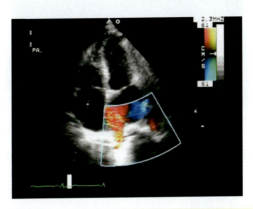

图7-32 右侧肺静脉彩色血流（左心房顶部一支红色血流汇入左心房内）

第四节 频谱多普勒

多普勒成像受限于方向。当超声束平行血流时检测到的多普勒频移最大，而测得的最大速度会与随着声束与血流间产生角度的增加而呈余弦函数值递减。但是，当取样线与血流间角度为20°时，多普勒测得的流速仅降低6%，因此，使用多普勒进行测量时，应尽量减少与血流方向之间的夹角。在层流时，血流信号中最密集的部分，代表了大多数红细胞的速度。这也是正确描记或测量峰值速度的位置。过度增强增益可能会模糊这个最密集的信号。对于湍流，应识别出最能代表血流信号的明显边界。过度增强增益可能会掩盖此边界，而增益不足可能会低估最大速度。

一、左心系统频谱多普勒

（一）左心室流入道（二尖瓣尖下）血流频谱

频谱多普勒（PW）用于记录并测量通过二尖瓣的前向舒张期血流的若干指标。在心尖四腔心切面中，将取样容积置于开放时二尖瓣瓣尖处进行PW测量。二尖瓣下正常频谱为舒张期正向双峰窄频带波形（图7-33）。E峰是由于左心室主动舒张，使左心室压力低于左心房，形成舒张早期左心室快速被动充盈，达峰后血流快速下降，E峰下降；A峰是由于左心房收缩使左心房压高于左心室压，心房主动排血，血流再次加速形成。正常二尖瓣口血流速度成人E峰60～130cm/s，儿童80～140cm/s。也可在此频谱中测量二尖瓣舒张早期减速时间。减速时间是通过将卡尺放在峰值E峰顶端并跟随E峰的斜率画到基线来测量。当二尖瓣是人工瓣膜或者彩色多普勒显示血流加速或湍流，则应使用连续多普勒（CW）来测量平均压差和压力减半时间等参数。

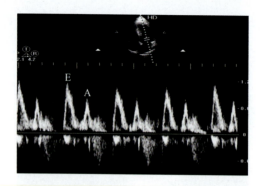

图7-33　心尖四腔心切面二尖瓣下正常血流频谱

（二）左心室流出道血流频谱

评估左心室流出道血流速度最好的切面是心尖五腔心或心尖长轴切面。将PW的取样容积置于左心室流出道中心距主动脉瓣约5mm处，可获取左心室流出道内血流频谱，表现为收缩期负向单峰窄频带波形，是由于收缩期左心室射血使左心室流出道内血流加速所致，终止于收缩末期（图7-34）。最大血流速度成人70～110cm/s，儿童70～120cm/s。

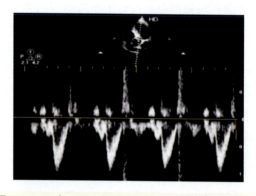

图7-34　心尖五腔心切面左心室流出道正常血流频谱

若频谱信号变宽提示取样容积太接近主动脉瓣，应重新定位。在该频谱中可测量左心室流出道的峰值速度并计算速度-时间积分（VTI）。如果存在高速血流或湍流，应检查左心室流出道和左心室的彩色多普勒，查找发生高速血流的原因。高速血流可用CW来测量其峰值速度。左心室流出道血流异常见于左心室流出道梗阻、主动脉瓣反流等。

（三）升主动脉（主动脉瓣上）血流频谱

取心尖五腔心切面或胸骨上窝升主动脉长轴切面，将PW取样容积置于主动脉瓣上，可获得收缩期负向单峰窄频带波形（图7-35），是由于收缩期左心室压力高于升主动脉，使升主动脉血流加速所致。最大血流速度成人100～170cm/s，儿童120～180cm/s。升主动脉血流异常见于左心室流出道梗阻、重度主动脉瓣反流、主动脉瓣及瓣上狭窄等。此

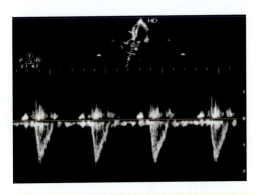

图7-35 心尖五腔心切面主动脉瓣上正常血流频谱

时应选用CW测量主动脉瓣上峰值血流速度，峰值压力阶差，平均压差和VTI。描记频谱边界时应追踪明显的血流信号边界，微弱、稀疏、低振幅的杂波不应描记在内。如果怀疑存在主动脉瓣狭窄，或者人工瓣膜置换术后，常规切面无法获取清晰频谱图像时，还可于胸骨右缘和胸骨上窝声窗获取多普勒信号。

二、右心系统频谱多普勒

（一）右心室流入道（三尖瓣下）血流频谱

在心尖四腔心、大血管短轴、右心室流入道切面，舒张期将取样容积置于三尖瓣瓣叶开放的瓣尖处，均可获取三尖瓣血流频谱，但最好是在心尖四腔心切面或以右心室为中心的切面中进行测量，此时可获取最佳的多普勒角度，至少记录一个呼吸周期的通过三尖瓣的前向血流频谱。正常三尖瓣血流为舒张期正向双峰窄频带波形，包括舒张早期E峰及心房收缩期的A峰（图7-36）。E峰是由于右心室主动舒张，使右心室压力低于右心房，形成舒张早期右心室快速被动充盈，达峰后血流快速下降，E峰下降；A峰是由于右心房收缩使右心房压高于右心室压，心房主动排血，血流再次加速造成。三尖瓣最大血流速度成人30～70cm/s，儿童50～80cm/s。鉴于呼吸对三尖瓣血流会造成较为显著的影响，建议在呼气末进行测量或者平均整个呼吸周期的测量值。频谱异常通常发生在右心室流入道血流异常，如三尖瓣狭窄、重度三尖瓣反流、房间隔缺损等。

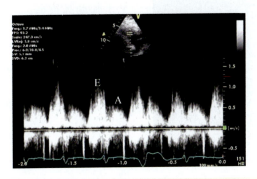

图7-36 右心室流入道切面三尖瓣正常血流频谱

（二）右心室流出道血流频谱

取右心室流出道切面，脉冲多普勒取样容积置于肺动脉瓣下，右心室流出道的中心，距离肺动脉瓣近端5～10mm。正常右心室流出道频谱为收缩期负向单峰窄频带波形（图7-37），是由于收缩期右心室射血使右心室流出道内血流加速所致。在此频谱可测量右心室流出道峰值速度和VTI。正常成人最大血流速度60～90cm/s，儿童50～80cm/s。也可选择测量肺动脉加速时间等指标。右心室流出道血流异常多见于右心室双腔心、室间隔缺损、肺动脉高压等。

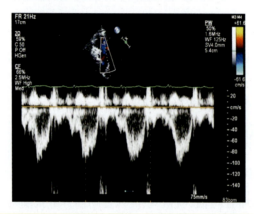

图7-37　右心室流出道切面正常右心室流出道频谱

（三）主-肺动脉（肺动脉瓣上）血流频谱

取肺动脉长轴切面，将取样容积置于肺动脉瓣上，方向应尽可能与通过瓣膜的血流平行。正常肺动脉瓣上血流频谱为收缩期负向单峰窄频带波形（图7-38），是由于收缩期右心室压力高于主-肺动脉，使主-肺动脉血流加速所致。在此频谱可获取肺动脉瓣上峰值血流速度，成人最大血流速度60～90cm/s，儿童70～110cm/s。通过描记频谱的外缘可获得肺动脉血流的VTI。主-肺动脉血流异常见于肺动脉狭窄、动脉导管未闭、肺动脉高压等。

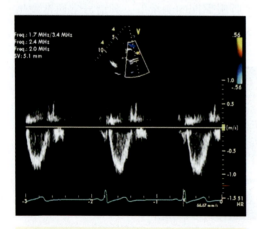

图7-38　肺动脉长轴切面正常肺动脉瓣上血流频谱

三、心脏相关静脉血流频谱

（一）上腔静脉血流频谱

取胸骨上窝主动脉短轴切面，取样容积置于上腔静脉管中央可获取上腔静脉血流频谱，呈收缩期和舒张期负向双峰窄频带波形（图7-39）。S波发生于收缩期，较高，是心室收缩时心房舒张和三尖瓣下移，使上腔静脉血回流所致；D波发生于舒张早中期，是右心室的快速充盈使上腔静脉血再次回流所致。频谱峰值受呼吸影响，吸气时加快，呼气时减低。上腔静脉内最大血流速度28～80cm/s。上腔静脉血流异常可见于肺静脉异位引流、房间隔缺损、重度三尖瓣反流等。

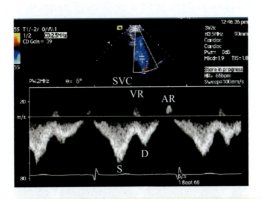

图7-39　胸骨上窝主动脉短轴切面正常上腔静脉血流频谱

（二）下腔静脉血流频谱

取剑突下下腔静脉长轴切面，尽量将下腔静脉成像角度设定在60°以内以最好地显示色彩，取样容积置于下腔静脉管中央近右心房入口处，可获得下腔静脉血流频谱，为负向或正向双峰窄频带波形（图7-40）。S波发生于收缩期，是右心室收缩时右心房舒张和三尖瓣下移，使下腔静脉血回流所致；D波发生于舒张早中期，较低，是右心室的快速充盈使下腔静脉血再次回流所致。频谱峰值受呼吸影响，吸气时加快，呼气时减低。下腔静脉最大血流速度28～80cm/s。下腔静脉血流异常见于肺静脉异位引流、下腔静脉梗阻等。

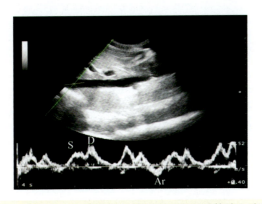

图7-40　取剑突下下腔静脉长轴切面正常下腔静脉血流频谱

（三）肺静脉血流频谱

肺静脉频谱获取的最佳切面为心尖四腔或五腔心。在该切面上，右上肺静脉或右肺下静脉血流方向几乎平行于多普勒声束。将取样容积放置于肺静脉与左心房交界处

10mm内。彩色多普勒有助于取样容积的定位。正常频谱为收缩期和舒张期正向双峰窄频带波形，即通常为三相波，包含S波、D波和反流Ar波（图7-41）。S波发生于收缩期，较低，是左心室收缩时左心房舒张使左心房压力下降，使肺静脉血回流所致；D波发生于舒张早中期，较低，是左心房压力下降使肺静脉血再次回流所致，Ar波为心房收缩所致。频谱峰值受呼吸影响较小，通常其最大血流速度为40～60cm/s。肺静脉血流频谱异常最常见于重度二尖瓣反流、左心室舒张功能减低等。

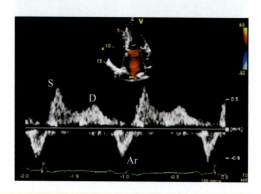

图7-41　四腔心切面正常肺静脉频谱

（孟　欣　康　楠）

第8章　心功能超声评价

第一节　左心室舒张功能

许多临床上表现为充血性心力衰竭（心衰）患者的收缩功能正常，而主要表现为舒张功能异常。舒张功能异常可以是心脏疾病的早期征象（如高血压患者），常早于收缩功能异常。舒张功能异常已成为心脏疾病和死亡的重要因素，正确评价舒张功能是否受损及严重程度对于临床非常重要。

【舒张的不同阶段】 临床上将从主动脉瓣关闭（收缩末期）至二尖瓣关闭（舒张末期）的一段时间称为左心室舒张期。根据该定义，从血流动力学角度可将舒张期区分为4个阶段：等容舒张期（isovolumic relaxation）、舒张早期快速充盈（the early rapid diastolic filling）、舒张后期（diastasis）和舒张晚期充盈（late diastolic filling），即房缩期。

【左心室舒张功能测定】

（一）二尖瓣血流

1.二尖瓣血流频谱的获取　将脉冲波多普勒取样容积放置在二尖瓣口水平，调整入射角，确保血流方向和声束平行。

2.心室舒张期充盈的定量指标及正常值范围

（1）E峰血流速度、A峰血流速度和E/A比值。正常范围分别为：①E峰血流速度，<30岁者E＝（0.69±0.12）m/s、30～50岁者E＝（0.62±0.14）m/s、>50岁者E＝（0.59±0.14）m/s；②E/A值：<30岁者E/A＝2.7±0.7、30～50岁者E/A＝2.0±0.6、>50岁者E/A＝1.2±0.4。A峰血流速度0.19～0.35m/s。

（2）时间间期。等容舒张时间（IVRT），舒张期持续时间，快速充盈时间，心舒张后期（diastasis），心房收缩充盈时间。IVRT的正常值范围：<30岁者（72±12）ms，30～50岁者（80±12）ms，>50岁者（84±12）ms。

（3）加速及减速时间测定。E峰上升加速度，E峰减速时间（EDT），E峰下降的斜率。EDT的正常值范围：<50岁者＝（179±20）ms、>50岁者＝（210±36）ms，E峰下降的斜率正常值为（5±1.4）m/s^2。

3.根据二尖瓣血流频谱变化判断左心室舒张功能　二尖瓣血流频谱正常表现一般为

E峰大于A峰，E/A比值＞1。舒张功能不全的各个阶段的二尖瓣血流频谱形态不同（图8-1）。

（1）左心室松弛异常：左心室松弛性下降导致左心室舒张功能障碍，表现为左心室舒张早期充盈受损，心房收缩所致的左心室充盈比例增加。二尖瓣血流表现为E峰减低，A峰增高，E/A＜1。E峰下降时间（DT）延长。IVRT延长（＜30岁者＞92ms，30～50岁者＞100ms，＞50岁者＞105ms），但IVRT正常不能除外左心室松弛减慢，当左心房压力增高导致二尖瓣提前开放时IVRT可正常。

（2）左心室充盈"假性正常"：二尖瓣血流频谱显示E峰高于A峰，但此时顺应性开始下降而充盈压开始升高，表现为二尖瓣血流频谱伪正常，此时可以通过组织多普勒等方法鉴别。

（3）左心室限制性充盈：左心室顺应性严重减低，左心房扩大但充盈压不能明显提高。表现为舒张早期充盈加速，E峰增高，加速时间和减速时间均缩短；IVRT缩短、E峰下降斜率增大；因左心室舒张末压升高使得左心房收缩时左心房、室间压力差下降，心房收缩所致的心室充盈比例减小，A峰速度很低，甚至消失，E/A≥2。

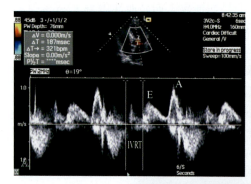
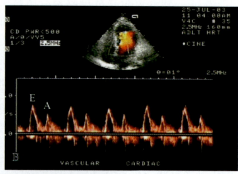
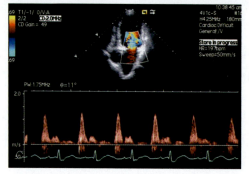

图8-1 不同左心室舒张功能状态时二尖瓣血流速度频谱

A.左心室松弛异常；B.左心室充盈假性正常；C.左心室限制性充盈

4.影响二尖瓣血流频谱的因素

（1）呼吸：正常情况下二尖瓣血流速度随呼吸变化较小，呼气时二尖瓣E峰血流速度较吸气时增高。有些患者二尖瓣血流速度频谱E/A比值不稳定，检查过程中若见到E/A值时而大于1时而小于1的现象，可采用组织多普勒，此时二尖瓣瓣环运动速度e/a比值通常小于1，提示此时左心室舒张功能已有下降，说明吸气时二尖瓣血流频谱E/A比值可能较呼气时更能准确反映左心室舒张功能变化。

（2）心率：心率快时，E、A速度曲线会融合成单一的速度曲线，或导致A峰增高，E/A下降。当患者有完全性房室传导阻滞、但心房收缩功能正常时，A峰与E峰速度曲线的相对位置及其幅度也会受到影响。

（3）年龄：在儿童和年轻人，心室大部分充盈发生在舒张早期，E峰很明显，心房收缩所致的充盈所占比例很小（约20%）。随着年龄增长，E峰下降，A峰速度增高，E/A倒置，舒张早期下降时间也进行性延长。有假说认为左心室充盈模式随年龄变化是由于舒张早期松弛性逐渐降低的缘故。

（4）左心房压：即前负荷。前负荷大小严重影响着左心室充盈。前负荷增加时，E峰速度增大，IVRT缩短，舒张早期充盈的下降斜率增大。

（5）二尖瓣反流：也导致E峰增高，主要是跨瓣的血流速率增大及左心房压力增高所致。

（6）左心室收缩功能：左心室收缩功能也影响左心室舒张期充盈，因为对给定的舒张期压力-容积曲线而言，收缩末容积增大会使压力-容积曲线向较陡方向移动，舒张期充盈就发生于较高容量下的较高压力水平，这会导致E峰增高，A峰下降。

（7）左心房收缩功能：左心房收缩功能可影响左心室舒张期充盈模式，心房颤动时更明显。心房扑动时，流入道速度曲线上可以显示出细小扑动波；但在窦性心律、心房收缩功能不良时，则不太明显，只可见小的A波。

5.二尖瓣血流判定左心室舒张功能的局限性　临床工作中，由于影响心室舒张充盈的因素较多，并可多种因素共存，利用二尖瓣血流评价舒张功能变得复杂化，如可能存在假性正常现象。左心室内舒张早期血流传播速度、多普勒法评价心肌运动速度及改变心脏负荷等新技术和新方法为左心室舒张功能评价提供了新方法，可鉴别二尖瓣血流E/A比值假性正常。

（二）肺静脉血流

1.肺静脉血流检测方法及频谱特点

（1）检测方法：于心尖四腔心切面，显示右上肺静脉，取样容积置于右上肺静脉距左心房入口0.5～1.0cm，调整探头方向使声束与血流方向尽量平行，显示轮廓完整清晰的肺静脉血流速度频谱后，于平静呼气末记录并测量。

（2）频谱特点：多普勒法所获得的肺静脉血流速度频谱在一个心动周期中通常可出现3个波，即S波、D波和AR波（图8-2）。

2.肺静脉血流评价左心室舒张功能的临床应用　肺静脉血流可以用来鉴别左心室假性充盈正常。①肺静脉S波减低甚至消失，D波增高，S/D比值减小，AR波血流速度＞35cm/s；肺静脉AR波持续时间（PV A-dur）超过二尖瓣A峰持续时间（MV A-dur）30ms，左心房增大。②也可通过Valsalva动作减少前负荷的方法鉴别。但应

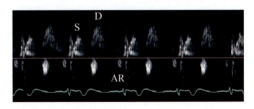

图8-2　肺静脉血流速度频谱显示由S波、D波和AR波组成，D波与二尖瓣血流的E峰相对，AR波与A峰相对应

用肺静脉鉴别二尖瓣血流假性正常的主要限制是肺静脉心房收缩期的反向血流不易准确获得。

肺静脉血流评价左心室舒张功能也有一定的局限性。虽然可由肺静脉血流频谱反向AR波血流速度和持续时间下降等可以鉴别出正常与异常，但在限制性充盈的患者A波也常减小，可能是与心房的机械性衰竭有关。另外，A波的幅度与持续时间在经胸部超声心动图上在许多患者很难测得到。有研究表明，可以完整清晰地显示肺静脉收缩期和舒张期前向血流和反向AR波者只占患者的64%～73%。

（三）组织多普勒

组织多普勒技术能将心肌运动产生的低频多普勒频移用彩色编码或频谱实时显示出来，有效反映心肌运动的方向与速度、局部的心壁运动和增厚程度，提示心肌局部缺血和损伤的范围。

1.获取组织多普勒曲线方法　心肌运动的组织多普勒波形主要由收缩波s波、舒张早期波e波和心房收缩产生的a波组成（图8-3）。

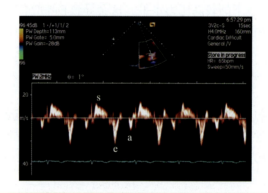

图8-3　正常人二尖瓣瓣环组织多普勒波形，主要由s、e波和a波组成，e＞a

2.组织多普勒法评估左心室舒张功能临床应用　在健康人，心肌在舒张期运动频谱e、e/a比值随年龄增长而下降，与脉冲波多普勒的二尖瓣E、E/A一致。在早期左心室舒张功能减低时，主要表现为e速度减低，a速度增加；随舒张功能进一步减低，e/a比值逐渐倒置。e/a比值可以用来鉴别二尖瓣血流频谱假性正常，其敏感度88%，特异度67%。e也相对不受前负荷的影响。

根据最新超声心动图左心室舒张功能评价指南，主要应用二尖瓣环运动速度、二尖瓣E/e′值、三尖瓣反流速度和左心房室积指数来进行左心室舒张功能判断和舒张功能分级。具体参照2020年6月发表在《中华超声影像学杂志》内的《超声心动图评估心脏收缩和舒张功能临床应用指南》。

（四）心肌应变及应变率技术评价左心室舒张功能

应变及应变率技术可用于心脏功能评价，但在心脏舒张功能评价方面经验有限。有研究表明舒张早期峰值应变率可用来评价缺血性心脏病等左心室舒张功能。左心室松弛性下降时，心脏反扭转（untwisting）速率及幅度下降。虽然应变及应变率技术有很好的应用前景，但由于该技术不易被掌握，信噪比受很多因素影响，因此，尚未常规用于临床左心室舒张功能的评价。

第二节 右心室舒张功能

右心室舒张充盈研究很少，但对左心室充盈方面的测量指标同样适用于右心室。2010年美国超声心动图学会发表了成人右心大小及功能的超声心动图检测指南。指南中推荐使用的右心室舒张功能评价指标包括三尖瓣口血流速度E/A比值，E峰下降时间，E峰与三尖瓣环组织多普勒e峰比值（E/e′）及右心房大小。并根据上述一些指标对右心舒张功能减低不同阶段进行了分级。第1级：松弛性下降：E/A＜0.8；第2级：假性充盈正常：0.8＜E/A＜2.1，E/e′＞6，且肝静脉以舒张期血流为主时为假性充盈正常；第3级：E/A＞2.1且E峰下降时间＜120ms时，为限制型充盈。同左心室舒张功能检测一样，这些指标检测均要平静呼吸时的呼气末测量，取连续5个心动周期的平均值。

第三节 左心室收缩功能

左心室收缩功能不全的程度是评估许多心血管疾病，如缺血性心脏病、心肌病、心脏瓣膜病和先天性心脏病临床转归的重要指标。超声心动图可以对左心室收缩功能进行定性或定量评价。应用二维超声心动图可以肉眼评估左心室整体及局部的收缩功能，可以在勾勒出心内膜边界的基础上定量测量心室容量及射血分数；应用多普勒超声心动图可以获得射血相指标，这些都是临床评价左心室收缩功能的重要方法。

一、二维超声心动图评价左心室收缩功能

（一）定性评价左心室收缩功能

最常用的方法是，当心室按冠状动脉解剖相应分为几个节段，然后对其室壁运动进行1～4级评分，1级为正常，2级为运动减弱，3级为运动消失，4级为矛盾运动。在一些情况下，对运动增强也进行评分，这可以是距离急性心肌梗死较远部位心肌的代偿性运动增强，也可以是正常人运动后室壁运动增强。除观察室壁运动幅度外，同时应观察室壁增厚率的变化。

（二）定量评价左心室收缩功能

1.左心室容积 计算左心室容积时，对左心室形状假想由简单的椭球形到复杂的半椎体-半椭球形的形状，二维超声心动图法测量左心室舒张末期和收缩末期容积都是由某心动周期相应的心内膜勾勒计算出来的（图8-4）：双平面法计算左心室容积及射血分数。M型超声心动图很明显只是对左心室容积的大致估算，但在心脏不扩大和没有

室壁阶段性运动异常的情况下，计算的结果与有创法测定的结果还是非常相关的。

（1）立方法：是假设左心室的长轴线是其短轴内径的2倍。那么，左心室容积即可以大致按下列方法计算：$V = D^3$，D为左室短轴直径。

（2）单平面椭球法：使用长度L和一个长轴切面的二维面积来计算，即：$V = 8A^2/3\pi L$。该方程也可写成：$V = 0.85\ A^2/L$ 或 $V = (5/6\ A^2)/L$。

（3）双平面法：应用一个长轴切面，测量长度L和面积A_L，然后与其正交的短轴直径D及面积A_s相结合计算：$V = \pi L/6\ (4A_s/\pi D)(4A_L/\pi L)$ 或 $V = (6/\pi)\ D_1 D_2 L$。

D_1和D_2是正交的短轴内径。半椎体-半椭球体的形态是假设左心室基底部为一个椎形，心尖为椭球形，其容积的计算是：一个长轴切面上获得长度L，在其正交短轴乳头肌水平获得截面积A_m，则：$V = (A_m)\ L/2 + 2/3\ (A_m)\ L/2$。

当出现局部室壁运动异常时，这些方法的准确性便降低了。如果该运动异常的室壁也被纳入了直径或面积的测量，则容积就可能被高估。在这种情况下，心尖双平面法将会发挥作用，它是假设了从心尖到心底的一系列切面（经常被称为Simpson法）。

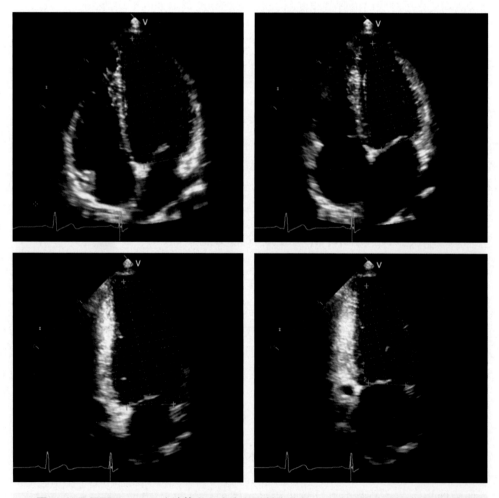

图8-4　双平面Simpson法计算左心室容积及射血分数。心尖四腔切面及二腔切面分别测量左室舒张末期及收缩末期容积，得到左室射血分数

对于上述每一个公式，舒张末期容积（EDV）在舒张末期切面获得，收缩末期容积（ESV）在收缩末期切面获得，每搏量为EDV和ESV的差，而射血分数即可以算出。还有其他矫正的或简化的左心室容积计算公式，在此不赘述。

2. 左心室重量　左心室重量也是评价左心室收缩功能的一个指标。左心室重量＝1.05（总容量－心室腔容量）。然而，心外膜勾勒很少如此准确。取而代之还有一种方法，从乳头肌水平短轴切面，勾画出心外膜的面积（A_1）和心内膜的面积（A_2），然后计算出壁的平均厚度，短轴半径b，计算方法为：$b^2 = A_2/\pi$，平均厚度为t，$(t+b)^2 = A_1/\pi$，然后计算该切面上的横截面积：$A_m = A_1 - A_2$。心肌重量即可由这些测量加上左心室从此切面到基底部的长度（d）和从此切面到心尖部的长度测量（a）即：$L = d + a$ 的长度计算得出：LV重量＝$1.05\{[5/6A_1(a+d+t)] - [5/2A_2(a+d)]\}$。

二、三维超声心动图评价左心室收缩功能

三维超声心动图用来在三维空间展示灰阶或彩色图像数据，提高了结构间关系的识别能力。三维超声心动图可以提供很准确的左心室容积测量、射血分数和重量，因为不需要任何形状的假设，即使心室形变计算也很准确（图8-5）。近年来，三维超声成像技术有了质的飞跃。曹铁生教授提出了球面波发射成像新技术，开启了三维超声成像新时代。

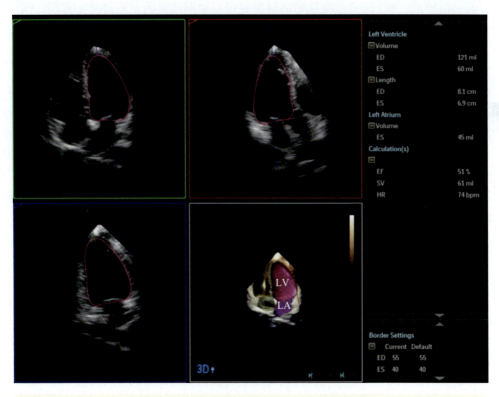

图8-5　三维超声心动图评估左心室收缩功能

三、多普勒法评价左心室收缩功能

（一）每搏量

从理论上看，只要能够保证所选部位（测得的血流的位置）的血流为层流或血流速度轮廓线平整，那么，心腔内任何位置都可以记录到横截面积和血流速度时间积分。实际上，为了简单易行，我们只选取心内个别部位，如主动脉瓣、肺动脉瓣、二尖瓣和三尖瓣等测定每搏量。

（二）其他指标

1. 加速时间　收缩功能正常时，等容收缩期很短、收缩早期压力上升速率很快。左心室收缩功能不全时，等容收缩时间（也就是射血前期时间）会渐进性延长，上升速率下降。

2. 压力上升速率（dp/dt）　二尖瓣反流束的斜率，也就是压力上升速率 dp/dt，可以通过随时间压力的变化率测得。压力通过简化的伯努利方程计算出，时间为两个不同反流速度处（如1m和3m处）之间的时间差（时间间期）。那么：$dp/dt = [4 \times (3)^2] - 4 \times (1)^2] /$ 时间间期。如果时间间期长，则 dp/dt 下降，说明收缩功能下降。当然只有能够记录到二尖瓣反流，而且整个心动周期中声束与反流夹角为0°。时才可通过此方法计算。

研究表明，多普勒法测定左心室 dp/dt 与有创导管法相比，相关系数为0.93。如果进行前负荷校正，如Loutfi等将其除以M型超声心动图测得的左室舒张末容积，则可更好地反映心肌收缩状态。

（三）多普勒法评价左心室收缩功能的局限性

利用多普勒超声评价左心室收缩功能主要应注意准确测量截面积处内径。对于多普勒速度曲线记录来说，检查者之间的误差很小（仅为2%～5%），但二维超声检查者间测值误差高达8%～12%。此外：①在记录过程中的技术差别，如入射角、图像质量、切面选择的不同等；②测量者的技术水平；③反复测量过程中，受检者的生理性变异。对于多普勒数据测量，这些变异主要来源于入射角（即声束与血流夹角）；而二维超声内径测量的最大误差来自二维图像的质量，尤其是质量不佳或侧向分辨力限制了边界的正确勾勒。

第四节　右心室收缩功能

室间隔运动方式是评价右心室收缩功能的重要指标。舒张期，左心室在短轴上呈圆形，并且室间隔呈正常的曲度；收缩时，室间隔增厚，内膜面向左心室中心移位。二维超声可以显示异常的室间隔运动，但M型超声可提供更好的时间分辨力。

三尖瓣环收缩期位移可反映右心室长轴方向上的整体收缩功能，在四腔心切面上，采用M型超声心动图，将取样线通过三尖瓣环侧壁，即可获得（图8-6）。

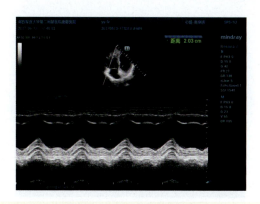

图8-6　三尖瓣环收缩期位移

一、二维及三维超声心动图技术

二维超声心动图可以通过计算舒张期和收缩期右心室面积变化百分数来表示，面积测量采取心尖四腔切面，充分显示右心室的基础上进行测量。正常右心室面积变化百分数一般在34%以上。三维重建超声检查可更准确地评价心室的结构和功能，对右心室功能和三尖瓣环运动的评价无疑具有优越性（图8-7）。

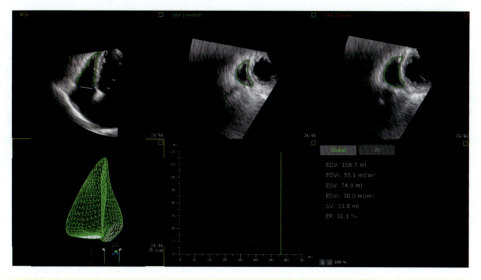

图8-7　三维超声心动图技术评价右心室收缩功能

二、多普勒法测定右心室收缩功能

1.三尖瓣环运动速度　三尖瓣前叶瓣环收缩期运动速度一般＞10cm/s，＜11.5cm/s预测右心室收缩功能不全（射血分数＜45%）的敏感度和特异度分别为90%和85%（图8-8）。

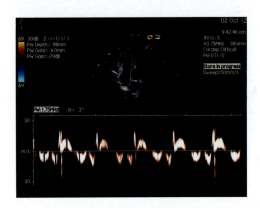

图8-8   三尖瓣环运动频谱

2.肺动脉血流速度频谱   肺动脉血流速度频谱改变可间接评价肺动脉压力。肺动脉压力增高时，肺动脉瓣血流加速时间及射血时间缩短，峰值前移，类似三角形，严重时可见收缩中期瓣膜关闭切迹。

第五节   EF基本正常的心力衰竭

据统计，在发达国家，心力衰竭患者38%～54%左室射血分数正常。此类心力衰竭患者与射血分数下降的心力衰竭相比，通常年龄较大，女性多见，体重指数较高，多倾向肥胖，血红蛋白低。近年患者稳步增多，其中以高血压、心房颤动及糖尿病患者增多明显。预后较差，生存率并无明显提高。

欧洲心脏病协会诊断标准：患者有心力衰竭症状；左室射血分数无明显减低；左心室无扩大；左心室舒张功能不全（左心室松弛性下降或者左心室舒张僵硬度增加）；左心室充盈压升高。左心室充盈压可根据二尖瓣血流E峰与二尖瓣环运动速度e峰之比（E/e）来评估。

（袁丽君）

第9章 超声心动图在肺动脉压力评估中的应用

肺高血压（pulmonary hypertension，PH）。根据病因病理生理，2015年欧洲心脏协会及欧洲呼吸协会将其分为五类：①肺动脉高压；②左心疾病相关性PH；③呼吸系统疾病和低氧血症相关性PH；④慢性血栓形成和栓塞相关PH；⑤不明原因PH。其他分类方法可参照中国肺动脉高压诊断与治疗指南（2021版），［中华医学杂志，2021，101（1）：11-57］。

肺动脉高压（pulmonary arterial hypertension，PAH）是指孤立的肺动脉压力升高，而肺静脉压力正常，是由不同病因引起的、以肺动脉压力和肺血管阻力升高为特征的一组病理生理综合征。本章重点讨论超声心动图在肺动脉高压评估中的应用。

【病因及发病机制】 肺动脉高压涉及病因有很多，可累及各年龄段人群，且发病率有逐年升高的趋势。发病机制复杂，常由多种因素共同作用，根据病因和发病机制的不同，临床上将PAH分类为特发性PAH、遗传性PAH、药物和毒素诱导的PAH、疾病相关性PAH，如先天性体-肺循环分流；结缔组织病史等、严重的肺静脉或毛细血管病变所致（肺静脉闭塞症；肺毛细血管瘤）及新生儿持续性肺动脉高压等。

【病理生理】 无论何种原因引起的肺动脉高压，最基本的病理、生理改变均为肺血管收缩与重建，其病理过程主要包括肺血管收缩、肺小血管增殖、重塑、原位血栓形成等。

【肺动脉高压诊断标准】 正常肺动脉收缩压18～25mmHg，舒张压6～10mmHg，平均压12～16mmHg；肺动脉高压目前公认的诊断标准为：静息状态下，以右心导管测量肺动脉平均动脉压≥25mmHg，肺动脉楔压≤15mmHg，肺血管阻力>3WU。

【临床表现】 肺动脉高压临床症状缺乏特异性，可以单独存在，也可以是许多疾病进程中的一个病理生理指征，早期可无自觉症状或仅出现原发疾病的临床表现，随肺动脉压力升高可出现劳力性呼吸困难、胸痛、晕厥等，严重者导致右心衰竭，可见颈静脉怒张、肝大、下肢水肿、心排血量降低。

【超声表现及诊断要点】

（一）M型超声

大血管短轴切面显示肺动脉长轴，瓣环水平取肺动脉瓣活动曲线，a波变浅或消失，ef段平坦，收缩中期出现提前关闭从而出现W形波，严重者呈深V形（图9-1）。右心室壁增厚（图9-2）。

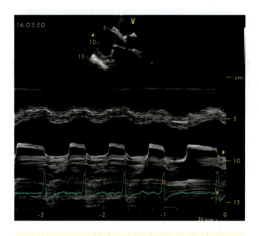

图10-1 二尖瓣狭窄M型超声心动图曲线

M型超声心动图取样线通过二尖瓣尖，记录到"城墙样"曲线

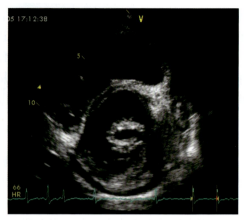

图10-2 二尖瓣口开放面积减小

二维超声心动图左室短轴观二尖瓣口开放面积减小，呈"鱼口样"，前、后瓣叶增厚

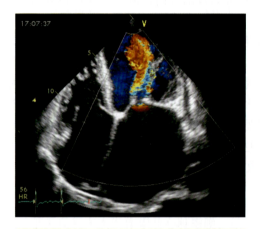

图10-3 二尖瓣狭窄彩色多普勒血流图

心尖四腔观显示二尖瓣下红色为主，五彩镶嵌射流束

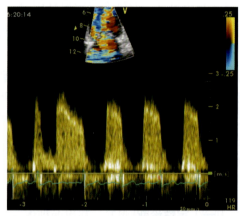

图10-4 二尖瓣狭窄多普勒频谱图

心尖四腔观脉冲波多普勒取样容积置于二尖瓣口下方，记录到舒张期正向湍流频谱

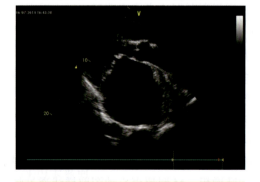

图10-5 二尖瓣狭窄左心房血栓图

胸骨旁左室长轴观显示二尖瓣增厚、开放间距减小，左心房增大，左心房顶部附着血栓

心动图取样线通过室间隔记录到室间隔呈双向运动或与左心室后壁同向运动。

（二）半定量和定量诊断及其临床价值

1.二维超声心动图测量瓣口面积　二维超声心动图二尖瓣口左室短轴观可显示舒张期二尖瓣口开放大小，并可用仪器游标沿瓣口回声的内缘直接描绘、测量其面积。可参考解剖标准（瓣口面积$1.2 \sim 2.0cm^2$为轻度狭窄，$0.8 \sim 1.2cm^2$为中度狭窄，$< 0.8cm^2$为重度狭窄）对二尖瓣口狭窄程度进行轻、中、重度判断。由于超声测量及声反射等造成与实测值的差异，有学者根据超声测量的二尖瓣口面积将狭窄程度分为：最轻度狭窄，$2.0 \sim 2.5cm^2$；轻度狭窄，$1.4 \sim 2.0cm^2$；中度狭窄，$0.9 \sim 1.4cm^2$；重度狭窄，$0.5 \sim 0.9cm^2$；极重度狭窄，$< 0.5cm^2$。

研究表明二维超声心动图测量瓣口的几何面积准确度较高。二维超声心动图测量二尖瓣口面积与手术切下的二尖瓣标本实测瓣口面积相差在$0.3cm^2$以内者占85%左右，相差在$0.3 \sim 0.5cm^2$者约占10%，极少数相差$> 0.5cm^2$。由于二维超声心动图测量二尖瓣口面积方法简便、易行，临床上通常采用此方法测量二尖瓣口面积。二维超声心动图测量二尖瓣口面积造成测量误差主要原因有：①操作手法的影响。二维超声心动图准确测量二尖瓣口面积的前提是要求声束方向须垂直地投射到瓣口上。如果扫描声束偏高，没有通过瓣口而是通过瓣膜体部，所测得的瓣口面积就过大。临床上发现严重二尖瓣狭窄导致左心房明显扩大时，由于声束在通过二尖瓣前瓣瓣尖的同时往往只能通过后瓣的瓣体部，常导致瓣口面积的高估；此时，将探头略向上移，声束方向向心尖方向摆动，尽量获得瓣口的横截面，可以减少测量误差。当风湿病变严重造成腱索明显粘连时，腱索水平横断面也可类似瓣口形态，此时如果扫描声束偏低通过腱索水平，误将瓣下面积作为瓣口面积，则会造成对瓣口面积的低估。②选择瓣口测量的时相。舒张早期瓣膜开放最大，应在此时相测量瓣口面积。可采用电影回放功能观察选择瓣口开放最大时测量，必要时可连接心电信号判断其时相。③房颤心率。风湿性瓣膜病约有50%的患者伴有心房颤动，其二尖瓣面积随心脏搏动的强弱而变化。为了避免在心搏较弱时测量瓣口面积造成对其的低估，应采用电影回放功能反复观察，于狭窄瓣口开放最大时测量。④瓣口病理状况。瓣口形态规整（呈"鱼口样"）、回声强度适中时，二维超声心动图易于准确测量瓣口面积。当瓣口高低不平、边缘不规则时，由于其影响声反射的方向而致使成像瓣口面积与实际瓣口面积不符。瓣膜钙化时回声增强，声束在远场扩大、横向分辨力降低，因而造成瓣口测值误差。⑤测量操作误差。电子游标的灵活性和操作者的熟练程度对测量的准确性也会产生影响。

2.压力降半时间计算二尖瓣口面积　心尖四腔观脉冲波多普勒取样容积置于二尖瓣口可记录到部分充填、E峰和A峰速度增快并相连的血流频谱，多普勒测量压力降半时间延长。二尖瓣口血流频谱压力降半时间与二尖瓣口狭窄程度成正比。正常时压力降半时间$< 60ms$；二尖瓣狭窄时，压力降半时间延长至$100 \sim 400ms$或更长。根据Hatle等的经验公式，采用$MVA = 220/PHT$（MVA为二尖瓣口面积；PHT为压力降半时间）可计算血流通过二尖瓣口的有效面积。

采用Hatle的经验公式测量二尖瓣口面积可以有效避免上述二维超声心动图测量二尖瓣口面积造成的误差。但PHT的长短不仅仅与瓣口面积有关，同时也受通过二尖瓣口血流量（Q）及跨瓣峰值压差（PPG）的影响，PHT＝C（常数）×Q/PPG×MVA。因此该公式的应用也有一定的限制，仅适用于单纯二尖瓣狭窄。影响此公式计算准确性的主要因素包括：①当二尖瓣狭窄合并二尖瓣关闭不全时，通过瓣口的血流量较单纯二尖瓣狭窄时增大，使PHT延长，因而低估了实际瓣口面积。②当二尖瓣狭窄合并主动脉瓣狭窄时，由于左室舒张末压升高，使舒张期二尖瓣跨瓣压差降低更快，PHT缩短，因此高估了实际瓣口面积。③合并主动脉瓣关闭不全时，由于左心室舒张期容量增加，左心室舒张末压升高，也使PHT缩短，致使高估实际瓣口大小。此外，如果主动脉瓣反流方向沿二尖瓣前瓣下行，多普勒在二尖瓣口记录到的频谱信号不仅来源于二尖瓣口血流，同时也受到主动脉瓣反流的干扰，从而影响PHT计算的准确性。④Hatle经验公式最初是通过研究一组二尖瓣口面积＜1.8cm^{2}的患者获得的，因此当瓣口面积为1.8～2.5cm^{2}时，该公式未必适用于其二尖瓣口面积的计算。

3. 多普勒超声心动图测量二尖瓣口跨瓣压力阶差 冲波多普勒取样容积于二尖瓣口处记录舒张期最大血流速度和平均血流速度，可通过简化的伯努利方程（PG＝4V^2）计算瞬时最大压力阶差（PPG）及平均压力阶差（MPG）。正常时PPG＜4mmHg，MPG≤1mmHg；轻度瓣口狭窄时MPG为5～10mmHg，中度瓣口狭窄时MPG为10～20mmHg，重度瓣口狭窄时MPG＞20mmHg。

跨瓣压差的变化与通过瓣口的血流量及瓣口面积密切相关，在一定程度上反映瓣口的狭窄程度。跨瓣压力阶差法评估二尖瓣口狭窄程度的影响因素：①合并二尖瓣口反流时，舒张期通过二尖瓣口的流量增加，致使跨瓣压力阶差增高，从而高估瓣口狭窄程度。②左心功能减退时，左心房和左心室之间的压力阶差减低，从而低估瓣口狭窄程度。③二尖瓣口压力阶差过大，超过脉冲波多普勒Nyquist极限频率时，可采用连续波多普勒记录跨瓣压差，此时如果二尖瓣下腱索粘连明显，致使瓣下血流速度高于瓣口血流速度，则可导致对二尖瓣口狭窄程度的高估。

4. 连续方程法测量瓣口面积 根据连续方程式原理，可以计算二尖瓣口面积，公式如下：

$$A_{MV} = A_{AO} \cdot VTI_{AO}/VTI_{MV}$$

式中，A_{MV}、A_{AO}分别为二尖瓣口及主动脉瓣环面积，VTI_{AO}、VTI_{MV}分别为主动脉环收缩期血流的速度时间积分及二尖瓣口舒张期血流的速度时间积分。A_{AO}可于胸骨旁左室长轴观测量主动脉环部前后径（D），再根据圆面积公式（$\pi D^2/4$）计算；VTI_{AO}、VTI_{MV}分别用脉冲波多普勒于心尖五腔观主动脉环处及心尖四腔观二尖瓣口处测量。如二尖瓣狭窄较重，脉冲波多普勒频谱出现混叠现象，可选用连续波多普勒测量，但此时测量的有效瓣口面积可能小于解剖瓣口面积。

连续方程法测量二尖瓣口面积首先要求主动脉瓣无病变、二尖瓣无反流；其次如果二尖瓣狭窄较重，测量的二尖瓣舒张期血流频谱湍流成分多，计量其VTI不像层流那样准确。此外，由于此方法涉及的测量参数多，造成的误差机会增大，也难以精确定量。加之此方法不如二维超声心动图测量瓣口面积直接、简便，故临床实际测量中很少应用。

5. 肺动脉压测量 二尖瓣口狭窄时，肺循环血流回流入左心室受阻，引起肺动脉高压。二尖瓣狭窄严重时，肺动脉高压可高达100/30mmHg左右。肺动脉高压时右心室扩大，可导致三尖瓣相对性关闭不全。此时，可应用连续波多普勒测量三尖瓣反流速度，计算肺动脉收缩压：

$$PASP = PG_{TR} + RAP$$

式中，PASP 为肺动脉收缩压（mmHg），PG_{TR} 为三尖瓣反流峰值跨瓣压差，可根据三尖瓣反流峰值流速（V）计算（$PG = 4V^2$）；RAP 为右心房压，根据轻、中、重三尖瓣反流分别采用 5mmHg、10 mmHg、15 mmHg。

如果存在肺动脉瓣反流，可用连续波多普勒测量肺动脉瓣反流速度，计算肺动脉舒张压：

$$PADP = PG_{PR} + RVDP$$

式中，PADP 为肺动脉舒张压（mmHg），PG_{PR} 为肺动脉瓣反流峰值跨瓣压差，根据肺动脉瓣反流峰值流速（V）计算（$PG = 4V^2$），RVDP 为右心室舒张压，一般按 4 ～ 6mmHg 计算。

根据多普勒三尖瓣反流法或肺动脉瓣反流法测量的跨瓣压差是瞬间最大压力阶差，该压力阶差高估心导管法测量的峰 - 峰压力阶差。因此，临床上常发现多普勒反流法测量的跨瓣压差高估于心导管有创检查。另一方面，如果多普勒检查时声束与反流束方向角度过大，则会低估实际压力阶差。

（三）诊断要点

具备上述定性诊断中的 1 ～ 3 条可确诊为风湿性心脏病二尖瓣狭窄。

【鉴别诊断】

（一）先天性二尖瓣狭窄

先天性二尖瓣狭窄多数由降落伞形二尖瓣、单乳头肌或一侧乳头肌发育不良造成，少数为瓣口本身狭窄所致。超声心动图表现为瓣下腱索向心腔一侧走行连于单乳头肌或大部分向心腔一侧走行连于发育较好的一侧乳头肌；二尖瓣被向下、向一侧牵拉，形似降落伞；二尖瓣本身多无明显增厚或仅略增厚、回声无明显增强。患儿的年龄也是鉴别的参考条件之一，如患儿小于 10 岁，则风湿性瓣膜病的可能性较小。

（二）左心房黏液瘤

左心房黏液瘤如过大，舒张期可通过二尖瓣口进入左心室，造成二尖瓣舒张期血流受阻；临床表现和体征与二尖瓣狭窄非常相似，而依靠超声心动图则极易鉴别。超声心动图表现为左心房内附壁（绝大多数附着于卵圆窝附近）的实性中等回声团块、蒂较窄、动度大、易变形；舒张期可通过二尖瓣口进入左心室，变为"茄子形"或椭圆形，收缩期回到左心房，变成类圆形。左心房黏液瘤超声心动图表现独特，具有非常明确的诊断和鉴别诊断价值。

瓣反流或原有的少量反流是否增大，对于一次扩张效果不理想是否需要进一步继续扩张及扩张力度的掌握具有指导作用。如出现明显的二尖瓣反流，超声心动图对反流量的大小、是否发生腱索断裂和瓣叶撕裂等可以做出明确判断，为下一步是否需要采取手术治疗提供详细资料。此外，超声心动图术中还可及时、准确地发现有无新出现的心包积液或原有的心包积液量是否突然增大，对判断介入过程中有无心壁损伤所致的心包积血具有明确的诊断意义。一旦发现上述情况，应及时报告介入医师，并跟踪观察心包积液量增加的速度。心包积液量增加速度较慢者可在超声心动图定位下行心包穿刺抽出心包积血，并继续跟踪观察心包积液量增加的速度，必要时可再次行心包穿刺。心包积液量增加速度较快者，应提醒医师立即行心包切开引流及外科手术修补。

第二节　二尖瓣关闭不全

　　二尖瓣关闭不全（mitral insufficiency，MI）的主要病因是风湿性瓣膜病，风湿性心脏炎损害心脏瓣膜、愈合后遗留下二尖瓣关闭不全。慢性风湿性瓣膜病中二尖瓣发病率最高，为95%～98%，单纯二尖瓣受累最为常见，占70%～80%；单纯风湿性二尖瓣关闭不全较少见，常为二尖瓣狭窄合并关闭不全。其他二尖瓣关闭不全疾病包括二尖瓣脱垂、腱索断裂、乳头肌功能不全、感染性心内膜炎等。

　　【病因及发病机制】　同本章第一节。

　　【病理解剖】　风湿性二尖瓣关闭不全常合并二尖瓣狭窄。单纯的风湿性二尖瓣关闭不全较为少见，仅占风湿性二尖瓣疾病的10%左右。风湿性心内膜炎导致二尖瓣瓣膜瘢痕及挛缩、引起瓣膜组织缺少，是造成关闭不全的常见原因。腱索缩短，瓣膜硬化限制了瓣膜的活动，也是产生关闭不全的原因。如果发生上述病变的同时二尖瓣交界处没有发生粘连、融合，则形成单纯的风湿性二尖瓣关闭不全。

　　【病理生理】　二尖瓣关闭不全时，左心室收缩期部分血液反流入左心房。由于收缩期左心室与左心房之间的压力差大，少-中量的二尖瓣反流即可导致左心房容量增大、扩张；此时由于二尖瓣反流量不大及左心房扩张代偿，肺动脉压不一定很高。大量二尖瓣反流时，左心房压力明显升高，可导致肺动脉高压。中-大量二尖瓣反流时，舒张期反流入左心房的血液再回到左心室，致使左心室容量负荷增加，充盈压升高，发生扩张，最终可导致左心室充血性心力衰竭。

　　【临床表现】　轻度二尖瓣反流可无明显症状，随病情进展逐渐出现乏力、疲劳、心悸等。重度二尖瓣关闭不全可出现呼吸困难，严重时端坐呼吸。临床体征表现为心尖向左下移位、心脏搏动增强，心尖听诊区收缩期吹风样杂音。X线表现：左心房、左心室增大，肺淤血和间质性肺水肿征等。心电图所见：左心房、左心室增大，非特异性ST-T改变，并常见房颤心率。

　　【超声表现及诊断要点】　彩色多普勒血流显像对检出瓣口反流的敏感性与特异性很高，是临床上诊断瓣膜关闭不全极为重要的工具。频谱多普勒则在定量诊断上有重要作用，而二维和M型超声心动图只有辅助诊断意义。

（一）定性诊断

1.心尖四腔观：彩色多普勒血流图显示收缩期由左心室经二尖瓣口向左心房走行的蓝色为主、五彩镶嵌射流，射流方向可为中心性射流或沿房壁射流（图10-6）。

2.心尖四腔观：频谱多普勒于左心房内检测到收缩期的负向血流频谱，连续波多普勒显示其最大速度一般达 3 ～ 5m/s。

3.重度二尖瓣关闭不全：二维超声心动图可显示明确的关闭不全间隙（图10-7）。中度二尖瓣关闭不全在参考彩色多普勒反流束经过二尖瓣瓣口情况下，二维超声心动图多可显示或隐约显示其关闭不全间隙。轻度二尖瓣关闭不全二维超声心动图多不能显示关闭不全间隙。

4.二维超声心动图：显示二尖瓣叶多增厚、钙化，腱索缩短，常合并二尖瓣狭窄。

5.二维及M型超声心动图：显示左心房、左心室扩大。代偿期室间隔、左心室壁运动增强，失代偿期室间隔、左心室壁运动减弱。

6.二尖瓣大量反流时，大血管短轴观显示肺动脉增粗，M型超声心动图显示肺动脉后瓣为a波减低或消失、收缩期呈W形或V形高压曲线。

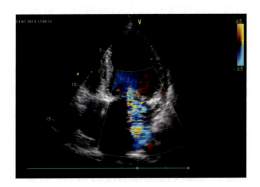

图10-6　二尖瓣反流彩色多普勒血流图

心尖四腔观左心房内中量蓝色为主、五彩镶嵌射流

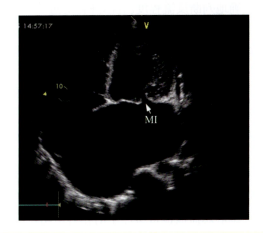

图10-7　二尖瓣关闭不全二维超声心动图

心尖四腔观显示收缩期二尖瓣关闭不全间隙（MI）

尖瓣反流口的垂直距离，可通过下式计算等速表面区流量；根据流体连续性原理等速表面区流量等于二尖瓣反流量（图10-8）。

$$FCQ_{MR} = 2\pi R^2 \times NL \times T_s \times V_m/V_p = 2\pi R^2 \times NL \times VTI/V_p$$

式中，FCQ_{MR} 为二尖瓣反流等速表面的流量（ml/s），R 为等速表面至二尖瓣反流口的瞬间最大距离（cm），$2\pi R^2$ 为半球表面积（cm^2）；NL 为混叠极限速度（cm/s）；T_s 为收缩间期（s）；V_m 为二尖瓣反流平均血流速度（cm/s）；V_p 为二尖瓣反流峰值血流速度（cm/s）；VTI 为二尖瓣反流血流速度时间积分（cm），$T_s \times V_m = VTI$。

彩色多普勒反流射流仅能作为二尖瓣反流的半定量参数；而血流汇聚法测量二尖瓣反流为定量参数。张军研究结果显示二尖瓣反流血流汇聚的Nyquist速度选择以46cm/s左右为宜。由于理想的等速半球形在临床实践中较难达到，因此血流汇聚定量并不一定精确。但血流汇聚区法属于定量检测方法，较之二尖瓣反流射流束的半定量方法，从临床实用角度出发不失为一种检测二尖瓣反流量的有用方法。

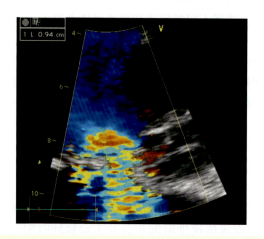

图10-8　二尖瓣关闭不全血流汇聚图

二尖瓣口局部放大的血流汇聚图，见二尖瓣口左心室侧由蓝色向红色转换的半球形等速表面区，测量半球半径为0.94cm

7.有效反流口面积　有效反流口面积是指处于反流束最大流速平面的流体束横截面积，位于解剖反流口的略远端。有效反流口面积与解剖反流口密切相关，通常前者是后者的0.61倍。计算公式如下：

$$EROA_{MV} = RV_{MV}/VTI_{MR}$$

式中，$EROA_{MV}$ 为二尖瓣有效反流口面积（mm^2），RV_{MV} 为二尖瓣反流量（ml/s），可以按上述方法用频谱多普勒方法或血流汇聚方法测得，VTI_{MR} 为二尖瓣反流血流速度时间积分（cm）。

采用频谱多普勒方法测量二尖瓣有效反流口面积与上述采用频谱多普勒方法测量二尖瓣反流量一样，其限制因素和影响因素较多。应用血流汇聚法测量二尖瓣有效反流口面积影响因素较少。研究显示，应用血流汇聚法测量的二尖瓣有效反流口面积与左心室造影二尖瓣反流分级、心导管测量的反流分数以及频谱多普勒测量的二尖瓣反流量和反流分数的相关系数分别为0.81、0.77、0.93和0.82。张军根据频谱多普勒测量的反流分数对血流汇聚法测量的二尖瓣有效反流口面积进行分级，标准为：轻度二尖瓣反流，$< 10mm^2$；中度二尖瓣反流，$10 \sim 30mm^2$；重度二尖瓣反流，$> 30mm^2$。Enriques-Sarano根据手术分级对血流汇聚法测量的二尖瓣有效反流口面积进行分级：轻度二尖瓣反流，$< 10mm^2$；中度二尖瓣反流，$10 \sim 35mm^2$；重度二尖瓣反流，$> 35mm^2$。Vandervoort根据X线心血管造影反流分数对血流汇聚法测量的二尖瓣有效反流口面积进行分级：轻度二尖瓣反流，$< 10mm^2$；中度二尖瓣反流，$10 \sim 25mm^2$；重度二尖瓣反流，$> 25mm^2$。虽然上述研究者参考的标准不同，但获得的结果却颇为相似。

8.*左心房压力测量*　二尖瓣反流时，左心房容量增大、压力升高，其收缩期压力可用频谱多普勒方法进行测量：

$$LASP = SBP - PG_{MR}$$

式中，LASP为左心房收缩期压力，SBP为收缩期血压，PG_{MR}为根据二尖瓣反流峰值速度计算的压力阶差（$PG = 4V^2$）。当左心室与肱动脉之间无狭窄时，肱动脉收缩压与左心室收缩压近似，因此，$PG_{MR} = LVSP + LASP \approx SBP + LASP$，经过转换得到上述公式。当二尖瓣关闭不全合并主动脉狭窄时，左心室收缩压明显高于主动脉收缩压，计算左心室压力时需用SBP加上两者之间的压力阶差，上式改为：

$$LASP = SBP + PG_{AS} - PG_{MR}$$

上式PG_{AS}为根据主动脉瓣狭窄瓣口峰值速度计算的压力阶差。左心房收缩压与肺小动脉楔压密切相关，后者为临床上评价心功能的参数之一。

（三）诊断要点

具备上述定性诊断中的1、3、4条可确诊为风湿性心脏病二尖瓣关闭不全。

【鉴别诊断】

（一）生理性反流

彩色多普勒检出二尖瓣反流具有很高的敏感性。临床上常发现彩色多普勒超声心动图检出极少量二尖瓣反流信号，而无任何症状及体征者。这种临床上及影像学检查无任何异常的极少量二尖瓣反流称为"生理性反流"。生理性反流通常应具备以下几个条件：①无二尖瓣及瓣下结构异常引起的二尖瓣关闭不全；②无左心室及左心房扩大引起的二尖瓣相对性关闭不全；③彩色多普勒反流信号以蓝色为主、较少出现五彩镶嵌色；④反流发生在收缩早期；⑤反流束长度通常小于1cm。有学者报道，经食管超声心动图发现二尖瓣、三尖瓣和肺动脉瓣的生理性反流发生率分别高达20% ~ 30%、40% ~ 50%和70% ~ 80%；而中年人以前很少发生主动脉瓣反流。经胸超声心动图检出生理性反流发生率低于经食管超声心动图。生理性反流对心脏血流动力学无何影响，临床上超声心动图检测需注意与病理性二尖瓣反流相鉴别。

（二）其他原因引起的二尖瓣反流

非风湿病原因引起的二尖瓣反流主要包括二尖瓣脱垂、腱索断裂、乳头肌功能不全、感染性心内膜炎、先天性二尖瓣关闭不全以及左心室、左心房扩大引起的二尖瓣相对性关闭不全等。由于大多数风湿性二尖瓣关闭不全瓣叶增厚，且多合并不同程度的二尖瓣狭窄，超声心动图一般容易与其他原因引起的二尖瓣反流相鉴别。此外，上述疾病各自均有一定的超声表现，也有助于鉴别。二尖瓣脱垂表现为部分瓣叶收缩期超过瓣环连线凸向左心房。腱索断裂重者出现二尖瓣"连枷样"运动，轻者表现为一侧瓣叶收缩期上移，与对侧瓣叶形成关闭点错位，部分患者可见断裂的腱索呈"甩鞭样"运动。乳头肌功能不全主要发生于冠心病患者，分别为乳头肌纤维化、室壁瘤及左心室扩大导致二尖瓣对合不良出现关闭不全所致，表现为乳头肌回声增强、收缩期无缩短，乳头肌附近的室壁瘤或左心室扩大导致二尖瓣关闭点位置异常，出现反流。感染性心内膜炎表现为"蓬草样"团块附着于二尖瓣上，随二尖瓣启闭大幅摆动，二尖瓣可有"连枷样"运动。先天性二尖瓣关闭不全发病年龄小，瓣叶多无明显增厚，部分患者于二尖瓣口水平左室短轴切面可见二尖瓣副瓣、前瓣曲折、瓣叶近前外或后内连合处部分缺如等，部分患者可合并先天性二尖瓣狭窄。由房、室扩大引起的二尖瓣相对性关闭不全二尖瓣叶无增厚、无回声增强及运动异常，并可发现引起左心房、左心室扩大的原因，如动脉导管未闭、主动脉关闭不全、扩张型心肌病等。

【扫查时注意事项、要点、技巧】 于心尖四腔和心尖两腔切面观察彩色多普勒二尖瓣反流束，并且前后、左右摆动扫描方向，以获得最大反流束。注意在局部放大及参考彩色多普勒反流束最窄径测量二尖瓣关闭不全间隙。

【报告书写要点和小结】 报告书写内容包括二尖瓣关闭不全的直接征象、继发表现、定量参数等，如二尖瓣关闭不全间隙、反流束最窄径、反流的面积、反流面积/左心房面积；是否为偏心反流、左心室及左心房大小等。发现瓣膜脱垂和腱索断裂的也应予以描述。

【治疗方法及超声相关信息】 中度以上风湿性二尖瓣关闭不全伴有左心室不同程度扩大者，需行外科手术换瓣治疗。二尖瓣脱垂，瓣叶条件较好，关闭不全不甚严重者，视情况可考虑行二尖瓣成形术。其他单纯二尖瓣关闭不全，瓣叶厚度、柔润度等条件较好，关闭不全位于中央者可考虑行经导管二尖瓣钳夹术。

【小结】 二尖瓣关闭不全大多为风湿性心脏病、二尖瓣脱垂、腱索断裂等疾病引起，超声心动图可以检测到其相应表现，可以做出诊断。相对性二尖瓣关闭不全发生于左心室及二尖瓣环明显扩大患者，而二尖瓣本身无明显改变。

（张 军）

第11章　主动脉瓣狭窄与关闭不全超声诊断及定量

第一节　主动脉瓣狭窄

在我国主动脉瓣狭窄（aortic stenosis，AS）的主要病因仍为风湿性瓣膜病，风湿性心脏炎损害心脏瓣膜、愈合后遗留下主动脉瓣狭窄。据临床资料统计，慢性风湿性瓣膜病中主动脉瓣发病率次于二尖瓣发病率，占20%～35%；二尖瓣病变合并主动脉瓣病变占20%～30%。随着我国卫生保健事业的进步，风湿性主动脉瓣狭窄的发病率逐渐降低，老年性瓣膜退行性变所致的主动脉瓣狭窄比例相对提高。其他少见的主动脉瓣狭窄为先天性二叶瓣狭窄。

【病因及发病机制】　风湿性主动脉瓣狭窄同第10章第一节。老年性瓣膜退行性变所致的主动脉瓣狭窄主要是由于主动脉瓣退行性变后钙化导致主动脉瓣开放幅度减小、瓣口面积减小所致。先天性二叶瓣狭窄为先天性发育为二叶瓣或瓣叶融合所致，先天性二叶瓣可以合并二叶瓣狭窄或关闭不全，也可以无狭窄及关闭不全的血流动力学改变。

【病理解剖】　风湿性主动脉瓣狭窄是指风湿性心脏炎累及主动脉瓣，形成瓣叶连合处粘连融合、钙化导致的主动脉瓣口减小。瓣尖卷缩、瓣叶增厚、瘢痕形成并可合并钙化。重者瓣口呈小三角形，甚至小圆形，多合并关闭不全。风湿性主动脉瓣狭窄常合并风湿性二尖瓣病变，单纯性风湿性主动脉瓣狭窄较少见。

【病理生理】　正常主动脉瓣口面积约$3cm^2$，左心室与主动脉间的压力阶差＜5mmHg。当瓣口减小到正常1/2时，可明确测出压力阶差增大。当瓣口减小到正常的1/4时，才出现明显的临床症状，较重的主动脉瓣狭窄左心室与主动脉间的压力阶差可达60 mmHg以上。主动脉瓣狭窄时左心室与主动脉间的压力阶差增大、左心室压力负荷增加，作为代偿性改变，左心室收缩增强，并逐渐增厚。左心室增厚的程度主要与主动脉瓣狭窄程度和病程有关。左心室肥厚可导致左心室舒张功能受损，失代偿期左心室增大、左心室收缩功能降低。

【临床表现】　主动脉瓣轻、中度狭窄静息状态下一般可无明显症状，运动后可出现心慌、气短等；重度狭窄可出现典型的主动脉瓣狭窄三联征，即呼吸困难、心绞痛和晕厥。临床体征表现为：第一心音正常、减弱或消失。主动脉听诊区闻及收缩期喷射性杂音，狭窄越重，杂音持续时间越长；左心衰竭时或心排血量下降时，杂音减弱或消失。

其他体征有：细迟脉，如有左心室扩大，心尖冲动向左下移位。

【超声表现及诊断要点】

（一）定性诊断

1.主动脉瓣增厚、回声增强，主动脉瓣可有明显增强的点状、条状或团状回声，主动脉瓣交界处粘连、活动受限。

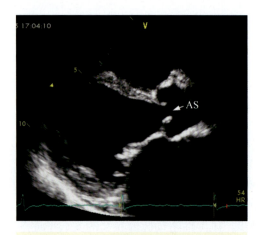

图11-1　主动脉瓣狭窄二维超声心动图

胸骨旁左室长轴观主动脉瓣叶增厚、开放受限（AS）

2.主动脉瓣开放幅度减小。M型超声心动图显示瓣膜呈粗条状回声；瓣口开放间距小于主动脉内径的75%以上（图11-1）。二维超声心动图主动脉短轴观测量瓣口面积小于2cm²。

3.彩色多普勒显示从主动脉瓣口向升主动脉内走行的蓝色为主的五彩镶嵌射流（图11-2）。

4.心尖五腔观连续波多普勒取样线通过主动脉瓣，检测到收缩期高速湍流频谱，峰值速度可大于4m/s（图11-3）。

5.左心室向心性肥厚、室壁运动增强，失代偿期左心室可扩大。

6.主动脉瓣狭窄明显，病程较长者可显示升主动脉狭窄后扩张。

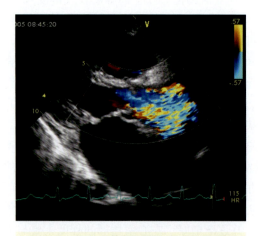

图11-2　主动脉瓣狭窄彩色多普勒血流图

彩色多普勒血流图显示主动脉瓣上蓝色为主、五彩镶嵌射流

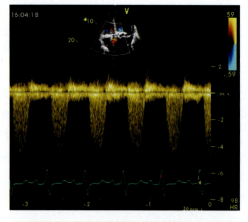

图11-3　主动脉瓣狭窄多普勒频谱图

心尖五腔观连续波多普勒取样线通过主动脉瓣瓣口记录到舒张期负向高速湍流频谱

（二）半定量和定量诊断及其临床价值

1.主动脉瓣口面积　主动脉瓣口面积是判断狭窄程度的重要依据。主动脉瓣口短轴

切面可以显示主动脉瓣口开放情况，并可测量其大小。正常主动脉瓣口面积约$3cm^2$，轻度狭窄时瓣口面积$1.1 \sim 1.9cm^2$，中度狭窄时瓣口面积$0.75 \sim 1.0cm^2$，重度狭窄时瓣口面积$< 0.75cm^2$。

主动脉瓣口面积测量准确性受主动脉瓣狭窄严重程度、回声强弱、瓣口形状及检查操作手法的影响。瓣口明显狭窄、回声明显增强、瓣口形状不规则时，主动脉瓣口面积不易准确测量；此时不可勉强用二维超声心动图测量，可采用频谱多普勒技术测量其压力阶差等其他方法进行定量。

2. **主动脉瓣跨瓣压差** 主动脉瓣跨瓣压差与主动脉瓣狭窄的严重程度成正比，是判断主动脉瓣狭窄严重程度的重要定量指标。主动脉瓣跨瓣压力阶差参数分为最大压力阶差和平均压力阶差；最大压力阶差反映瞬间最大的跨瓣压差，平均压力阶差反映全收缩期的平均跨瓣压差，定量意义大于最大压力阶差。轻度狭窄时最大压力阶差和平均压力阶差分别为$5 \sim 30mmHg$和$4 \sim 25mmHg$，中度狭窄时最大压力阶差和平均压力阶差分别为$30 \sim 60mmHg$和$25 \sim 50mmHg$，重度狭窄时最大压力阶差和平均压力阶差分别为$> 60 mmHg$和$> 50mmHg$。采用连续波多普勒记录主动脉瓣跨瓣频谱，并应用轨迹球勾画其频谱，超声仪器上的相关软件可自动计算出最大压力阶差和平均压力阶差。

应该注意的是上述提到的最大压力阶差和平均压力阶差标准沿用了心导管的定量标准，而频谱多普勒测量的压力阶差与心导管测量的压力阶差有一定差距，不可机械套用。频谱多普勒测量的压力阶差与心导管测量的压力阶差的差别主要表现为：①频谱多普勒测量的最大压力阶差为瞬间最大压力阶差，而心导管测量的最大压力阶差为峰-峰压力阶差。由于后者存在时间差，故前者总是高估后者。②频谱多普勒记录的频谱包括取样区内所有红细胞移动所产生的频移信号；如果包络勾画频谱的外缘，则可能高估瞬间的平均红细胞流速，从而高估其压力阶差；这一点在高速湍流时尤为明显。③如果频谱多普勒通过狭窄中心（空间最大流速区）取样，则高估空间平均流速，也会高估实际压力阶差。因此，应用频谱多普勒测量的压力阶差无论在测量方法上，还是在评估标准上都应该根据狭窄情况灵活应用和判断，以减少与实际跨瓣压差的差距。通常，湍流程度越重、流速越快，频谱多普勒越易高估其压力阶差。

3. **连续方程法** 根据连续方程原理，在无分流和反流时血流通过各瓣口及流出道的血流量应相等。因左心室流出道面积的计算较其他瓣口面积的计算简单、准确，通常采用左心室流出道与主动脉瓣口的关系来计算主动脉瓣口面积，公式如下：

$$A_{AV} = A_{LVOT} \cdot VTI_{LVOT} / VTI_{AV}$$

式中，A_{AV}为主动脉瓣口面积，A_{LVOT}为左心室流出道面积，通常于胸骨旁左室长轴观测量紧邻主动脉瓣环下方之左心室流出道内径（D），再根据圆面积公式（$A = \pi D^2 / 4$）计算获得，VTI_{LVOT}为左心室流出道血流速度时间积分，于心尖五腔观脉冲波多普勒取样容积置于上述测量左心室流出道内径之相同部位记录多普勒频谱，勾画包络线获得，VTI_{AV}为主动脉瓣口血流速度时间积分，主动脉瓣狭窄时采用连续波多普勒于心尖五腔观记录主动脉瓣狭窄多普勒频谱，勾画包络线获得。

由于二维超声心动图在严重主动脉瓣狭窄时定量诊断瓣口面积的可靠性不佳，而主动脉瓣跨瓣压差法又为间接判断法，故通常认为连续方程法是目前估测主动脉瓣口的主

等，如主动脉瓣厚度、关闭不全间隙、彩色多普勒反流束大小等。注意测量彩色多普勒反流宽度与面积比值法（JW/LVOTW 和 JA/LVOTA），该方法评估主动脉瓣反流程度的准确度较高，尤其是在心功能发生变化时。此外，也需测量左心室壁厚度、心腔大小、室壁运动及心功能等参数。

【治疗方法及超声相关信息】　中度以上风湿性主动脉瓣关闭不全伴有左心室不同程度扩大者，需行外科手术换瓣治疗。超声心动图准确测量主动脉瓣环内径，有助于外科医师选择人工瓣的大小。老年性主动脉瓣关闭不全通常较轻，无左心室扩大者不需手术治疗。感染性心内膜炎累及主动脉瓣时，可发生明显的主动脉瓣反流，应手术换瓣治疗。

【小结】　主动脉瓣关闭不全多为风湿性心脏病和老年性瓣膜病变。彩色多普勒可以敏感地检测到关闭不全的反流束，并可对反流程度做出定量诊断。二维超声心动图还可以检测到主动脉瓣关闭不全的其他相应表现，对此病有明确的诊断价值。

（张　军）

第12章 三尖瓣狭窄与关闭不全超声诊断及定量

第一节 三尖瓣狭窄

三尖瓣狭窄（tricuspid stenosis，TS）临床较少见。多数为风湿性病变，临床上发病率只占风湿性瓣膜病的5%以下。绝大多数与风湿性二尖瓣或主动脉瓣的病变并存。

【病因及发病机制】 风湿性三尖瓣狭窄同第10章第一节。先天性三尖瓣狭窄少见，其他罕见病因有心内膜弹力纤维增生症、系统性红斑狼疮、类癌综合征等。

【病理解剖】 病理改变为瓣叶增厚、交界处粘连，瓣叶开放受限、面积减小。多数患者不如二尖瓣狭窄严重，仅表现为瓣尖增厚、粘连；病变较重者可累及大部分瓣叶及腱索和乳头肌。

【病理生理】 三尖瓣正常瓣口面积为6～8cm^2。当三尖瓣狭窄瓣口面积减小至正常的50%～70%时，可导致右心房舒张期充盈，右心室受阻，右心房压力增高、扩大，上、下腔静脉回流障碍，体循环淤血，出现下肢水肿，肝脾大。同时由于右心室充盈减少，使右心排血量减低。

【临床表现】 患者因体循环淤血，导致肝大、腹水、黄疸等，也可因右心室排血量减低导致疲乏；较重者患者体征可闻及胸骨左缘第4、5肋间舒张期隆隆样杂音，颈静脉充盈等。

【超声表现及诊断要点】

（一）定性诊断

1.二维超声心动图心尖四腔观显示三尖瓣叶增厚、回声增强，多表现在瓣尖。

2.三尖瓣开放受限，舒张期瓣叶呈"圆顶帐篷样"，瓣口开放间距＜3cm（图12-1）。

3.彩色多普勒血流图于舒张期可见由三尖瓣口向右心室的红色混叠或轻度五彩镶嵌射流。

4.连续波多普勒取样线通过三尖瓣，记录到流速加快的湍流频谱，峰值流速＞1m/s（图12-2）。

5.右心房扩大，腔静脉、肝静脉扩张。

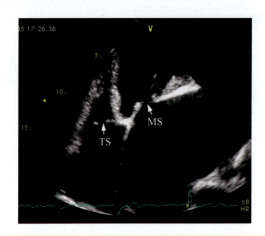

图12-1　三尖瓣狭窄二维超声心动图

心尖四腔观三尖瓣狭窄（TS），表现为瓣叶增厚、开放受限，此患者同时合并二尖瓣狭窄（MS）

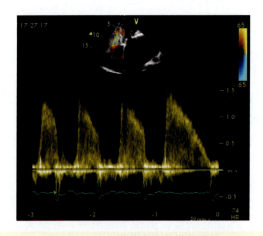

图12-2　三尖瓣狭窄多普勒频谱图

心尖四腔观连续波多普勒取样线通过三尖瓣口，记录到舒张期正向湍流频谱

（二）半定量和定量诊断及其临床价值

正常三尖瓣口面积为 $6 \sim 8cm^2$。通常三尖瓣口位于胸骨后方，二维超声心动图难以显示其瓣口横截面；只在右心室明显扩大、心脏顺钟向转位时才有可能显示3个瓣膜构成的近似圆形的瓣口，但多非标准的瓣口横断面。因此，三尖瓣口狭窄的超声半定量和定量诊断主要依靠频谱多普勒检测。

1. 瓣下流速与跨瓣压差　三尖瓣狭窄时，瓣下流速及跨瓣压差增大。临床上一般认为三尖瓣舒张期平均压差＞2mmHg时有血流动力学诊断意义。三尖瓣舒张期平均压差＞5mmHg或瓣口面积＜2cm²时，可引起体静脉高压的症状和体征，作为外科和介入治疗的临界指标。根据多普勒瓣下流速与跨瓣压差可对三尖瓣狭窄进行半定量诊断（表12-1）。

表12-1　频谱多普勒评估三尖瓣狭窄程度

狭窄程度	瓣下流速（m/s）	跨瓣压差（mmHg）
轻度	1.0～1.2	2～6
中度	1.3～1.7	7～12
重度	>1.7	>12

三尖瓣下流速及跨瓣压差评价三尖瓣狭窄程度简便、易行，相对准确，是临床上较为实用的半定量指标。但三尖瓣下流速及跨瓣压差不仅受瓣膜狭窄的影响，三尖瓣反流量较大时对其也有影响。此外，在评价三尖瓣狭窄程度时，多普勒测量的瞬间最大压差高估心导管测量的峰-峰压差及多普勒测量角度过大可低估流速和压差等因素都不可忽视。

2. 压力降半时间测量三尖瓣口面积　三尖瓣口面积越小，多普勒记录到的瓣下频谱压力降半时间（PHT）越长。理论上与二尖瓣狭窄多普勒通过压力降半时间测量二尖瓣口面积原理相似，可借用二尖瓣狭窄压力降半时间测量二尖瓣口面积的公式（见前述）。但前述压力降半时间测量二尖瓣口面积的公式为二尖瓣狭窄的经验公式，而三尖瓣狭窄的血流动力学特征与二尖瓣狭窄的血流动力学特征不尽相同（如压力阶差不如二尖瓣狭窄时大等），故用此方法测量二尖瓣口面积可能会有一定误差。

3. 连续方程法测量三尖瓣口面积　根据连续方程式原理可计算三尖瓣口面积，公式如下：

$$A_{TV} = A_{PA} \cdot VTI_{PA}/VTI_{TV}$$

式中，A_{TV}、A_{PA}分别为三尖瓣口及肺动脉瓣环面积，VTI_{PA}、VTI_{TV}分别为肺动脉环收缩期血流的速度时间积分及三尖瓣口舒张期血流的速度时间积分。

连续方程法测量三尖瓣口面积要求无明显肺动脉瓣及三尖瓣反流。此外，肺动脉瓣环的准确测量是影响其定量准确性的关键因素。

4. 三维超声测量三尖瓣口面积　三维超声可以从右心室侧观察三尖瓣口，为三尖瓣狭窄瓣口的定量测量提供了新的方法。其测量三尖瓣瓣口面积与狭窄程度的定量关系尚待研究。

【鉴别诊断】

（一）先天性三尖瓣狭窄

先天性三尖瓣狭窄比风湿性三尖瓣狭窄更少见。超声心动图可见三尖瓣发育异常、腱索过短、乳头肌发育异常、瓣环过小等表现。Ebstein畸形也偶可合并三尖瓣狭窄，该病超声心动图可见三尖瓣隔瓣和后瓣下移、短小，解剖右心室减小，并可见房化右心室。此外，发病年龄也是鉴别先天性三尖瓣狭窄的参考条件之一。

（二）其他疾病

其他可以导致三尖瓣狭窄的罕见病因有心内膜弹力纤维增生症、系统性红斑狼疮、类癌综合征等。上述疾病可有心肌本身的增厚或回声增强及室壁运动异常等。

【扫查时注意事项、要点、技巧】　扫查时于心尖五腔或大血管短轴切面测量三尖瓣开放间距、瓣叶厚度，脉冲多普勒取样容积置于瓣尖下方测量血流速度和压力阶差。

【报告书写要点】 报告书写要点包括三尖瓣开放间距、瓣叶厚度。此外，也需测量右心房、右心室大小等参数。

【治疗方法及超声相关信息】 风湿性三尖瓣狭窄发病率低，且通常狭窄程度较轻，一般不需治疗。如为重度狭窄，可考虑手术换瓣治疗。

【小结】 三尖瓣狭窄临床较少见，多为风湿性心脏病变。频谱多普勒可以检测狭窄血流速度和跨瓣压力阶差，对狭窄程度做出定量诊断。

第二节　三尖瓣关闭不全

临床上三尖瓣关闭不全（tricuspid insufficiency，TI）多为相对性关闭不全。少数为风湿性病变，多合并三尖瓣狭窄及其他瓣膜风湿性病变。

【病因及发病机制】 风湿性三尖瓣关闭不全同第10章第一节。相对性关闭不全，继发于各种原因引起的右心室扩张及三尖瓣环扩大，如房间隔缺损、肺动脉高压等。

【病理解剖】 病理改变为瓣叶增厚、瓣叶运动受限、出现关闭不全间隙。

【病理生理】 三尖瓣反流使右心房、右心室容量负荷增加，继而发生右心房、右心室扩张。明显的三尖瓣反流除右心房扩张外，下腔静脉、肝静脉也扩张，导致体循环淤血、肝淤血、腹水等。

【临床表现】 患者可表现为疲乏、腹水和水肿。体征包括颈静脉扩张伴收缩期搏动，胸骨左缘第4～5肋间收缩期杂音等。

【超声表现及诊断要点】

（一）定性诊断

1.彩色多普勒血流图显示收缩期由三尖瓣口射入右心房的蓝色为主、五彩镶嵌的反流信号。

2.连续波多普勒取样线通过三尖瓣口检测到收缩期负向的高速反流频谱，峰值速度可大于2m/s，合并二尖瓣狭窄时，由于存在肺动脉高压，三尖瓣反流速度可达3～4m/s。

3.三尖瓣反流量大时，彩色多普勒血流图可显示肝静脉、下腔静脉内逆流血流信号。脉冲波多普勒于肝静脉、下腔静脉内检测到逆流血流频谱，也是确诊三尖瓣反流的依据。

4.明显的三尖瓣关闭不全时，二维超声心动图可观察到三尖瓣关闭不全间隙。风湿性三尖瓣关闭不全可见三尖瓣尖增厚、回声增强，多合并三尖瓣狭窄。

5.右心房、右心室扩大，下腔静脉、肝静脉扩张。

（二）半定量和定量诊断及其临床价值

1.*彩色多普勒三尖瓣反流大小* 根据彩色多普勒三尖瓣反流信号的大小可对三尖瓣反流量进行半定量评估。一般而言，反流束达右心房的1/2为轻度反流，反流束达右心房后壁为中度反流，反流束进入腔静脉为重度反流。也可根据反流束的长度（TRL）、面积（TRA）及反流束面积与右心房面积比值（TRA/RAA）来评估三尖瓣反流程度，而后者可能准确度较高（表12-2）。

表12-2　彩色多普勒评估三尖瓣反流程度

反流程度	TRL（cm）	TRA（cm）	TRA/RAA
轻　度（Ⅰ度）	＜1.5	＜2	＜20
中　度（Ⅱ度）	1.5～3.0	2～4	20～40
中重度（Ⅲ度）	3.0～4.5	4～10	40～60
重　度（Ⅳ度）	＞4.5	＞10	＞60

三尖瓣反流束的大小除了与三尖瓣关闭不全的程度有关外，另一个影响其大小的关键因素是肺动脉压力。风湿性三尖瓣病变时常合并二尖瓣狭窄，二尖瓣狭窄的严重程度直接决定肺动脉压力的高低。肺动脉高压时，三尖瓣反流束可明显延长、增大；如此时评估三尖瓣反流量，应考虑到肺动脉高压的影响。右心房压力及其顺应性也是影响三尖瓣反流量的因素，右心房压力明显增高和右心房顺应性明显减低，都会使反流束不同程度地减小。

2.右心室收缩压　三尖瓣反流时，右心室收缩压不同程度地增高。根据频谱多普勒测量的三尖瓣反流速度可计算右心室收缩压，计算公式如下：

$$RVSP = PG_{TR} + RAP$$

式中，$RVSP$ 为右心室收缩压，PG_{TR} 为三尖瓣反流最大速度换算的压力阶差，RAP 为右心房压力，轻度三尖瓣反流时 RAP 约为5mmHg，中度三尖瓣反流时 RAP 约为10mmHg，重度三尖瓣反流时 RAP 约为15mmHg。而用下腔静脉扩张情况判断 RAP 可能更为客观，如下腔静脉扩张、回缩运动正常，RAP 可以定为5mmHg，下腔静脉扩张后有一定的回缩能力，RAP 为10mmHg，如下腔静脉明显扩张，且无回缩运动，RAP 为15mmHg。由于超声多普勒测量的是瞬时最大压力阶差，这一压力阶差高估作为"金标准"的心导管峰–峰压力阶差，因此以此方法计算出来的右心室收缩压有高估趋势。在合并肺动脉高压时表现明显。

RVSP可作为三尖瓣反流程度判断的间接指标。一般情况下，$RVSP$ 25～30mmHg 为轻度三尖瓣反流，$RVSP$ 30～45mmHg 为中度三尖瓣反流，$RVSP$ ＞45mmHg 为重度三尖瓣反流。但用上述指标判断三尖瓣反流程度不适用于合并肺动脉高压时。

【鉴别诊断】

（一）生理性三尖瓣反流

生理性三尖瓣反流比生理性二尖瓣反流发生率高。经食管超声心动图发现三尖瓣生理性反流发生率可高达40%～50%，经胸超声心动图检出生理性反流发生率低于经食管超声心动图。生理性三尖瓣反流主要表现为收缩早中期的蓝色短、窄反流束进入右心房，一般长度不超过1cm；并且无三尖瓣本身病变，无右心房及右心室扩大，无肺动脉高压等其他可导致三尖瓣反流的病变。

（二）三尖瓣相对性关闭不全

如前所述，三尖瓣反流以功能性多见。任何原因引起的右心室扩张及三尖瓣环扩大均可导致三尖瓣相对性关闭不全。此时，三尖瓣叶厚度、回声强度、运动均无异常。而风湿性三尖瓣关闭不全时，瓣叶有不同程度的回声增厚、增强。

（三）Ebstein 畸形

Ebstein畸形常合并三尖瓣反流。该病有其特征性表现，不难鉴别。主要鉴别点为：①三尖瓣隔瓣下移＞15mm以上，通常后瓣也明显下移；②三尖瓣隔瓣、后瓣发育短小，前瓣大、如蓬帆样；③房化右心室。

（四）膜部室间隔缺损合并三尖瓣反流

膜部室间隔缺损有时右心室侧纤维增生、与三尖瓣粘连成分流过室间隔后即转向三尖瓣、反流入右心房。如观察到三尖瓣隔瓣与膜部间隔粘连时，应注意多切面扫查、注意观察是否过隔血流反流入右心房。

【扫查时注意事项、要点、技巧】 扫查时于心尖五腔或大血管短轴切面彩色多普勒测量三尖瓣反流束时应注意略微摆动探头，以获取最大反流束。在彩色多普勒三尖瓣反流的指引下进行反流速度和关闭不全间隙的测量。注意根据三尖瓣反流法评估右心室及肺动脉压力受到诸如反流束与声束夹角、反流湍流程度、右心房压力评估等多种因素的影响，需全面分析评估。

【报告书写要点】 报告书写要点包括三尖瓣反流束大小、反流速度、右心房、右心室大小等参数。

【治疗方法及超声相关信息】 风湿性三尖瓣关闭不全较少见，如瓣叶增厚明显、重度关闭不全，可手术换瓣治疗。Ebstein畸形合并中度以上关闭不全，前瓣大、如蓬帆样，无明显下移者可行手术成形治疗。相对性关闭不全一般较轻，如关闭不全严重，视临床症状可考虑成形或换瓣手术治疗。

【小结】 三尖瓣关闭不全临床上多为相对性关闭不全，风湿性三尖瓣关闭不全较少见。彩色多普勒可测量反流束的大小，并做出诊断。频谱多普勒测量反流血流速度和压力阶差，可对右心室和肺动脉压力做出评估。

（张　军）

第13章 感染性心内膜炎

感染性心内膜炎（infective endocarditis，IE）是指由病原微生物直接侵袭心内膜而引发的炎症性疾病。感染性心内膜炎常继发于瓣膜病、室间隔缺损、动脉导管未闭、瓦氏窦瘤破裂等心脏病变，并合并有感染、分娩、手术史。

【病因及发病机制】 常由致病力较强的细菌引发，其中急性感染性心内膜炎以金黄色葡萄球菌较多见，也见于肺炎球菌、溶血性链球菌、变形杆菌、大肠埃希菌和流感杆菌。这些细菌毒力较强，起病急，可发生于正常心脏。亚急性感染性心内膜炎致病菌主要以草绿色链球菌为主，常与手术有关。

（一）亚急性细菌性心内膜炎

容易发生在具有器质性心脏病的基础上，与以下因素相关。

1.血流动力学因素 首先是病变心脏瓣膜，特别是二尖瓣与主动脉瓣的瓣膜病变，其次是先天性心脏病，如室间隔缺损、主动脉瓣畸形和动脉导管未闭等。

2.非细菌性血栓 当心内膜内皮损伤后内皮下胶原纤维暴露，使得血小板聚集及纤维蛋白汇集形成非细菌性赘生物，是细菌生长在瓣膜表面的必需因素，同时也是导致感染性心内膜炎的前提条件。

3.短暂性菌血症 各类感染、创伤后常有短暂性菌血症发生，因机体自身的防御机制作用而不易引发感染性心内膜炎，但频发的短暂性菌血症会使得机体出现感染。

4.细菌感染非细菌性赘生物 非细菌性赘生物的表面欠光整，这使得细菌或其他病原微生物很容易滞留继而滋生，故易引发亚急性细菌性心内膜炎。最终会不会发生感染主要取决于菌血症的发生次数、细菌数量及细菌黏附非细菌性赘生物的能力。

（二）急性细菌性心内膜炎

发病机制目前不详，病原菌一般是毒力高、黏附力强的细菌，使心脏瓣膜或瓣下腱索受到急剧损害，瓣膜短期内会出现关闭不全。

（三）感染性心内膜炎的免疫病理机制变化

频繁的短暂性菌血症让机体产生特异性的凝集抗体，抗原抗体结合形成免疫复合物生成类风湿因子，病程超出6周的IE患者中72%存在类风湿因子。本病常引发小血管炎，如指甲下出血、皮肤黏膜瘀点等。该免疫复合物还可以引发肾小球肾炎。

【病理解剖】 病理改变为心内膜表面或心脏瓣膜表面黏附着赘生物，赘生物由白细胞、纤维蛋白及血小板聚集而成，细菌隐蔽其中，由于该处缺乏毛细血管，浸润的吞噬细胞较少，因此药物很难到达深部。附着在心脏各个部位的赘生物愈合程度不一致，某个部位可能已经愈合，而其他部位的炎症却仍处于活跃期，有些部位愈合后继续复发，形成新的病灶。当病变严重时，心脏瓣膜可发生穿孔，偶会出现乳头肌和腱索断裂。赘生物易碎落形成感染栓子，随血液播散到全身，其中以脑、脾、肾及肢体动脉较常见，引起相应脏器梗死或脓肿形成。

【病理生理】 在心脏瓣膜或先天性心血管畸形的病变部位，存有异常的血流压力梯度，从而引发高速喷射和涡流。流速较高的血流长期冲击心内膜致使血管内皮受损、胶原暴露，使得血小板纤维素血栓形成。另外，涡流可以使细菌积淀于低压腔室的近端受损心内膜上。主动脉瓣常见感染部位为二尖瓣腱索上和主动脉瓣的左心室面；二尖瓣常见感染部位在左心房内膜上和二尖瓣的心房面；室间隔缺损的感染部位则在缺损部位的右心室内膜面、三尖瓣叶及瓣下腱索及肺动脉瓣的心室面。但当缺损面积足够大，使左、右心室的压力阶差消失或同时合并有肺动脉高压时则不容易发生感染。

【临床表现】 以发热、贫血、栓塞、杂音、脾大、皮肤损害及血培养阳性等为其典型的临床表现。其临床发展过程与致病的病原微生物种类相关，病理变化也有所不同，通常分为急性、亚急性及特殊类型的感染性心内膜炎。

（一）急性感染性心内膜炎

多见于正常心脏，突然发病，伴有寒战、高热，全身具有明显的毒血症症状，病程多数急骤凶险，由于心脏瓣膜和（或）腱索在短时间内严重受损，呈现明显的杂音或原有的杂音性质发生变化。常会因迅速发展为急性充血性心力衰竭导致死亡。

（二）亚急性感染性心内膜炎

大部分亚急性感染性心内膜炎患者起病迟缓，仅仅表现为非特异性隐袭症状，如全身不适、低热、体重减轻和倦怠等。少部分患者以该病的并发症形式起病，如栓塞、心脏瓣膜病逐渐加重等临床表现。

（三）特殊类型的感染性心内膜炎

人工瓣膜感染性心内膜炎（prosthetic valve endocarditis，PVE）指在心脏手术后发生的感染性心内膜炎。PVE与自身瓣膜心内膜炎的临床表现非常相近。

人工瓣膜、手术缝合材料、手术器械和手术污染是引起PVE的重要原因，发病率约2.1%，较其他种类的心脏手术者高出2～3倍。双瓣膜置换术后PVE的发生率较单个瓣膜置换术后的发生率更高，其中主动脉瓣的PVE发生率高于二尖瓣的PVE，这可能与主动脉瓣跨瓣压差大，局部易形成湍流有关。术前已患有瓣膜感染性心内膜炎者，术后感染的发生率会增加5倍。人工生物瓣和机械瓣PVE的发生率大致相同，约为2.4%。另外，PVE患者死亡率约50%，相对较高，其中初期PVE（术后2个月内）病死率高于后期PVE（术后2个月以后）。对于术前预防性给予抗生素的治疗方法可降低其发生率，后期PVE与自身瓣感染性心内膜炎相似。

【超声表现及诊断要点】

（一）超声表现

1.二维超声：二维超声心动图显示瓣叶或其他病损部位的团块状、绒毛絮状或条带状回声，大小不等。典型的赘生物边缘模糊，呈蓬草状。主动脉瓣瓣叶赘生物最多见，其次是二尖瓣瓣叶赘生物（图13-1），肺动脉及三尖瓣较少，也可多个瓣叶均有赘生物形成。也会发生于瓦氏窦瘤破裂口及室间隔缺损出口处和（或）三尖瓣叶及其腱索上，发生于动脉导管未闭的赘生物多位于导管口肺动脉侧和肺动脉侧壁。

2.M型超声：可见赘生物随心动周期摆动，其瓣叶呈"连枷样"运动，常伴有震颤（图13-2）。

3.原发病损害：可见伴有风湿性瓣膜病受损瓣叶增厚，出现关闭不全间隙、瓣叶撕裂、穿孔等表现。原发于先天性心脏病及瓦氏窦瘤破裂者有原发病相应的超声表现（图13-3）。

4.彩色多普勒：二尖瓣受损时收缩期二尖瓣瓣上五彩血流经过穿孔进入左心房（图13-4），频谱多普勒显示二尖瓣瓣上收缩期湍流频谱。主动脉瓣受损时主动脉瓣瓣下出现反流信号，频谱多普勒录得湍流频谱。室间隔缺损、瓦氏窦瘤破裂合并赘生物时会出现相应的分流图谱。

5.根据原发病超声表现及继发瓣叶受损情况，房室大小发生相应变化。

6.经食管超声心动图能清晰显示更小的赘生物，可提高该病的诊断率。

（二）诊断要点

具备上述第1、2和3条可确诊感染性心内膜炎。

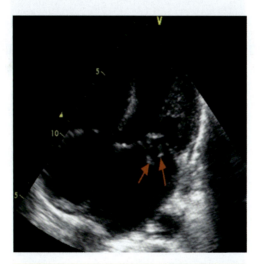

图13-1 二尖瓣感染性心内膜炎的超声心动图表现

二尖瓣前叶可见带状赘生物附着（箭头所指处）

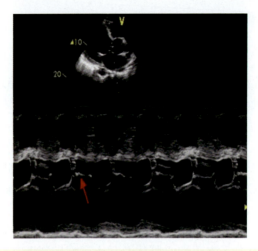

图13-2 感染性心内膜炎主动脉瓣赘生物M型超声心动图表现

主动脉瓣收缩期可见扑动现象（箭头所指处）

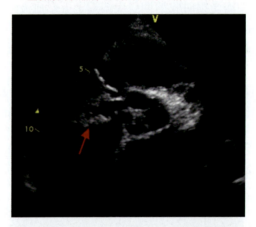

图13-3 瓦氏窦破裂患者感染性心内膜炎超声心动图表现

瓦氏窦破裂窦壁上可见赘生物附着（箭头所指处）

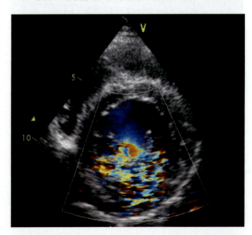

图13-4 感染性心内膜炎二尖瓣赘生物穿孔的超声心动图表现

收缩期可见彩色血流经过二尖瓣破口进入左心房

【鉴别诊断】

（一）老年性瓣叶纤维化、钙化

老年人瓣叶纤维化、钙化常出现在主动脉瓣及二尖瓣环，钙化灶较大，也会发生于瓣尖上，钙化为点状，不会出现明显关闭不全及大量反流。

病史较长的感染性心内膜炎赘生物回声可增强、钙化，但其瓣叶仍有"连枷样"运动，有别于其他疾病引起的瓣叶纤维化、钙化团块，瓣叶会出现中至重度关闭不全。结合病史及临床表现可做出诊断。

（二）断裂的乳头肌

急性心肌梗死时乳头肌断裂也可表现为二尖瓣"连枷样"瓣叶，瓣叶自身均无异样的回声附着。当断裂的乳头肌很小时注意切勿将其误认为赘生物，断裂的乳头肌仍连接于腱索，且患者有心肌梗死病史，心室壁有心肌梗死的超声声像图改变，无高热、寒战等感染性心内膜炎病史。

（三）右心房黏液瘤

右心房黏液瘤多附着于房间隔右心房面卵圆窝处，有蒂，黏液瘤超声声像图短时间随访变化不明显，无高热、寒战等感染性心内膜炎病史。

【扫查时注意事项、要点、技巧】 患者左侧卧位，利用二维超声心动图观察心脏整体形态和结构，对于有发热病史患者应重点多切面观察主动脉瓣及二尖瓣瓣叶及瓣下结构的情况，探头位置及方向应不时改变，利于清晰显示瓣器的整体结构。

瓣器形态、赘生物及脓肿等病变的观察主要依赖于超声二维图像，彩色多普勒可用于观察瓣膜反流、瓣膜瘤及瘘管情况。经食管超声心动图可以更清楚地显示微小赘生物，提高诊断率。

【报告书写要点】

1.描述原发病变：瓣膜疾病、室间隔缺损、动脉导管未闭等超声图像。

2.赘生物：位置、形态、大小、数目、回声、长度及动度。

3.瓣膜及瓣下结构：瓣叶是否脱垂、有无穿孔及腱索断裂，如有需要描述穿孔及腱索断裂部位，关闭不全间隙。

4.超声多普勒：瓣膜的血流性质、峰值速度、压差，瓣膜反流情况。

5.心室大小及心脏功能。

【治疗方法及超声相关信息】 感染性心内膜炎的治疗包括药物治疗和手术治疗。

（一）药物治疗

药物治疗是感染性心内膜炎的主要治疗措施，主要是抗生素的使用，抗生素要求必须是有效的杀菌剂。当超声检测到赘生物或临床可疑赘生物时应大剂量使用杀菌剂，静脉给药，给药疗程4～8周。治疗后超声测量到赘生物继续增大时应立即施行手术治疗。

（二）手术治疗

手术治疗是感染性心内膜炎在药物治疗基础上后续的重要治疗措施。手术治疗是为了恢复正常的血流动力学，且清除被感染病灶。对预期抗生素治疗效果不佳的高危患者或超声发现瓣叶穿孔合并大量反流时，则应早期考虑手术进行干预。多数IE的患者需要接受手术治疗。手术目的在于通过切除感染物、脓肿引流及修复受损后的组织，防止心力衰竭加重恶化和不可逆性结构破坏及预防栓塞事件的发生。

近年由于开展了手术治疗，感染性心内膜炎病死率有一定的降低，特别是伴有明显心力衰竭者，死亡率会降低得更加明显。人工瓣膜感染性心内膜炎死亡率高于自体瓣感染性心内膜炎者，仅仅使用抗生素治疗后PVE死亡率为60%，同时使用抗生素和瓣膜置换的手术方法会使死亡率降低至40%左右。所以只要怀疑PVE则数小时内最少抽取3次血培养后尽快使用抗生素治疗。耐药的革兰阴性杆菌PVE和真菌性PVE的药物治疗只是外科紧急再换瓣术的辅助治疗，应早期选用瓣膜置换术。为了减低感染活动时期术后残留感染率，术后需要持续应用抗生素4～6周。

【小结】 感染性心内膜炎是指由于细菌、真菌或其他微生物直接感染心脏瓣膜或心室壁内膜产生的炎症，患有先天性心血管畸形、心脏瓣膜病或人工瓣膜置换术后的患者，若出现1周以上不明原因的发热时，应尽早行超声心动图检查。

超声心动图对初期诊断感染性心内膜炎具有一定的价值，能检测到赘生物所附着的部位、大小、数量及赘生物的形态。经食管二维超声心动图能检出直径为1～1.5mm的赘生物，大大提高了诊断率。超声心动图检查能监测瓣膜形态和功能改变、脓肿形成及血流动力学异常，有助于感染性心内膜炎的早期诊断和治疗。

（李红玲）

第14章　人工心脏瓣膜

人工瓣膜置换术在心脏瓣膜病的治疗中已经发挥了非常重要的作用，挽救了数百万名患者的生命。我国每年置入人体的人工瓣膜已达1万多例，其中二尖瓣约占2/3、机械瓣约占3/4。因此，评估人工瓣膜功能已成为临床诊疗过程中的一项重要内容。超声心动图检查技术（包括经胸和经食管超声心动图）能够更好地发现人工瓣的狭窄、反流、血栓和感染性心内膜炎等病变，成为当前评价人工瓣膜功能状态的最优方法。

【人工心脏瓣膜的种类】　目前临床人工瓣膜主要分为机械瓣和生物瓣两大类。机械瓣主要为球瓣和碟瓣，临床常用机械瓣为双叶碟片瓣。生物瓣主要有猪瓣和牛心包瓣，临床上以牛心包瓣为主。

1.机械瓣膜　一般由钛、石墨基质及热解碳人造材料制成。机械瓣膜基本结构由瓣环、支架及碟片组成。机械瓣膜分为两种结构类型，即单叶瓣膜和双叶瓣膜。双叶瓣膜具备血流更通畅、耐久性更好的特点，是当前临床上主要选用的瓣膜类型。

2.生物瓣膜　取自动物身上的材质，一般选取牛、马的心包或猪的瓣膜，经过人工加工制作而成。其血流动力学状态与人体生理瓣膜的特性更相近。

【人工瓣膜的特性】　人工机械瓣膜的优点是耐久性极好，使用寿命长，机械瓣膜有不同型号及类型来满足不同患者的需求，瓣膜的口径与患者的体表面积相匹配视为良好。其弊端是血液与瓣膜材料接触时，受机械瓣膜材质、结构、血液循环的通畅性等因素的影响，可引起人工瓣膜血栓，出现血流受阻，临床上称其为"卡瓣"；这就要求置入机械瓣膜患者需要终身接受抗凝治疗，以避免瓣膜周边血栓的形成和栓塞的发生。多数机械瓣膜的患者能够听到瓣膜启闭时规律且柔和的声响，如果声音过大，自然会对患者的生活质量造成一定的影响。

人工生物瓣膜的优点是瓣膜柔韧、开闭灵活，置换后无明显声响，且血栓发生率较低；最大的优势是患者不需要接受终身的抗凝治疗。其弊端是生物瓣膜像人体其他器官一样也会退化，会出现磨损及瓣膜损坏，即耐久性差，一般置入生物瓣膜15年后，将会面临二次手术。

【人工瓣膜选择】　生物瓣膜和机械瓣膜各有优缺点，选择人工瓣膜时需要综合考虑瓣膜类型特性及患者的个体差异。在特性方面考虑选取血栓发生率较低耐久性好的瓣膜。在个体差异性上需考虑患者的年龄、体表面积、抗凝条件及生育情况等因素。

依据换瓣的部位、换瓣的原因、瓣环的大小及患者的年龄等各类因素来决定置换的人工瓣膜类型。一般而言，患者年龄在60岁以内者，均首先考虑选用机械瓣。而有生育需求的女性、60岁以上、不适合长期使用抗凝治疗的患者，需选用生物瓣。

【人工瓣膜声像图】

（一）机械瓣超声表现

1.二维超声心动图示瓣环为两条强回声光带（图14-1）。二尖瓣位机械瓣叶舒张期开向左心室；两叶瓣于中央开放，收缩期关闭贴紧瓣环。主动脉瓣位机械瓣收缩期开放，舒张期关闭。

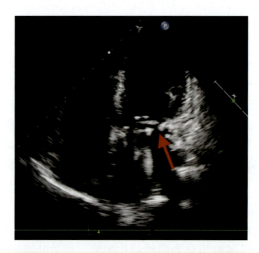

图14-1　二尖瓣位人工机械瓣超声心动图

心尖四腔切面箭头所示机械瓣环为两条强回声光带

2. M型取样线通过碟片示"城墙样"运动曲线（图14-2），开放幅度多为10 ～ 15mm。

3.彩色多普勒示二尖瓣位机械瓣下两侧舒张期两束红色血流信号，常见混叠现象。两叶式瓣可见碟片中央及两侧血流束通过（图14-3）。约5%正常碟瓣可见左心房内收缩期蓝色血流信号。

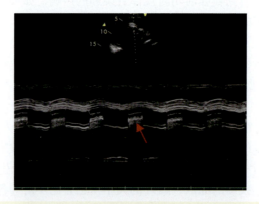

图14-2　主动脉瓣位机械瓣M形运动曲线

取样线通过主动脉瓣位机械瓣碟片示"城墙样"改变（箭头所示）

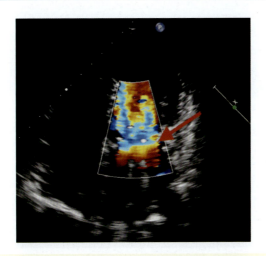

图14-3　二尖瓣位人工机械瓣彩色血流频谱

彩色多普勒显示二尖瓣位机械瓣舒张期血流信号（箭头所示）

4.多普勒取样容积置于二尖瓣位机械瓣开放口下记录到舒张期部分充填血流频谱（图14-4）。血流速度为1～2m/s，压力降半时间为60～130ms。

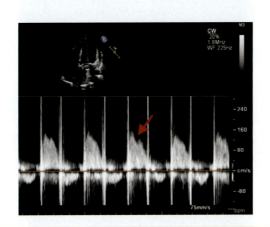

图14-4　二尖瓣位人工机械瓣血流频谱

连续多普勒显示二尖瓣位机械瓣舒张期血流频谱（箭头所示）

（二）生物瓣超声表现

1.二维超声心动图示支架略呈弧形强光带，心尖长轴切面仅可见三个瓣叶中的两个，瓣叶为纤细弱回声（图14-5），短轴切面因支架阻挡常不易显示瓣叶。一般瓣叶开放间距10～24mm。

2.脉冲多普勒取样容积置于二尖瓣位下记录到舒张期宽带、部分充填频谱，流速（1.65±0.29）m/s，压力降半时间为90～160ms（图14-6）。

3.彩色多普勒示二尖瓣位生物瓣下舒张期一条红色血流束，中心常混叠（图14-7）。约22%的正常生物瓣在左心房内显示收缩期蓝色血流信号。

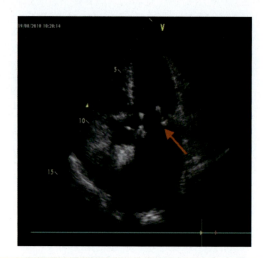

图14-5　二尖瓣位人工生物瓣二维超声心动图

心尖四腔切面箭头所示人工生物瓣支架呈略强光带（箭头所示）

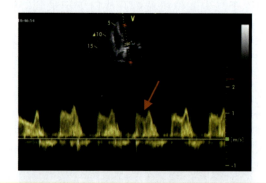

图14-6　二尖瓣位人工生物瓣血流频谱

连续多普勒显示二尖瓣位人工生物瓣舒张期血流频谱（箭头所示）

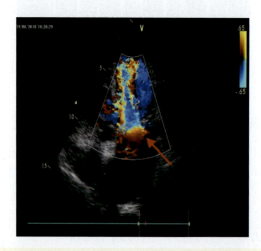

图14-7　二尖瓣位人工生物瓣彩色血流频谱

彩色多普勒显示二尖瓣位人工生物瓣舒张期血流信号（箭头所示）

【人工瓣膜并发症】

（一）人工瓣狭窄

人工瓣狭窄常发生于生物瓣，多于换瓣 7 ~ 8 年后出现。少数发生于机械瓣血栓形成，极少数见于机械瓣损毁。

1. 超声表现

（1）生物瓣增厚≥3mm，回声增强，瓣叶活动幅度＜8mm。

（2）机械瓣叶表面或瓣环处片状或团状低回声附着物，瓣叶开放幅度＜8mm。

（3）脉冲多普勒于二尖瓣位人工瓣下记录到舒张期充填展宽的湍流频谱，流速＞2m/s，机械瓣压力降半时间＞130ms，生物瓣压力降半时间＞170ms；主动脉瓣位人工瓣上记录到收缩期充填展宽的湍流频谱，主动脉瓣位机械瓣或生物瓣上流速＞3m/s，压差＞40mmHg。

（4）彩色多普勒示二尖瓣位人工瓣下舒张期窄束五彩镶嵌射流，主动脉瓣位人工瓣上收缩期窄束五彩镶嵌射流。机械瓣血栓形成时血流流向改变，偏向一侧。

2. 超声诊断要点　具备上述第（1）、（2）、（3）条或第（1）、（2）、（4）条可以成立诊断。

（二）人工瓣膜关闭不全

人工瓣膜反流主要发生于生物瓣叶破裂、穿孔、关闭不全，也可发生于机械瓣口血栓形成等。

1. 超声表现

（1）彩色多普勒二尖瓣位人工瓣环内侧全收缩期蓝色为主五彩镶嵌反流束进入左心房，主动脉瓣位人工瓣环内侧全舒张期反流束进入左心室。

（2）脉冲多普勒于二尖瓣位人工瓣上记录到收缩期高速湍流，主动脉瓣位人工瓣下记录到舒张期高速湍流。

（3）生物瓣叶增厚、回声增强，出现关闭不全间隙，伴有瓣叶撕裂时可见"连枷样"运动及收缩期抖动等。

（4）机械瓣口较大血栓时可见异常回声团块及关闭不全间隙。

2. 诊断要点　具备上述（1）、（2）、（3）条可诊断生物瓣关闭不全，具备上述（1）、（2）、（4）条加上抗凝药物停用史可诊断机械瓣血栓形成、关闭不全。

（三）瓣周漏

人工瓣周漏的发生主要是由手术缝合技术及人工瓣膜心内膜炎引起。此外，瓣膜黏液性退行改变及瓣环钙化也是促使出现瓣周漏的一个因素。与生物瓣置换术相比，机械瓣置换术后瓣周漏的发生率较高，为 1% ~ 4%。轻度瓣周漏一般无明显的溶血或血流动力学障碍，可先行观察，暂不需要手术，中重度应行瓣周漏封堵及外科手术修补或更换新的人工瓣膜。

1. 超声表现

（1）彩色多普勒：于二尖瓣位人工瓣环与房室环之间的收缩期蓝色为主五彩镶嵌反

流束进入左心房（图14-8）；主动脉瓣位人工瓣环与主动脉根部前壁、后壁、侧壁之间的舒张期五彩镶嵌反流束进入左心室。

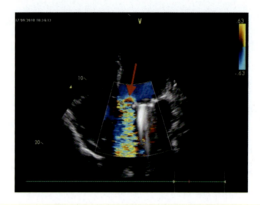

图14-8　二尖瓣位人工瓣周反流

彩色多普勒显示二尖瓣位机械瓣环与房室环之间收缩期蓝色为主五彩镶嵌反流束进入左心房（箭头所示）

（2）脉冲多普勒于上述部位记录相应时相的充填湍流频谱。

（3）瓣周漏较明显时二维超声心动图可见人工瓣缝合环与周围组织之间裂隙（图14-9）。

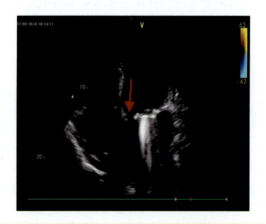

图14-9　二尖瓣位人工瓣周漏

二维超声心动图显示二尖瓣位人工瓣缝合环与房室环之间裂隙（箭头所示）

（4）瓣周漏范围较大时此处人工瓣瓣环运动幅度增大，并随心动周期明显摆向左心房。

2.诊断要点　具备上述（1）诊断基本成立，（1）和（3）条可确诊。

（四）人工瓣血栓形成与感染性心内膜炎

人工瓣血栓形成多见于机械瓣，人工瓣感染性心内膜炎多见于人工瓣缝合环周围或生物瓣。

1.超声表现

（1）人工瓣碟片或瓣环处异常回声团块附着，碟片运动速度减慢，舒张期不能完全开放，呈倒"八"字形或"人"字形（图14-10）。

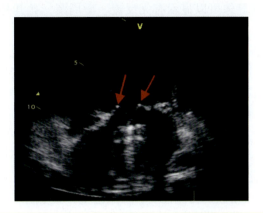

图14-10 二尖瓣位人工双叶机械瓣
心尖四腔切面示二尖瓣位机械瓣碟片舒张末期处于半开放状态（箭头所示）

（2）人工瓣膜心内膜炎时二维超声可见绒毛状、不规则形中等强度回声团附着于人工瓣环周围，附着于生物瓣者可见瓣膜"连枷样"运动。

（3）脉冲及彩色多普勒可检测到狭窄偏心湍流（图14-11）或反流信号。

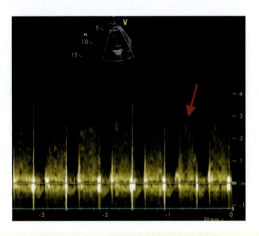

图14-11 二尖瓣机械瓣下血流频谱
多普勒检测到二尖瓣位机械瓣下湍流频谱，血流速度增大（箭头所示）

2.诊断要点 具备上述（1）和（3）加上抗凝药物停用史可诊断机械瓣血栓形成；（2）和（3）条加上临床症状（主要发热史）即可诊断人工瓣膜感染性心内膜炎。

【扫查时注意事项、要点、技巧】 患者左侧卧位，利用二维超声心动图观察心脏整体形态和结构，检查人工瓣膜时，要多种非标准切面连续扫除，探头位置及方向应不时改变，以便能较清晰地显示人工瓣膜内部结构。在观察时一定多切面结合起来，方可对瓣膜功能进行全面分析。

胸骨旁心底短轴切面可观察主动脉人工瓣膜缝合环和瓣周组织，彩色多普勒显像可以确定有无反流、瓣周漏，明确反流位置。

胸骨旁左室短轴切面可探及二尖瓣人工瓣膜缝合环和瓣周组织，能够较好地显示瓣膜支架。彩色多普勒显像可以显示有无反流、瓣周漏，尤其是瓣周漏的空间结构更清晰。

声影的存在会影响人工瓣膜的评价，尤其是机械瓣强烈的反射，难以清晰显示瓣膜活动度及瓣膜后区域，这就要求在胸骨旁左室长轴确定瓣膜的稳定性，在心尖切面利用彩色多普勒显像可以确定有无反流、瓣周漏及其程度。利用频谱多普勒测量跨瓣速度及压差，必要时应行经食管超声心动图检查。

【报告书写要点】

1. 置换瓣膜：位置及种类，置换瓣膜回声、启闭状态，瓣环运动是否与室壁运动协调一致。有瓣周漏者需注明位置。

2. 超声多普勒：置换瓣膜的血流性质、峰值速度、压差。

3. 心室大小及心脏功能。

【治疗方法及超声相关信息】 超声检测到人工瓣膜瓣周少量反流时，由于引起血流动力学改变轻微，无明显不适症状时，可药物治疗，包括抗慢性心力衰竭药物和血色素原料营养药物，定期随访，不需要立即手术。当患者出现胸闷、气短等不适症状，超声心动图检查发现心腔短期内明显扩大，反流量增加到中量时需手术治疗。手术方式可选择介入封堵瓣周漏或采取外科开胸修补瓣周漏。瓣周漏的手术指征为：①瓣周漏患者出现溶血、贫血及血红蛋白尿逐渐加重；②瓣周漏患者血流动力学出现明显异常改变，超声检测心腔变大、心功能减低、经药物治疗后症状及体征改善不显著；③瓣周漏患者漏口虽小，但超声检测有赘生物形成；④瓣周漏同时合并生物瓣退行改变。

【小结】 心脏人工瓣膜置换术简称换瓣。目前置换瓣膜的数量逐年增多，患者人工瓣膜功能的好坏影响存活质量，因此其功能的评价已成为临床研究的主要方向，经胸、经食管两个路径的超声心动图检查均可探及人工瓣膜是否存在狭窄、反流、血栓及感染性心内膜炎等病变，另外，彩色多普勒技术大大提高了人工瓣周漏、赘生物的检出率，使得超声心动图成为当前评价人工瓣膜功能状态的首选方法。作为超声工作者不仅应懂得人工瓣膜超声诊断的方法，还需要对不同类型的人工瓣的血流动力学有较深入的了解，为临床医师提供更多的有用信息。

（李红玲）

第15章　原发性心肌病

第一节　扩张型心肌病

扩张型心肌病（dilated cardiomyopathy，DCM）是一种原因不明、发病机制尚待阐明、原发于心肌的疾病。主要特征是左心室或双心室明显扩大，心室收缩功能减低，伴或不伴有充血性心力衰竭。本病常伴有心律失常，病死率较高，1年25%～58%，2年30%～48%，5年50%～80%，10年达70%～92%，男性多于女性（2.5:1），在我国发病率为（13～84）/10万。

【病因及发病机制】　病因尚未明确，多个因素可导致。大量研究表明，病毒感染与DCM的发病呈相关性。目前已知的DCM相关因素包括遗传因素、病毒感染、免疫反应、机械压力和中毒等。发病机制目前有以下观点。①家族性及基因因素：DCM患者中20%～50%有基因变异和家族遗传背景，主要是编码心肌细胞肌小节结构和调节蛋白成分的基因变异引起，其次为通道和调节蛋白新的基因变异所致。②病毒感染：常见的病毒有柯萨奇B病毒、流感病毒、肠道病毒、腺病毒、巨细胞病毒、单纯疱疹病毒、丙型肝炎病毒及HIV。持续的病毒感染偶联降低心肌收缩功能，心肌的进行性破坏导致慢性病毒性心肌炎向DCM进展。③免疫反应：异常的自身免疫反应可以导致DCM患者体内约20种细胞因子和多种激素水平发生改变，导致分子水平上心肌细胞功能紊乱。

【病理解剖】　主要特点为心脏4个腔室均扩大，外形呈球形，心室壁在一定程度上先增厚继而变薄，心脏重量增加。心腔扩大以两侧心室最为明显，心房表现为不同程度的扩大。心肌色泽较正常苍白，呈松弛状态，质软。尸检发现50%以上的扩张型心肌病患者心腔内有附壁血栓形成，心室血栓多在肉柱交叉处，心房血栓多在左心耳。房室环可有继发性扩大，伴房室瓣关闭不全，乳头肌伸长。

组织学检查：心肌纤维肥大，细胞核固缩、变形或消失，胞质内有空泡形成。纤维组织增多，或因间质胶原组织增多，或因局灶性心肌纤维被纤维组织所替代。心肌纤维可被条索状纤维组织所分割。通过组织学检查尚未发现可用于DCM诊断或是明确病因的免疫学、组织化学、形态学、亚显微结构及微生物学等方面的标志物。笔者课题组最近发现DCM移植患者的心肌内有脂肪沉积（图15-1），并且对此进行了研究，发现脂肪沉积现象在DCM患者中较为普遍，且与DCM诸多特征相关，也有学者对此进行了报道，这或许是研究DCM的一个新的方向。

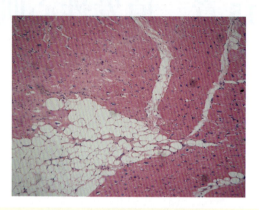

图15-1 左心室游离壁脂肪沉积

【病理生理】 由于心肌细胞广泛变性坏死，早期心室舒张功能受损，继而收缩功能受损，心排血量减低，残余血量增多，舒张末期压力增高，射血分数减少，肺循环、体循环淤血，长期肺淤血导致肺循环阻力增加，继而引起肺动脉高压，最终导致严重的顽固性心力衰竭。

【临床表现】 DCM患者的临床症状较为多样，起病缓慢，逐渐进展，发病多见于中年人。也有部分患者的心室扩大已有数月甚至数年，但仍无任何症状，仅在常规体检时才被发现。最初的常见症状多与左心衰竭有关，包括进行性加重的劳力性呼吸困难、疲倦、乏力、运动耐力降低、端坐呼吸、夜间阵发性呼吸困难等。严重病例可发生急性肺水肿，当发生右心功能不全时，往往提示预后不佳，可出现体循环淤血症状，如食欲减退、腹胀、双下肢水肿等。在疾病晚期，常出现严重全心衰竭。

早期缺乏特异性体征，最重要的早期体征为明显的第三及第四心音。当出现充血性心力衰竭时，心尖可闻及Ⅲ级全收缩期杂音，心尖冲动可达第6肋间腋前线或腋中线，搏动呈抬举性或明显减弱。

相关辅助检查如下。

1.心电图 DCM患者心电图鲜有正常，常见非特异性复极化或ST段异常。传导异常表现为左束支传导阻滞、左前分支阻滞、非特异性的室内传导阻滞等。由于室性心律失常与左室射血分数之间存在负相关，因此大部分DCM患者在Holter检查中普遍可见室性期前收缩。此外，有近50%的DCM患者可监测到非持续性室性心动过速。

2.心血管磁共振显像（CMR） DCM诊断的一个关键问题是与冠心病导致的心力衰竭相鉴别，CMR有助于鉴别缺血性或非缺血病因，一项对冠状动脉造影正常的DCM患者进行的研究中，59%患者显示无增强，28%患者显示心肌间隔中有不规则或轻度条纹样增强，与冠心病患者的分布有明显不同。且研究发现，DCM患者CMR显示室间隔增强与尸检时发现的纤维化相似，并认为室间隔纤维化是预测死亡率、心血管再住院及心脏性猝死复合终点的依据之一。

【超声心动图表现及诊断要点】

（一）超声心动图表现

1.二维超声心动图

（1）四个房室腔均明显增大，以左心室、左心房为著。左心室呈球形扩大，室间隔向右心室侧膨突，左心室后壁向后凹（图15-2）。

（2）左心室壁厚度相对变薄，室壁收缩期增厚率明显降低，为25%～30%。

（3）各室壁运动幅度明显减低。

（4）部分病例心尖部可出现附壁血栓，呈单发或多发的形态各异的（团块状、半球状、条状）异常回声附着。血栓回声根据形成时间不同而呈略低或略高回声，新鲜血栓表现为低回声，机化的血栓呈略强回声，机化不全者可回声不均。

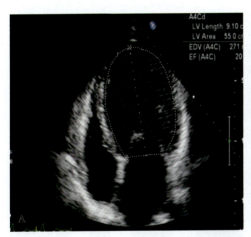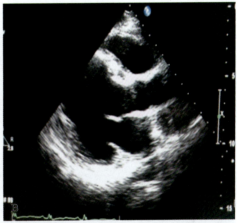

图15-2　扩张型心肌病二维超声图像

A.心尖四腔切面显示房室腔明显增大，以左心室、左心房为著；B.左室长轴切面显示室间隔向右心室侧膨突，左心室后壁向后凹

2.M型超声心动图

（1）二尖瓣波群：左心室腔明显增大，二尖瓣前后叶开放幅度变小，形成"大心腔，小开口"，但前后叶仍呈镜像运动，可呈"钻石样"改变。E峰至室间隔距离（EPSS）明显增大，一般＞20mm（图15-3）。

（2）心底波群：主动脉振幅减低，主动脉瓣开放小，关闭速度减慢。

（3）左心室壁相对变薄，室壁运动弥漫性减低，运动幅度≤5mm（图15-4）。

（4）左心室收缩功能减低：射血分数（EF）≤30%，短轴缩短率（FS）≤15%～30%，

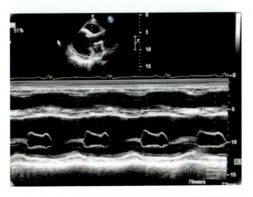

图15-3　扩张型心肌病二尖瓣M形曲线。二尖瓣前后叶呈镜像运动，EPSS明显增大

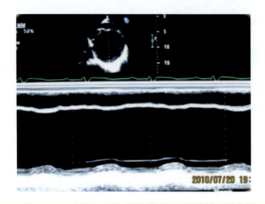

图15-4　M型超声示室壁运动幅度明显减低

射血时间（ET）减慢，射血前期与射血期之比（pre-ejection period/ejection time，PEP/ET）增大。

3. 彩色多普勒（CDFI）

（1）CDFI可见各瓣口血流色彩暗淡，呈现均匀的暗淡血流，很少出现色彩混叠。

（2）合并多瓣膜反流，二尖瓣反流可达100%，三尖瓣反流占85%～90%，肺动脉瓣反流占60%～70%，主动脉瓣反流占20%～30%。反流为相对性，反流程度随心室收缩功能、心室大小和瓣环扩张程度不同而发生变化（图15-5）。

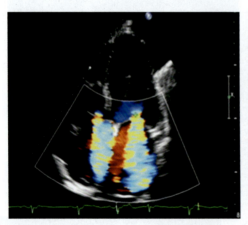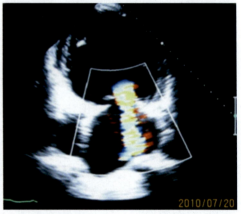

图15-5　心尖四腔心及两腔心切面CDFI显示二尖瓣及三尖瓣反流

4. 频谱多普勒

（1）主动脉瓣口血流峰值流速（V_{max}）、速度时间积分（VTI）均减低，射血时间（ET）缩短，射血前期（PEP）延长，PEP/ET比值增大。一般认为主动脉收缩期最大血流速度和流速积分降低是评价左心室收缩功能较为敏感的指标，左心室压力最大上升速率/最大下降速度（$+dp/dt_{max}$）减低，一般＜600mmHg/s者预后较差（图15-6）。

（2）二尖瓣口血流频谱形态随疾病时期和程度不同而表现各异：①在病变早期常表现为A峰增高、E峰减低，E/A＜0.8，为可逆性；②伴有较严重的二尖瓣反流时，二尖瓣E峰正常或稍增高，A峰减低，E/A增大（＞1.0），呈现"假性正常化"的频谱形态，

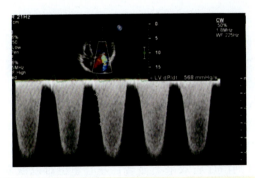

图15-6 扩张型心肌病二尖瓣反流频谱多普勒图像。左心室压力最大上升速率/最大下降速度（＋dp/dt_{max}）减低，为568mmHg/s

组织多普勒和肺静脉血流频谱可以帮助鉴别；③疾病发展到终末期，常出现"限制性"充盈不良，即E峰多呈高耸的尖峰波，A峰明显减低或消失，E/A＞2.0，此时多为不可逆性舒张期功能不全。

5.组织多普勒 左心室壁各节段心肌TDI频谱E_m及A_m均明显减低，E_m＜A_m。

（二）诊断要点

1.各心腔明显扩大，以左心扩大为著。

2.心室壁运动幅度明显减低，搏幅≤5mm。

3.M型二尖瓣波群显示二尖瓣开放幅度小，EPSS增大，呈现"大心腔，小开口"。

4.二尖瓣频谱早期A峰高，E峰低，E/A＜0.8；中期呈现"假性正常化"，即E/A＞0.8；晚期出现"限制性"充盈异常，E/A＞2.0。

5.CDFI多见瓣口反流。

6.左心收缩功能明显减低，舒张功能减低。

7.无特异性心肌病的病因。

【鉴别诊断】

1.缺血性心肌病（ischemic cardiomyopathy，ICM） 为多支冠状动脉粥样硬化致心肌供血长期不足，心肌营养障碍、萎缩，以致纤维组织增生所致。与DCM共同点为两者临床表现为心力衰竭，超声均表现为心脏扩大，心肌收缩运动减弱。ICM与DCM不同的是心脏扩大多以左心室、左心房扩大为主，左心室呈不对称性扩大，有明显的节段性室壁运动异常，急性梗死区的心肌回声减低，陈旧性梗死区心肌回声增强。冠状动脉造影可确诊。

2.急性重症心肌炎（acute severe myocarditis） 是指某种感染（如病毒、细菌等）引起的心脏急性炎症反应。有心肌炎病史，心肌酶增高，抗体阳性。在临床上表现几乎与DCM完全相似。超声表现：①以心脏扩大为主，甚至全心扩大，尤以急性期为明显，但程度不及DCM明显；②可有心肌肥厚，为短暂性，数月后随病情好转而逐渐消失；③左心室收缩功能减低晚于舒张功能减低。

3.围生期心肌病（peripartum cardiomyopathy，PPCM）及酒精性心肌病（alcoholic cardiomyopathy，AHCM） 在超声心动图及临床表现上与扩张型心肌病（DCM）无法

鉴别，主要依靠病史。

PPCM发病时间局限在妊娠最后3个月或产后6个月内，既往无心血管病史，除外其他心血管疾病。AHCM患者有长期大量饮酒史，一般每天摄取白酒150ml以上，持续5年以上，而DCM则无明确病史。PPCM与DCM通过心内膜心肌活检在鉴别上可提供重要依据，但DCM和AHCM之间心内膜心肌活检也无法鉴别。

根据治疗效果进行鉴别：PPCM在治疗后心功能会明显改善，心腔变小。AHCM禁酒配合内科治疗，大多数患者心功能明显好转，1年后可出现明显改善，心腔也可逐渐恢复正常大小。而DCM则治疗后效果不显著，左心室也难以恢复至正常。

4. *原发性肺动脉高压及三尖瓣叶异常引起重度三尖瓣关闭不全导致右心扩大*　与右心为主的扩张型心肌病相鉴别：原发性肺动脉高压因右心阻力负荷增加，右心室壁运动增强，而扩张型心肌病室壁运动普遍减弱。且肺动脉高压在原发性肺动脉高压时多为重度，而心肌病很少导致肺动脉高压。三尖瓣可显示形态异常，彩色多普勒成像三尖瓣中重度反流，心肌病导致三尖瓣反流一般为轻、中度，且三尖瓣本身无形态学改变。

5. *孤立性心肌致密化不全*（isolated noncompaction of the ventricular myocardium, INVM）　是先天性心肌发育不良的罕见类型。由于正常心内膜胚胎发育停止，正在发育过程中的心肌小梁压缩不良，心肌呈海绵状，属左心室发育不良的特殊类型。本病有家族遗传倾向，临床上酷似扩张型心肌病，常以渐进性左心功能减退、室性心律失常和心内膜血栓形成、体循环栓塞为特征。病变多见左心室心尖部、前侧壁心内膜面多发性突入左心室腔内的肌小梁，小梁之间可见深度不同的间隙，左心室壁呈非均匀性增厚或者变薄，心肌变薄处为5～6mm，近心外膜处心肌回声接近正常，疏松心肌呈海绵状增厚。

【扫查时注意事项、要点、技巧】

（一）扫查要点

1. *二维超声*　常规心脏检查，胸骨旁左室长轴切面、短轴切面、心尖四腔切面检查，注意房室大小，室壁运动及各瓣膜的形态、活动情况，观察有无附壁血栓和心包积液。

2. *M型超声*　由心底向心尖波群扫查，测量室壁、室间隔、房室腔内径、舒张期二尖瓣前叶曲线的E峰与室间隔之间的距离（EPSS）、EF斜率等。

3. *彩色多普勒*　观察四个瓣口及房室腔内有无异常的血流束及血流显色的明暗程度，观察反流束的长度、宽度、起止点、亮度和色彩。

4. *频谱多普勒*　将脉冲多普勒超声取样容积分别置于心脏各个瓣膜口的远端及近端，记录通过瓣膜口的血流频谱，如发现异常血流信号，用连续多普勒测量最大血流速度及压差。

（二）扫查时注意事项

检查时应注意询问病史，结合临床，判断病因。

应注意排除其他心脏器质性疾病引起的心脏扩大和心功能减低，如冠心病、高血压、先天性心脏病、心肌炎等代偿终末期心脏病。

当合并房室瓣中量以上反流时，应注意鉴别是否为房室瓣器质性病变（如脱垂等）导致的心脏扩大，心功能减低。

因左心室扩大、形态失常，或因左心室壁收缩运动不协调、不同步，M型Teich法测量左心室射血分数不准确，应采用Simpson法测量。

心力衰竭时合并心包积液和（或）胸腔积液，检查时应注意观察。

个别病例的心肌病变主要累及右心室，临床上主要表现为右心衰竭。应检查右心室腔径大小、室壁厚度和右心室功能。

【报告书写要点】

1.心腔及室壁：心腔大小、室壁厚度、回声及运动搏幅。

2.瓣膜：二尖瓣、主动脉瓣及其波群曲线特点；瓣膜反流程度、血流频谱特点。

3.心功能左心室舒张及收缩功能评价。

4.扩张型心肌病与缺血性心肌病难以鉴别时，报告可提示为"扩张型心肌病样改变"。

【治疗方法及超声相关信息】 DCM的治疗主要包括药物治疗、心脏再同步治疗（CRT）及外科手术。

药物治疗目标是有效控制心力衰竭和心律失常，缓解心肌损害，提高患者的生活质量和生存率。主要是心力衰竭对症治疗、保护心肌、防止血栓形成和栓塞并发症、抗心律失常治疗及中药调节免疫力治疗。

CRT是针对心力衰竭的一种新型的非药物治疗。临床试验结果显示：它能改善药物难治性心力衰竭患者的左心室功能及临床症状，提高生活质量及活动耐量，降低住院率及死亡率。超声心动图可以为CRT治疗提供术前筛选，指导电极置放，术后随访评价疗效，指导用药，使CRT发挥最大作用。近来，在CRT治疗中，组织多普勒技术获得的多种参数，被证实与CRT疗效存在良好的相关性。然而该技术依靠的是三维立体心脏的一维（脉冲多普勒）或二维（彩色多普勒）图像，因此对所有心脏节段图像需要多次采集，导致所有节段的非同步比较，且无法快速同步评估血流动力学和心脏整体功能。目前实时三维超声作为一项技术上的进步，通过检查横向、纵向和环状收缩所引起的综合效应而达到同时显示整个左心室的所有节段。各节段的时间-容积变化曲线反映的是真实的心室局部容积，因此，不仅为血流动力学评价提供更多的数据，而且QRS起始点到各节段最小收缩容积时间的标准差，即SDI，可以详细定量分析心脏收缩同步性，具有很高的重复性，变异<10%。

心脏移植手术是DCM患者终末期出现心力衰竭的最佳治疗方法，移植后的成活率优于药物疗法或药物+器械疗法。超声心动图可以观察DCM患者心脏房室腔径大小，室壁厚度和运动幅度，EPSS、瓣口流速、频谱形态、瓣口反流情况及左心室收缩、舒张功能等多个指标，以及移植术后的相应检查参数，通过观察心肌回声（减弱提示心肌水肿），心功能有无改变，心包积液量，右心室室壁运动等指标协助判断有无排异反应，为临床治疗和评估预后提供重要依据。

【小结】 DCM是以心脏房室腔扩大，室壁运动普遍减弱和心室收缩功能减弱为特征的不明原因的心肌病。超声表现：心脏各房室腔扩大，瓣膜出现反流；心室壁运动幅度普遍减低，收缩期增厚率下降，常小于30%；二尖瓣前叶与室间隔之间的距离增大，出现"大心腔、小开口"现象。扩张型心肌病的诊断必须排除其他引起心脏扩大的器质性心脏病。

第二节　限制型心肌病

限制型心肌病（restrictive cardiomyopathy，RCM）是一种特殊类型的心肌病，由于心肌僵硬度升高导致以舒张功能严重受损为主要特征的心肌病，表现为心室舒张末容积正常或缩小、心室壁厚度正常或轻度增加而收缩功能大多正常或仅有轻度受损。其代表性病理改变是心内膜心肌纤维化（endomyocardial fibrosis，EMF）。与其他心肌病不同的是，RCM是一种以心肌舒张功能改变为主要诊断标准的心肌病，因此会与一些其他疾病例如肥厚型心肌病有交叉。根据受累部位的不同，限制型心肌病分为右心室型、左心室型和双心室型；根据心室腔内有无闭塞，又分为闭塞型和非闭塞型。

【病因及发病机制】　病因包括浸润性疾病（淀粉样变性和结节病）、贮积性疾病（血色素沉着症、糖原贮积病、Fabry病）、心内膜疾病（如心内膜心肌纤维化、嗜酸细胞心内膜炎）、硬皮病、类肉瘤病、转移癌、辐射、药物毒性（如蒽环类）等。在西方国家，淀粉样变性是成人RCM最常见病因，而热带地区心内膜心肌纤维化则是成人最常见病因，心内膜心肌纤维化可见于儿童，而心脏淀粉样变性未见于儿童病例。

【病理解剖】　心室内膜及内膜下纤维组织增生，心内膜明显增厚，增厚的内膜可达4～5mm（正常1～1.5mm），可为正常人的10倍。房室瓣、乳头肌及腱索多为纤维组织所侵犯，出现严重的房室瓣关闭不全。病变主要侵犯心尖部及流入道，使流入道狭窄，流出道反而扩张。受累的心室腔变小，心室肌僵硬，缺乏弹性，顺应性降低，心房明显扩大。

【病理生理】　主要的病理生理改变为心室舒张充盈受限，舒张压进行性增高，心排血量降低。在左心室型RCM，左心室舒张功能异常，充盈受限，左心房明显扩大，出现二尖瓣关闭不全、肺淤血和肺动脉高压；右心室型RCM，右心室充盈受限，右心房严重扩大，三尖瓣关闭不全，体循环明显淤血；双心室型RCM，左、右房均明显扩大，兼有左心室型和右心室型的表现。

【临床表现】

（一）临床体征及症状

男女患病之比约为3∶1，发病年龄多数在30岁左右，临床上以发热、全身倦怠为初始症状。进而全身淋巴结增大、脾大、嗜酸性粒细胞增多明显。右心室或双心室病变者常以右心衰竭为主，出现心悸、呼吸困难、水肿、颈静脉怒张等临床表现，与缩窄性心包炎（constrictive pericarditis，CP）极其相似，有学者又称之为缩窄性心内膜炎。左心室病变者，因舒张受限，尤其在并存二尖瓣关闭不全时，可出现明显的呼吸困难等严重左心衰竭的表现及心绞痛。

（二）辅助检查

1.心电图 大部分RCM患者都有心电图异常。P波增宽、增高；可有QRS增宽，ST-T非特异性改变，如ST段升高或下移、T波低平或倒置、低电压等；亦可有房室传导阻滞、心房颤动、致命性室性心律失常等。ST段及T波改变对RCM诊断是否有特异性，尚无确切结论。

2.心导管检查 心导管能够检测心室或心房收缩压和舒张压的变化及呼吸对压力的影响，提供鉴别的依据。RCM患者左、右心室舒张压差值常超过5mmHg，右心室舒张末压＜1/3右心室收缩压，右心室收缩压常＞50mmHg。左心室造影可见心室腔缩小，心尖部圆钝，并有附壁血栓及二尖瓣关闭不全。

【超声心动图表现及诊断要点】

（一）超声心动图表现

1.二维超声（图15-7）

（1）心内膜增厚，回声增强，以心尖部显著，心尖部心腔多闭塞，形成一僵硬变形的异常回声区，使整个心脏长径缩短而短径相对增加。正常心内膜＜1.0mm，限制型心肌病的心内膜增厚可达数毫米，致左心室腔收缩期及舒张期变化不明显。

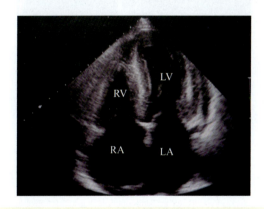

图15-7 心尖四腔显示心内膜增厚，左心室壁增厚，心肌回声增强，双心房扩大

RV.右心室；LV.左心室；RA.右心房；LA.左心房

（2）双心房明显增大，可有附壁血栓。

（3）室壁可有一定增厚，因室壁可有浸润改变和间质纤维化增加，可表现为室壁心肌内呈浓密的点状回声。

（4）二、三尖瓣增厚、变形、腱索缩短、扭曲，二、三尖瓣基本不运动，固定于开放状态，失去关闭功能。

2.M型超声 心室波群显示室壁及心内膜增厚，室壁运动幅度减低，心室腔变小。

3.彩色多普勒

（1）二、三尖瓣反流：由于二、三尖瓣受累，可出现收缩期轻-中度的二尖瓣及三尖瓣反流（图15-8）。

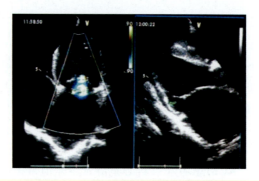

图15-8　心尖四腔及左室长轴切面观

（2）CDFI表现为舒张期二尖瓣、三尖瓣口血流充盈时间缩短，早期为一明亮血流，持续时间短。在心房收缩期，肺静脉和上腔静脉也可显示蓝色的反流信号。

4.频谱多普勒

（1）二尖瓣、三尖瓣血流频谱改变：E峰高尖，E峰减速时间缩短DT≤150ms，A峰明显减低，E/A增高＞2.0（图15-9），等容舒张期缩短≤60ms。二尖瓣、三尖瓣血流频谱不随呼吸变化或变化不明显。

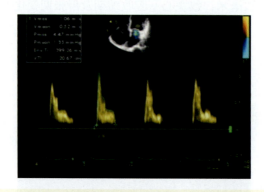

图15-9　二尖瓣血流频谱表现为E峰高尖、A峰低小，E/A＞2

（2）肺静脉血流频谱改变：肺静脉舒张波（D）和收缩波（S）峰值速度增高，晚期S波降低甚至缺如，逆流波（AR）增高（＞35cm/s），时限延长，连续出现于整个心房收缩期。

（3）上腔静脉血流频谱改变：上腔静脉反流速度增加[正常值（0.15±0.05）m/s]。

（4）肺动脉高压的测量：根据三尖瓣反流压差可估测肺动脉收缩压，通常限制型心肌病的肺动脉压力增高，但一般不超过50mmHg。

5.组织多普勒　限制型心肌病各时相心肌运动速度减低，尤以舒张早期运动速度减低显著，舒张早期峰速度与收缩期峰速度比值$V_E/V_S < 1.3$，正常人$V_E/V_S = 1.5 \sim 2.0$。舒张早期峰速度与舒张晚期峰速度比值$V_E/V_A < 1$。

（二）诊断要点

1.心内膜增厚、回声增强，心室壁增厚，运动幅度减低。

2.心室腔变性、缩小，心尖部闭塞，双心房扩大。

3.二尖瓣、三尖瓣血流频谱呈限制性充盈障碍，即 E 峰高尖，A 峰明显减低，E/A＞2.0，且不随呼吸变化或变化不明显。

【鉴别诊断】　临床上常与缩窄性心包炎（constrictive pericarditis，CP）相鉴别，两者在超声心动图上均可表现为双心房明显增大，心室相对小，可伴有心包积液、腔静脉增宽等改变。多普勒均呈限制性充盈障碍（表 15-1）

表 15-1　RCM 与 CP 的鉴别要点

项目	缩窄性心包炎	限制型心肌病
超声心动图		
心包/心内膜	心包明显增厚、钙化	心内膜心肌、室壁增厚，心包厚度正常
心房	稍大	明显扩大
血栓	一般无	附壁血栓
三尖瓣血流呼吸性变异	有	无
肺动脉高压	无	常见
肺淤血	无	常见
组织多普勒	V_E 正常 ≥ 8cm/s，V_E/V_A ＞ 0.8	V_E ≤ 5cm/s，V_E/V_A ＜ 0.8
舒张功能	舒张功能无明显变化	舒张功能受损
CT 和 MRI	心包增厚，心内膜正常	心内膜增厚、心包厚度正常
心内膜心肌活检	心内膜无病理改变	心内膜有炎症、坏死、肉芽肿、纤维化

【扫查时注意事项、要点、技巧】

（一）扫查要点

1.二维超声　常规心脏检查，观察房室腔大小、形态、有无附壁血栓、室壁增厚、心肌心内膜回声增强及室壁运动异常情况，了解房室瓣、乳头肌、腱索有无增厚变形和功能障碍。

2.M 型超声　自心底至心尖部扫查，观察房室腔径、室壁厚度及室壁运动。

3.超声多普勒

（1）彩色多普勒：观察有无异常的血流束及其形态、宽度和色彩的变化。

（2）频谱多普勒：分别将脉冲多普勒取样容积置于房室瓣口及大动脉瓣口的远端及近端，记录通过瓣膜口的血流频谱。发现异常血流信号后，转换连续多普勒测量血流速度和压差。

（二）扫查时注意事项

1.检查时注意询问病史和其他临床检查结果。

2.注意心腔内有无合并血栓形成。

3.限制型心肌病可分为左心室型、右心室型和双心室型，以双心室型多见。右心室型患者心尖四腔心切面检查时，需注意与三尖瓣下移畸形相鉴别。

4.注意与缩窄性心包炎、心肌梗死相鉴别。

5.注意与其他特异性心肌病，如克山病、心内膜弹力纤维增生症、围生期心肌病、尿毒症心肌病、老年性心肌病等相鉴别。

【报告书写要点】

1.心内膜：增厚部位、厚度、回声强度。

2.心腔及室壁：房、室及大血管内径，室壁厚度、回声、运动幅度。

3.心脏功能：有无异常。

【治疗方法及超声相关信息】

有明确致病因素的RCM（如病毒感染），首先应治疗其原发病。针对RCM本身的治疗，目前缺乏非常有效的治疗手段。

药物治疗主要针对心力衰竭对症治疗。利尿药和血管扩张药可缓解症状，但应注意小剂量使用，避免降低心室充盈而影响心排血量。钙通道阻滞药对改善心室顺应性可能有效。舒张功能损害明显者，在心房颤动时可应用洋地黄制剂改善心室充盈。有附壁血栓和（或）已发生栓塞者应加用抗凝及抗血小板制剂。

手术治疗包括切除附壁血栓和纤维化的心内膜、置换二尖瓣与三尖瓣。手术死亡率约20%。在已存活5年的患者中，心功能改善者占70%～80%。

【小结】 限制型心肌病是以心内膜和心内膜下心肌纤维增生、心室腔缩小和心室舒张充盈受限为特征的不明原因的心肌病。超声表现：心腔形态改变，心室长径缩短，横径相对增宽；心房明显扩大，心室腔狭小；心室内膜回声增厚、增强，常有附壁血栓，使心尖部心腔闭塞；房室瓣，乳头肌增厚、变形，腱索缩短；右心室流入道狭窄，右心室流出道扩张。超声心动图可观察限制型心肌病三维心腔变化，测量二、三尖瓣口血流频谱，对诊断本病具有重要的临床价值。同时观察心包情况及血流频谱的变化特征与缩窄性心包炎相鉴别，为临床诊断提供依据。但目前，超声心动图检查仍缺乏明确诊断限制型心肌病的特征改变，所以要确诊该病还需要心导管检查、CT、MRI甚至心内膜心肌活检等其他检查方法。

第三节　肥厚型心肌病

肥厚型心肌病（hypertrophic cardiomyopathy，HCM）是指非单纯因心脏负荷异常所引起的左心室壁肥厚。HCM是最常见的常染色体显性遗传性心血管疾病，其在人群中的发病率为1∶200～1∶500，以此推算中国至少有260万例肥厚型心肌病患者。心脏性猝死（sudden cardiac death，SCD）是HCM最为严重的结局。O'Mahony报道成年HCM患者年猝死发生率为1%，儿童或青年患者为2%～4%，在个别家系中可以达到5%；在我院肥厚型心肌病诊治与遗传咨询中心就诊的两个家系中，与先证者有血缘关系亲属的猝死率分别达到了57%和24%。超声心动图和心电图作为肥厚型心肌病的初筛手段被广泛应用于临床，心脏磁共振在诊断心肌纤维化方面有特异性，对于需要明确致病基因的患者要进一步行基因检测。指南推荐HCM的治疗方法主要包括药物治疗、外科室间隔心肌切除术、经导管室间隔酒精消融术及预防性置入植入性心脏复律除颤器（ICD）等。

【病因及发病机制】

（一）病因

1. **主要病因** 2020年美国AHA/ACC及2014年欧洲ESC指南关于HCM的病因中指出：40% ~ 70%的HCM是由于肌小节结构蛋白的基因突变导致。

传统意义上来说，HCM是一种单基因疾病，目前分子遗传学研究证实，至少有20多个基因，超过1400个位点的突变与HCM发病有关。导致HCM的主要致病基因是编码肌小节粗肌丝的β-肌球蛋白重链（β-MHC）基因（*MYH7*）和编码心脏型肌球结合蛋白C（cMYBPC）的基因（*MYBPC3*），此外，*TNNT2*、*TNNI3*、*TPMI*、*MYL3*是少见的引起HCM致病基因。

2. **肥厚型心肌病拟表型** HCM拟表型是指其他一些不常见的遗传性疾病能够引起类似于HCM的临床表现，这些疾病除了具有HCM的临床表现外，还有一系列心脏外的临床表现，其与肥厚型心肌病最根本的鉴别在于致病基因不同。

（1）代谢紊乱：许多代谢性疾病与左心室肥厚有关，大部分代谢性疾病属于常染色体隐性遗传，小部分是X染色体连锁遗传。常见的代谢性疾病主要包括Fabry病，人类腺苷酸单磷酸活化蛋白激酸γ₂亚基基因突变引起心脏相关性疾病和Danon病等。

（2）线粒体心肌病：绝大多数的线粒体肌病是由于细胞核或线粒体内的DNA突变导致的，它具有常染色体显性遗传、常染色体隐性遗传、X染色体遗传和母系遗传的特征。线粒体疾病因发病年龄和累及器官的不同而临床表现差异较大。

（3）畸形综合征：一部分畸形综合征和肥厚型心肌病相关，最常见的是编码丝裂原激活的蛋白激酶/MAP激酶（MAPK）的基因突变导致的，如努南综合征、猎豹综合征和科斯特洛综合征等。

（二）发病机制

1. **"毒肽"学说** 绝大多数导致HCM的突变类型为错义突变，这些带有错义突变的基因所翻译出的负性变异蛋白常被认为是"毒肽"。这些毒肽非常稳定，但是很难在肌丝中发挥作用。它们影响了正常的肌小节结构、电活动及机械功能。另外，它们能够导致肌动蛋白激活的ATP酶活性及钙离子敏感性和亲和力的增加，从而导致心肌收缩力的增强及心律失常的发生。另外，毒肽能够刺激转化生长因子诱发非细胞性增殖、激活非肌细胞分泌纤维分子，增加心肌细胞负荷。这种长期的刺激能够激活细胞增强因子2（MEF-2）的表达，导致心肌细胞早逝并产生心肌瘢痕。

2. **单倍体不足** 当二倍体中有一组染色体携带突变时，基因组中能产生相应正常蛋白的基因就只剩一条，有些突变基因所产生的蛋白具有正常的机械及电生理功能，而有些则被无义mRNA衰减系统和泛素蛋白酶体系所降解，从而不能产生足量的蛋白以供应心肌细胞活动的需求，此为单倍体不足。

3. **心肌能量缺乏学说** 由于变异蛋白对钙离子的敏感性和亲和力增强，横桥的紧张度持续及肌动蛋白激活的ATP酶活性增强，导致了对于能量需求的增加。通过生理学观察，没有收缩功能障碍的HCM患者其线粒体的功能及形态已经受损。能量代谢的异常甚至可以在还没有表现出心肌肥厚的突变携带者身上观察到，表明能量代谢的异常要早于结构异常，说明这一改变是肌小节功能的早期表现而非心肌肥厚的结果。

【病理解剖】

（一）大体表现

本病在心脏的表现主要是心脏重量增加可为正常的 1 ～ 2 倍、心室壁增厚、左心室腔明显缩小。心室壁的增厚有均匀性的，称为对称性肥厚；但大多数是不均匀性肥厚，即左心室壁的各部分肥厚程度不一致，故称为非对称性肥厚，此外，还可见心尖部肥厚等。

（二）组织结构

肥厚型心肌病的组织病理学主要表现为心肌细胞肥大和心肌细胞排列紊乱，可同时伴有心肌间质纤维化、心肌细胞变形，肌束结构破坏呈螺旋状等及壁内冠状动脉异常。同时，我们团队在对 HCM 心肌行 HE 染色时还发现有部分脂肪变性及微血管内中膜增厚、扩张（或缩窄）伴血管周围纤维化（图 15-10A ～ C）。

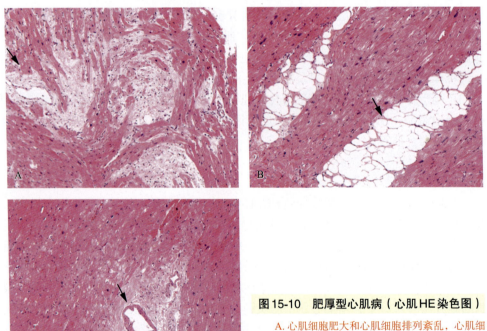

图 15-10　肥厚型心肌病（心肌 HE 染色图）

A. 心肌细胞肥大和心肌细胞排列紊乱，心肌细胞变形，肌束结构破坏呈螺旋状（箭头所示）；B. 箭头示心肌细胞存在部分脂肪变性；C. 箭头示微血管内中膜增厚、扩张伴血管周围纤维化

【病理生理】　肥厚型心肌病的病理生理机制复杂且相互关联，主要包括左心室流出道梗阻、左心室舒张功能异常、二尖瓣反流、心肌缺血和心律失常。根据肥厚型心肌病对血流动力学的影响，可分为非梗阻性肥厚型心肌病、隐匿梗阻性肥厚型心肌病和梗阻性肥厚型心肌病。

（一）左心室流出道梗阻

由于 HCM 肥厚的室间隔收缩期向左心室流出道凸出，二尖瓣收缩期前向运动与室间隔接触，加之左心室心腔变小，导致左心室流出道狭窄，进而引起梗阻。左心室流出道梗阻导致左心室收缩压增加，从而引起左心室舒张时间延长、左心室舒张压增高、二尖瓣反流、心肌缺血及心排血量的减少。左心室流出道的梗阻程度随左心室负荷状态及收缩强弱不同而变化；增加心肌收缩，减少心室容积或降低后负荷可加重左心室流出道的梗阻的程度。

研究表明，对于肥厚型心肌病患者而言，左心室流出道峰值压力阶差比左心室流出道平均压差对临床治疗决策的指导意义更大。根据左心室流出道峰值压力阶差可将肥厚型心肌病分为静息梗阻性（静息状态下 LVOT 峰值压力阶差≥30mmHg）、非梗阻性（静息或者生理激发状态下 LVOT 峰值压力阶差均＜30mmHg）、隐匿性（静息状态下 LVOT 峰值压力阶差＜30mmHg、激发状态下 LVOT 峰值压力阶差≥30mmHg）；需要注意的是隐匿性的患者需要通过一些激发措施（例如：运动、Valsalva 动作、运动负荷超声等）观察患者在激发后的左心室流出道压力阶差情况（注：左心室流出道峰值压力阶差、左心室流出道平均压差均由超声多普勒测量所得）。

（二）舒张功能障碍

由多种原因引起的左心室舒张功能障碍是肥厚型心肌病的主要病理生理变化，最终影响心肌的松弛性及僵硬度。左心室流出道梗阻引起心室收缩负荷加重而造成左心室舒张功能损伤，严重的心室肌肥厚导致左心室僵硬度的增加，广泛的心肌缺血亦可导致心肌松弛性降低及僵硬度增加。运动状态下或者任何刺激导致儿茶酚胺类物质分泌增加的情况均可导致舒张充盈期缩短而引起心肌缺血，加重心脏舒张功能障碍进而引起胸痛或肺静脉压升高而出现呼吸困难。

（三）心肌缺血

肥厚型心肌病患者可同时合并心肌缺血甚至心肌梗死。心肌缺血一般与冠状动脉粥样硬化性心脏病无关，而是由于供需不匹配而导致的相对供血不足。肥厚型心肌病患者无论年龄大小，均可因为心肌负荷的增加导致心肌需氧量增加。此外，由于肥厚心肌压迫导致肌壁间小动脉管腔狭窄，可引起心肌的冠状动脉血流减少。

（四）自主神经功能障碍

在运动时，收缩压的上升小于 20mmHg 或者从最大运动量到静息血压降低大于20mmHg，这种现象称为运动异常血压反应，约 25% 的肥厚型心肌病患者会出现。在运动过程中，左心室流出道梗阻的动态变化或者体循环血管的舒张导致收缩压不能升高或者维持稳定。因此，推测肥厚型心肌病患者存在自主神经功能障碍，而且与心动过缓相关的血压降低是对左心室流出道梗阻的异常反应。

（五）二尖瓣反流

二尖瓣反流在梗阻性肥厚型心肌病中很常见，而且这是患者出现呼吸困难的主要原因。二尖瓣反流主要是继发于左心室流出道梗阻的SAM征引起的二尖瓣装置的变形。在一些肥厚型心肌病患者中如果二尖瓣的反流是由于左心室流出道梗阻的SAM征引起的，其反流量与梗阻的程度呈正相关。需识别肥厚型心肌病患者是否同时存在二尖瓣装置的异常（脱垂或"连枷样"运动），这会影响到后续的治疗策略。

【临床表现】

（一）临床症状及体征

40%～60%有家族性倾向，临床表现个体差异大，症状可出现于病变的任何时期。晚期患者可出现端坐呼吸、阵发性呼吸困难、腹水和下肢水肿等左心衰竭的表现。

有的患者没有明显体征，脉搏可正常或失常，颈动脉搏动多数较明显，心尖冲动增强，第一心音和第二心音一般无异常，通常有明显的第四心音和第三心音。较特殊的体征是胸骨左缘出现收缩中期或晚期喷射性收缩期杂音，较粗糙，伴震颤，多数向主动脉及二尖瓣方向传导。站立、憋气、扩血管药物等可使杂音响度增加，下蹲、升压药物等使杂音减轻。

（二）辅助检查

1. 心电图　心电图的临床表现缺乏特异性，75%～95%的肥厚型心肌病患者的心电图表现异常，心电图异常的程度和超声心动图诊断的心肌肥厚之间并无关联。

HCM的常见心电图表现有：ST-T改变；深而倒置的巨大T波，类似"冠状T"；左心室高电压；异常Q波的存在（儿童深Q波较成人更具特异性和敏感性）；左心房波形异常；部分合并预激综合征。电压与肥厚程度无关联。心律失常很常见，25%～30%有短阵室性心动过速，10%～15%有持续性心房颤动，30%～35%有阵发性心房颤动或室上性心动过速，5%有右束支传导阻滞，多数有室内传导阻滞。

由于非持续性室性心动过速可识别具有心脏性猝死高风险的患者，因此监测动态心电图识别非持续性室性心动过速在有或者无症状的肥厚型心肌病患者的危险分层中具有非常重要的地位。指南建议肥厚型心肌病患者每1～2年进行1次经胸12导联心电图、动态心电图监测，左心房内径大于56mm的患者每6个月进行1次动态心电图监测。

2. 心脏磁共振　超声心动图虽然是诊断HCM快速、简捷及实用的首选影像学方法，但是在少数声窗较差的病例中并不能提供完整、确切的诊断。心脏磁共振除了评价HCM患者心肌肥厚的程度及血流动力学情况外，还可采用对比增强延迟扫描序列，在约65%的肥厚型心肌病患者中能够发现心肌壁内延迟强化（delayed enhancement）（图15-11，图15-12），一般多发生在心肌肥厚区域，形状多不规则，呈点片状。肥厚型心肌病发生心肌壁内延迟强化的机制目前尚无定论，一般认为可能与下列因素有关：①心肌细胞排列紊乱；②心肌间质纤维化（瘢痕替代）；③心肌内微小血管病变。瘢痕化心肌能提高局部异常兴奋点和折返发生率，是致命性心律失常和心脏性猝死的重要原因。

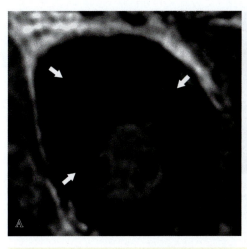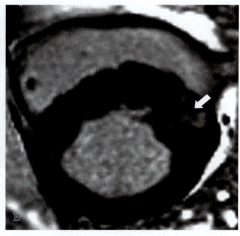

图15-11 箭头示心肌壁内延迟强化

【超声表现及诊断要点】

（一）超声表现

1. M型和二维超声心动图　超声心动图是无创诊断HCM的首选方法，M型和二维超声心动图均能进行比较准确的诊断。

（1）梗阻性：LVOT压力阶差≥30mmHg。

1）室间隔与左心室后壁增厚，以室间隔为著，室间隔厚度常＞15mm，多数患者室间隔与左心室后壁的增厚程度不等，亦可呈对称性均匀性肥厚（图15-12）。

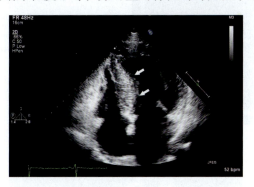

图15-12 心尖四腔切面

白色箭头示室间隔明显肥厚

2）室间隔病变部位常呈强弱不均的颗粒或斑点状回声，呈"磨玻璃样"，心室壁的回声紊乱、颗粒粗糙（图15-13）。

3）二尖瓣收缩期明显向室间隔方向移动，在舒张期回到正常位置，向前运动的二尖瓣器可以是前瓣和（或）后瓣，也可以是部分腱索或乳头肌（图15-14）；M型超声心动图表现为收缩期CD段向室间隔呈弓形突起，这种现象称收缩期前向运动（systolic anterior movement，SAM），即SAM征（图15-15）。

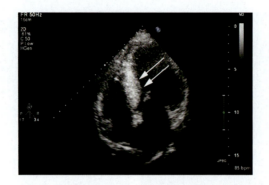

图 15-13 心尖四腔切面

白色箭头示室间隔心肌增厚、回声不均，呈"磨玻璃样"

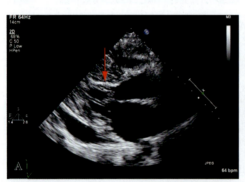

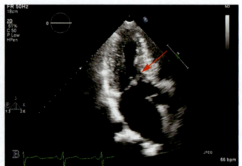

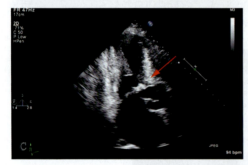

图 15-14 SAM征二维超声表现

A. 红色箭头所示二尖瓣前瓣及腱索前移贴于室间隔上；B. 红色箭头所示收缩期二尖瓣前瓣前移贴于室间隔上；C. 红色箭头示收缩期二尖瓣前瓣及后瓣前移贴于室间隔上

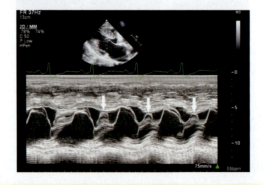

图 15-15 SAM征

M 型超声二尖瓣波群，白色箭头示二尖瓣前叶在收缩终末期贴近肥厚的室间隔而导致左心室流出道梗阻

4）室间隔异常增厚部分呈纺锤状凸向左心室流出道，致左心室流出道狭窄，内径常小于18mm（正常18～40mm）。

5）在梗阻程度较重的患者，主动脉瓣开放时，收缩早中期可出现R波现象，即主动脉瓣的收缩早中期趋于关闭状态。左心室舒张功能异常，二尖瓣E/A值降低，EF斜率明显降低，等容舒张期延长。

6）左心房内径不同程度增大。

（2）非梗阻性：LVOT压力阶差＜30mmHg。① 室间隔或（和）左心室壁明显增厚；② 室间隔病变部位常呈强弱不均的颗粒或斑点状回声；③ 肥厚心肌运动幅度及收缩期增厚率均减低；④ 无左心室流出道狭窄及主动脉瓣收缩中期提前关闭。

2.多普勒超声

（1）彩色多普勒：① 梗阻性肥厚型心肌病左心室流出道出现收缩期呈五彩镶嵌湍流信号；② 非梗阻性肥厚型心肌病左心室流出道收缩期为蓝色层流信号；③ 合并二尖瓣关闭不全时收缩期左心房内出现五彩镶嵌反向反流束。

（2）脉冲/连续多普勒：梗阻性肥厚型心肌病左心室流出道收缩期连续多普勒频谱为峰值后移，呈"倒匕首样"单峰形态（图15-16）。非梗阻性肥厚型心肌病左心室流出道收缩期负向层流血流频谱，呈楔形。

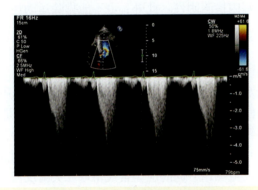

图15-16 左心室流出道血流频谱

连续多普勒示梗阻性肥厚型心肌病左心室流出道呈"倒匕首样"频谱，测得左心室流出道内血流速度 V_{max} 427cm/s，PG 73mmHg

（二）诊断要点

1.成人 影像学技术（UCG、CMR、CT）提示左心室壁厚度≥15 mm，排除系统疾病、先天性心脏病、代谢性疾病伴发心肌肥厚及运动员心肌肥厚。

2.儿童 左心室壁厚度增加定义为左心室壁厚度超过同年龄、性别或身体指数的儿童左心室壁厚度平均值2倍的标准差。

3.一级亲属 存在其他不可解释的左心室壁厚度在一个或多个心肌节段≥13mm，心室壁厚度的测量可以应用任何影像学技术（超声心动图、CMR或CT）。

【鉴别诊断】

1.高血压心脏病 有长期高血压病史，心脏后负荷增加，可导致心肌肥厚，需与肥厚型心肌病相鉴别。①肥厚型心肌病可有家族史；病变部位常呈强弱不均的颗粒或斑点状回声，左心室壁可显著增厚，以左心室心肌非对称性肥厚为特征；可有SAM现象及左心室流出道梗阻。②高血压引起的心肌肥厚心肌回声均匀，左心室壁厚度一般＜15mm，左心室肥厚以向心性肥厚多见，少数为不规则形肥厚；室壁运动幅度增强；可同时合并冠心病及肾、脑血管、眼底等动脉硬化临床指征。

2.冠心病 两者可均有心绞痛的症状及ST-T改变及异常Q波，需鉴别：① 冠心病发病年龄多数在40岁以上；②多伴冠心病危险因素，如血脂增高、高血压、糖尿病、长期吸烟等；③有10%～15%HCM患者同时伴有冠状动脉粥样硬化，故有时必须做冠状动脉造影或冠状动脉CT检查才能明确诊断。

3.主动脉瓣狭窄 主动脉瓣狭窄具有与肥厚型心肌病不同的以下特点：①收缩期杂音位置较高，以胸骨右缘第2肋间为主及胸骨左缘第2～4肋间明显，杂音向颈部传导，改变心肌收缩力和周围阻力的措施对杂音响度改变影响不大；②X线示升主动脉扩张，主动脉瓣可有钙化影；③超声心动图可明确病变的特点及部位。

4.运动员性心脏病 长期运动可使心脏发生适应性心肌肥厚改变，因此需与轻型肥厚型心肌病相鉴别。肥厚型心肌病多表现为左心室非对称性肥厚，左心室缩小，左心房扩大，左心室舒张功能下降，有心肌病家族史，基因检测可呈阳性结果；而运动员心脏改变多表现为对称性左心室肥厚，左心室正常或略大，左心房不大，左心室舒张功能正常，无心肌病家族史，基因检测阴性。此外，也不能排除运动性心肌肥厚合并肥厚型心肌病的可能。

【扫查时注意事项、要点、技巧】

1.多切面、多节段连续扫查。

2.注意结合心电图及超声系列短轴切面对心尖型肥厚型心肌病做出诊断。

3.对于儿童患者应使用Z评分矫正后的数值判断其室壁厚度是否正常。

4.为了避免将二尖瓣反流频谱误认为左心室流出道频谱，导致高估流出道压差，应在心尖五腔心、三腔心切面或非标准切面等多切面上尽可能使用连续多普勒区分出左心室流出道频谱与二尖瓣反流频谱，同时应当常规留取二尖瓣反流频谱。二尖瓣反流频谱峰值较为平钝，并且峰值压差明显高于左心室流出道收缩期峰值压差。

【报告书写要点】

1.测量各心室腔的大小及大血管内径。

2.按照16节段分法测量各室壁舒张及收缩末期厚度，并计算增厚率；测量右心室壁厚度。

3.判断各个瓣膜的反流情况及有无器质性病变。

4.测量左心室流出道及右心室流出道内径、峰值流速及瞬时压力阶差（注明心率）。

5.评估左心室收缩及舒张功能。

【治疗方法及超声相关信息】

1.判断梗阻与非梗阻对于HCM患者很重要，患者的治疗策略取决于症状及血流动力学状态。通过治疗（药物、经导管室间隔心肌消融术、外科室间隔心肌切除术等）可以使左心室流出道及心腔内梗阻得以改善。

2.对于非梗阻性HCM，无症状的患者可以随访观察；有症状的患者主要采取药物治疗以改善左心室舒张功能，缓解心力衰竭症状及减少心肌缺血。常用的药物有β受体阻滞药（β-B）、钙离子拮抗药（CCB）、血管紧张素转化酶抑制剂（ACEI）、血管紧张素Ⅱ受体拮抗剂（ARB）、辅酶Q10等。

3.左心室流出道梗阻的患者首选药物治疗，约2/3有症状的梗阻患者可以通过药物治疗控制症状，而无须手术治疗。新的指南推荐在最大剂量药物治疗下，仍有难治性严重的心力衰竭症状（NYHA心功能Ⅲ级或Ⅳ级）并且左心室流出道压力阶差在静息或运动激发时≥50mmHg或者无论有无症状左心室流出道压力阶差≥100mmHg，为外科手术或经皮室间隔消融术（PTSMA）的适应证。目前，外科手术是解除难治性梗阻性HCM的金标准。

经胸超声心动图在梗阻性肥厚型心肌病室间隔切除术前评估中具有重要作用及指导意义。具体指导及评估作用如下：①定量评估左心室流出道的内径、峰值流速、瞬时压力阶差；②二维、三维超声，彩色超声多普勒及多切面综合准确判断左心室流出道梗阻的具体部位；③左室长轴切面及心尖五腔切面准确测量心肌切除的范围（长度及厚度）；④定量评估二尖瓣反流量；⑤评估是否同时合并二尖瓣、主动脉瓣先天性发育异常或瓣膜脱垂；⑥评估与SAM征相关的乳头肌、腱索是否存在异常；⑦评估是否合并其他必须行心脏外科手术治疗的疾病；⑧术中经食管超声可指导室间隔切除的部位，术后可即刻评估左心室流出道压差和二尖瓣反流量；⑨2014年ESC指南提出应用公式：5年猝死率＝1－0.998^e（预后指数），计算HCM患者5年内猝死风险，并按猝死率的不同给予相应的ICD置入建议，本公式的指标大多数可由超声报告提供，该公式不适用于：年龄＞16岁的患者，竞技运动员患者，患有代谢性/渗透性疾病（例如：安德森-费勃莱病）或综合征（例如：努南综合征）的患者。{注：预后指数＝[0.159 398 58×最大室壁壁厚（mm）]－[0.002 942 71×最大室壁壁厚（mm²）]＋[0.025 908 2×左心房内径（mm）]＋[0.004 461 31×最大（休息/Valsalva动作后）左心室流出道压差（mmHg）]＋（0.458 308 2×猝死家族史）＋（0.826 391 95×非持续性室速）＋（0.716 503 61×不明原因晕厥）－[0.017 999 34×临床评价时的年龄（岁）]}

【小结】 HCM是一种以心肌进行性肥厚、心室腔进行性缩小为特征，以左心室血液充盈受阻、舒张期顺应性下降为基本病理特点的遗传性心肌疾病。主要临床表现为呼吸困难、心绞痛、心悸、乏力、晕厥甚至猝死。因本病发病率高，是青少年及运动员猝死的首要原因，因此应重视其临床诊治工作。

（刘丽文）

第16章 继发性心肌病

第一节 高血压心脏病

高血压心脏病（hypertensive heart disease）是由于血压长期升高使左心室负荷逐渐加重，左心室因代偿而逐渐肥厚和扩张而形成的器质性心脏病。伴有心脏功能异常，包括左心室舒张充盈受损、收缩功能减退、冠状动脉血流储备下降或心肌缺血等。

高血压定义是指体循环动脉收缩压和（或）舒张压的持续升高。即收缩压≥140mmHg和（或）舒张压≥90mmHg诊断为高血压。

【病因及发病机制】 影响高血压的因素很多，其中以压力负荷增加和神经内分泌系统异常为主，此外与年龄、性别、钠盐摄入、肥胖、生活方式和遗传等因素有关。高血压导致左心室肥厚的机制主要为：压力负荷过重→AT-Ⅱ分泌增加→激活蛋白激酶（PKC）→激活Raf-1激酶→促分裂原活化的蛋白激酶（MAPKK）→激活早期反应基因系列（IEGS）→促进心肌细胞肥大和蛋白质的合成。

【病理解剖】 肉眼：早期向心性肥大，心脏重量＞400g，左心室壁增厚至1.5cm（正常1cm），乳头肌、肉柱变粗，心腔不扩张或缩小。晚期可出现离心性肥大，左心腔扩大，室壁相对变薄，肉柱、乳头肌变扁平。镜下可见心肌细胞肥大，分支多，核大深染。

【病理生理】 高血压患者由于长期外周血管阻力增高，心脏后负荷加重，导致左心室壁应力发生改变，致使心肌细胞体积增加，使心室发生向心性肥厚，维持心脏正常排血量。肥厚的心肌弹性下降，舒展性减低，导致左心室舒张末压和左心房压增高，进而左心房增大。肥厚心肌需氧量增加，基础状态下冠状动脉血流量增加，运动或严重心肌肥厚时，冠状动脉血流储备减低，可诱发心肌缺血。长期的后负荷加重导致壁内小血管病变和心内膜下缺血、缺氧刺激胶原生成增加，心肌纤维化形成，最终发生心脏离心性肥厚和左心室收缩功能减低。心肌纤维化也是患者发生心律失常甚至猝死的重要原因。

【临床表现及辅助检查】

（一）症状

多数患者可无心脏自觉症状，部分患者可出现头痛、头晕、注意力不集中、心悸、胸闷、乏力等，甚至出现劳力性胸闷、气短，急性肺水肿，心律失常，胸痛，晕厥，慢性心力衰竭等临床症状。

（二）体征

脉搏洪大、心尖搏动增强。在左心室扩大阶段，心尖搏动向左下移位，呈抬举样心尖搏动。心浊音界向左下扩大，心尖部第一心音增强，可闻及收缩期吹风样杂音。

（三）心电图

可正常，也可出现左心室肥厚、劳损及各种心律失常，$Rv_5 + Sv_1 \geq 4.0mV$（男），$Rv_5 + Sv_1 \geq 3.5mV$（女），ST段可下移，或T波倒置，电轴左偏。

【超声表现及诊断要点】

（一）二维和M型超声心动图

1.高血压心脏病代偿期

（1）心脏结构和功能可无变化，左心房可轻度增大（图16-1）。

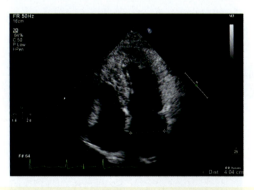

图16-1 左心房扩大超声心动图表现

心尖四腔切面可见左心房轻度增大

（2）左心室壁肥厚以向心性肥厚多见，测量舒张末期室间隔厚度（IVSTd）与舒张末期左心室后壁厚度（LVPWTd）均增厚（11 ~ 15mm），但罕有超过15mm者，两者比值接近1，心肌回声无明显改变（图16-2，图16-3）。测定IVSTd、LVPWTd和左室舒张末期内径（LVIDd）。

计算左心室心肌重量（LVM），LVMI（左心室心肌重量指数）计算公式为LVM/BSA(体表面积)；$LVM = 0.8 \times 1.04[(IVS + LVDd + PW)^3 - (LVDd)^3] + 0.6g$，左心室肥厚（LVH）的诊断标准为：LVMI，男>115g/m²，女>95g/m²。

（3）左心室腔内径正常或向心性变小。

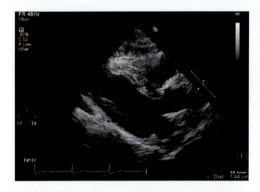

图16-2　室壁向心性肥厚超声心动图表现（1）

左室长轴切面可见室间隔及左心室后壁均匀增厚

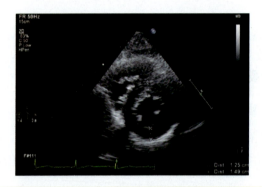

图16-3　室壁向心性肥厚超声心动图表现（2）

左室短轴切面可见室间隔与左心室各壁均匀增厚，左心室腔变小

（4）左心室壁搏幅增强。

（5）升主动脉扩张（图16-4）。

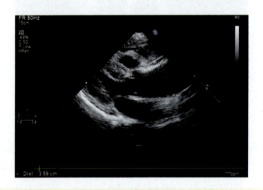

图16-4　升主动脉扩张超声心动图表现

左室长轴切面可见升主动脉内径增宽

（6）左室射血分数（EF）及短轴缩短率（FS）正常或增大。

2.高血压心脏病失代偿期

（1）左心房、左心室腔扩大。

（2）心室壁离心性肥厚（图16-5）。

（3）左心室壁运动幅度减低（图16-6）。

（4）左心室舒张末期容积增大，左心室收缩与舒张功能均减低。

（5）左心衰竭发展到全心衰竭。

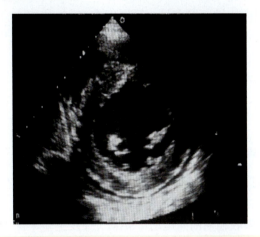

图16-5 心室壁离心性肥厚超声心动图表现

左室短轴切面可见心室壁肥厚，左心室腔扩大

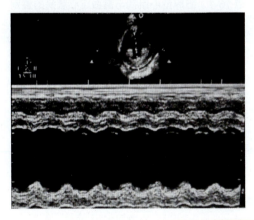

图16-6 左心室壁运动幅度减低M型超声心动图表现

左室短轴切面M型显示室间隔及左心室后壁运动幅度普遍减低

（二）多普勒超声

1.彩色多普勒

（1）合并房室瓣或半月瓣关闭不全时，分别于房室瓣上或半月瓣下显示五彩镶嵌反流信号。

（2）合并心力衰竭时，二尖瓣口及主动脉瓣口血流显色暗淡。

2.脉冲多普勒 二尖瓣口血流频谱形态失常，代偿期为E峰流速及减速度减低，A峰速度加快，E/A＜1。失代偿期E峰速度升高，减速时间、充盈时间均缩短，A峰速度减低，E/A＞2。

（三）超声诊断要点

1.左心房扩大，多为轻度扩大，出现收缩功能减退时可明显扩大。

2.升主动脉扩张，可伴有主动脉瓣关闭不全。

3.左心室壁肥厚以向心性肥厚多见，且厚度在15mm之内。

4.代偿期为E峰流速及减速度减低，A峰速度加快，E/A＜1。左心房压力增高时，E/A＞1，为假性正常；失代偿期E/A＞2，为严重舒张功能减低。

5.左心室腔内径正常或向心性变小。

6.左心室腔扩大时，可见室壁运动幅度减低，收缩功能减低。

【鉴别诊断】

（一）肥厚型心肌病

中、青年发病多见，多有心肌病家族史，无高血压病史（少数患者伴血压轻度增高），室壁厚度≥15mm，室间隔及左心室壁多为非对称性肥厚，左心室腔缩小，可有左心室流出道狭窄、二尖瓣收缩期前向运动（SAM）征及主动脉瓣收缩中期半关闭等征象。

鉴别点见表16-1。

表16-1 肥厚型心肌病与高血压心脏病的鉴别

鉴别项目	肥厚型心肌病	高血压心脏病
家族史	多数有	通常无
高血压病史	无	有
心肌回声	紊乱，颗粒状	正常
SAM征	多数有	无
肥厚心肌的均匀性	多不均匀，非对称性多见	均匀，对称性
左心室流出道狭窄	多存在	无

（二）主动脉瓣狭窄

超声心动图可发现主动脉瓣叶增厚、回声增强或钙化，瓣叶运动受限，可引起左心室壁向心性、对称性肥厚。彩色多普勒可见起始于瓣口狭窄处的五彩镶嵌血流束。频谱多普勒示狭窄处的高速湍流频谱。

（三）主动脉瓣下、瓣上狭窄

均可引起狭窄部位以下的左心室壁向心性、对称性肥厚。主动脉瓣下或瓣上可见纤维膜性狭窄或局限性环形肌性缩窄，瓣上狭窄多合并主动脉窄后扩张。彩色多普勒显示在瓣下或瓣上狭窄处可见五彩镶嵌血流。频谱多普勒示狭窄处的高速湍流频谱。

（四）主动脉缩窄

多数为先天性，少数为多发性大动脉炎所致。可引起左心室壁对称性肥厚。但上臂血压增高，下肢血压正常或降低。超声心动图可见主动脉弓或主动脉峡部呈膜性或管性狭窄，狭窄远心端的降主动脉扩张，搏动减弱。彩色多普勒于主动脉狭窄处可见五彩镶嵌血流。频谱多普勒示狭窄处的高速湍流频谱。

【扫查时注意事项、要点、技巧】

1.准确测量室间隔及左心室后壁厚度，二维超声测量较M型超声更准确。M型超声取样线要与室间隔及左心室后壁垂直。

2.仔细询问高血压病史及心肌病家族史。

3.心脏大小测量及判断要准确。

4.失代偿期应注意排除其他心脏器质性疾病引起的心脏扩大和心功能减低，如扩张型心肌病、冠心病、先天性心脏病等终末期心脏病。

【报告书写要点】

1.*心腔及室壁*　心腔大小、室壁厚度、回声及运动搏幅。

2.*瓣膜*　各瓣膜反流程度、血流频谱特点。

3.*心功能*　左心室舒张及收缩功能评价。

【治疗方法及超声相关信息】

1.生活方式：减轻体重，多摄入水果、蔬菜及低脂食物，限制钠盐的摄入，加强体力活动，限制酒精摄入。

2.药物：利尿药、β受体阻滞剂、血管紧张素转化酶抑制剂、血管紧张素受体拮抗剂、钙拮抗剂等。

3.合并心力衰竭：应采用强心、利尿、扩血管治疗。

4.超声心动图可以观察房室腔大小、大血管内径的改变及严重程度，对评价室壁厚度、运动幅度，左心室心肌质量、左心室功能等有很高的准确性，具有重要价值：①评价心室功能对临床决策很重要；②明确是否存在舒张、收缩功能异常及其严重程度；③观察检测降压治疗的效果；④根据左心室功能对预后进行危险分层；⑤出现胸痛症状的协助诊断；⑥合并心力衰竭时及时观察心脏大小、功能变化，评估病情以指导治疗。

【小结】　高血压心脏病是由于血压长期升高使左心室负荷逐渐加重，左心室因代偿而逐渐肥厚和扩张而形成的器质性心脏病。超声表现：代偿期左心房轻度增大，左心室肥厚以向心性肥厚多见，左心室壁运动搏幅增强；失代偿期左心房、左心室扩大，心室壁离心性肥厚，左心室壁运动幅度减低。必须排除其他导致心肌肥厚的器质性心脏病。可伴有心脏功能异常：左心室舒张、收缩功能减退，冠状动脉血流储备下降或心肌缺血等。

第二节　慢性肺源性心脏病

慢性肺源性心脏病（chronic pulmonary heart disease）是由于肺组织、胸廓或肺动脉血管慢性病变所致的肺循环阻力增加、肺动脉高压，进而使右心肥厚、扩大，伴或不伴右心衰竭的心脏病，并排除先天性心脏病和左心病变引起者。慢性肺源性心脏病简称

"肺心病"，是中老年人的多发病、常见病。

【病因及发病机制】

（一）病因

1.**支气管、肺疾病** 以慢支并发阻塞性肺气肿最为多见，占80%～90%，其次为支气管哮喘、支气管扩张等。

2.**胸廓运动障碍性疾病** 严重胸廓或脊椎畸形。

3.**肺血管疾病** 多发性肺小动脉栓塞及肺小动脉炎。

4.**其他** 包括原发性肺泡通气不足、睡眠呼吸暂停综合征等。

（二）发病机制

由于肺功能和结构的不可逆改变，导致呼吸性酸中毒使血管收缩、痉挛，以及缺氧时收缩血管的活性物质（前列腺素、白三烯、血管紧张素Ⅱ和内皮素等）增多使血管收缩，阻力增加。长期肺部病变引起肺血管炎，管腔增厚、狭窄甚至闭塞，以及毛细血管床的减损及管腔狭窄。缺氧继发红细胞增多，血液黏稠度及血容量增多，均可使肺动脉压增高，继而右心室肥厚甚至右心衰竭。

【病理解剖】 除原发肺部疾病外，主要病理改变为肺小动脉中层肌细胞肥大，细小动脉肌化及内膜纤维化，小动脉血栓形成，毛细血管数量减少。心脏体积增大，右心室肥厚、扩张，心脏重量增加。肺动脉圆锥显著膨隆，乳头肌和肉柱显著增厚，室上嵴增粗。通常以肺动脉瓣下2cm处右心室肌壁厚度超过5mm（正常3～4mm）作为病理诊断肺源性心脏病的形态标准。镜下可见缺氧区心肌纤维萎缩，肌浆溶解，横纹消失。代偿区心肌细胞肥大、增宽，核增大、深染，心肌间质水肿及胶原增生等。

【病理生理】 毛细血管受压数量减少、管壁炎、血容量和血黏度增高使肺血管阻力增加，缺氧和二氧化碳潴留使血管痉挛，以及缩血管活性物质增多，均引起肺血管收缩、肺动脉阻力增加，形成肺动脉高压，引起右心负荷增加、右心室壁肥厚，或快或慢导致右心衰竭甚至全心衰竭。

【临床表现】 主要表现为逐渐出现肺、心力衰竭及其他器官损害的征象。

（一）症状

代偿期主要为呼吸功能不全的症状，表现为活动后心悸、呼吸困难、乏力和劳动耐力下降。失代偿期主要表现为呼吸衰竭，如发绀、抽搐、昏迷；或心力衰竭，如下肢水肿、颈静脉怒张、肝大等。

（二）体征

主要有肺气肿征，如桶状胸、过清音等。肺动脉瓣区可有第二心音亢进，提示有严重肺动脉高压。三尖瓣区出现收缩期杂音多提示有右心室扩大。

【超声表现及诊断要点】

（一）二维与M型超声心动图

1.心脏位置显著下移，常在剑下切面能清晰显示心脏结构。
2.右心房、右心室扩大，左、右心室内径比值＜2.0（图16-7）。

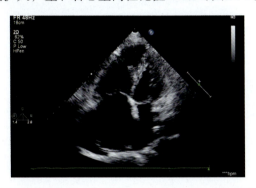

图16-7 右心房、右心室扩大超声心动图表现
心尖四腔切面可见右心房、右心室扩大

　3.右心室壁及室间隔增厚，室间隔平直，可出现室间隔与左心室后壁呈同向运动（图16-8，图16-9）。

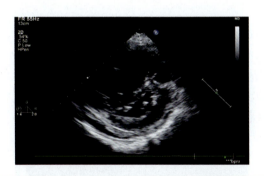

图16-8 室间隔平直超声心动图表现
左室短轴切面可见室间隔平直

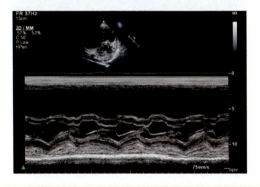

图16-9 室间隔与左心室后壁呈同向运动M型超声心动图表现
左室短轴切面可见室间隔与左心室后壁呈同向运动

4.右心室流出道内径≥30mm。

5.肺动脉显著扩张（内径≥30mm），右肺动脉内径≥18mm。

6.右心室前壁厚度≥5mm，或有搏幅≥6mm，晚期搏幅减弱。

7.M型示肺动脉瓣后叶a波减低或消失，肺动脉瓣CD段形态异常，呈W形收缩中期半关闭及V形收缩提前关闭征象（图16-10）。

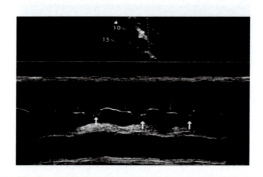

图16-10　肺动脉高压肺动脉瓣M型超声心动图表现

箭头所示内容为肺动脉瓣CD段呈W形

（二）多普勒超声

1.彩色多普勒

（1）肺动脉血流显色呈暗蓝色。

（2）合并三尖瓣反流时，三尖瓣上显示五彩镶嵌的反流信号。

（3）合并肺动脉瓣反流时，肺动脉瓣下显示五彩镶嵌的反流信号。

2.脉冲多普勒　肺动脉瓣上血流速度减慢，射血前期延长，射血时间缩短，峰值前移，频谱形态呈"匕首状"（图16-11）。

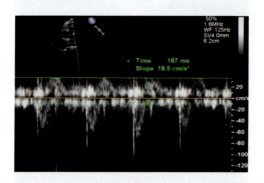

图16-11　肺动脉高压肺动脉瓣上频谱多普勒超声表现

肺动脉瓣上频谱形态呈"匕首状"

3.连续波多普勒

（1）合并三尖瓣关闭不全时，三尖瓣上探及收缩期高速血流频谱。

（2）合并肺动脉瓣关闭不全时，肺动脉瓣下探及舒张期高速血流频谱。

（3）估测肺动脉压力：利用三尖瓣最大反流速度估测肺动脉收缩压（SPAP）。

公式为：$SPAP（mmHg）= 4V^2 + RAP$

式中，V为三尖瓣收缩期最大反流速度；RAP为右心房压；当右心房内径正常时为5mmHg，轻至中度扩大时为8 ~ 10mmHg，重度扩大时为15mmHg。

利用肺动脉瓣舒张晚期最大反流速度估测肺动脉舒张压（DPAP）；利用肺动脉瓣舒张早期最大反流速度估测肺动脉平均压（mPAP）。

公式为：$DPAP（mmHg）= 4V^2 + 6$（V为肺动脉瓣舒张晚期最大反流速度；6代表右心室舒张末期压力）。

$mPAP（mmHg）= 4V^2 + 6$（V为肺动脉瓣舒张早期最大反流速度；6代表右室舒张期压力）。

（三）诊断要点

肺源性心脏病患者由于肺过度充气，而且心脏常呈垂位，可将探头下移至胸骨旁第6 ~ 7肋间及剑突下切面探查。右心房、右心室扩大，右心室壁增厚及肺动脉扩张，彩色多普勒显示三尖瓣或肺动脉瓣反流，频谱多普勒测得肺动脉压力增高。M型示肺动脉瓣曲线a波低平或<2mm，收缩中期提前关闭等征象。

【鉴别诊断】 肺源性心脏病超声心动图表现缺乏特异性。许多心脏疾病均能引起类似于肺源性心脏病的病理改变，应与下述主要疾病相鉴别。

（一）房间隔缺损

也可有右心房、右心室的扩大，肺动脉内径增宽，但多切面二维超声心动图可观察到房间隔有回声失落，断端回声增强，彩色血流可见房水平的分流，频谱多普勒可录得以舒张期为主或全心动周期的分流频谱。

（二）肺静脉异位引流

右心容量负荷增多，继发右心房、右心室扩大及肺动脉高压。多切面观察左心房内肺静脉开口数目不完全，肺静脉引流部位扩张（上、下腔静脉或冠状静脉窦扩张）。彩色血流可见部分或无肺静脉回流入左心房，有肺静脉血流直接进入右心房或上、下腔静脉或冠状静脉窦。

（三）肺动脉瓣狭窄

继发征象有右心室壁增厚及肺动脉扩张，但二维超声心动图可见肺动脉瓣增厚、回声增强，开放受限，彩色血流可见起始于肺动脉瓣的收缩期五彩镶嵌血流，频谱多普勒录得肺动脉瓣上高速湍流频谱。

【扫查时注意事项、要点、技巧】

1.肺源性心脏病患者由于肺过度充气，而且心脏常呈垂位，因此常规切面难以获得清晰图像，可将探头下移至胸骨旁第6 ~ 7肋间或剑突下探查常可获得满意图像。

2.注意采用三尖瓣或肺动脉瓣反流，估测肺动脉压力。

3.M型肺动脉瓣曲线a波低平或<2mm，收缩中期提前关闭等征象。

4.应注意排除其他心脏器质性疾病引起的右心系统扩大和肺动脉高压的疾病。

【报告书写要点】

1.心腔及大血管　心腔大小及大血管内径。

2.室壁　室间隔及左心室壁厚度、回声及运动搏幅，有无室间隔与左心室后壁同向运动。

3.瓣膜　各瓣膜反流程度、血流频谱特点。

4.肺动脉压　三尖瓣或肺动脉瓣反流法估测肺动脉压。

5.心功能　左心室舒张及收缩功能评价。

【治疗方法及超声相关信息】　除治疗肺胸基础疾病、改善心肺功能外，还须维护各系统器官的功能，采取措施予以救治。急性加重期：控制感染，通畅呼吸道，改善呼吸功能，纠正缺氧和二氧化碳潴留，纠正呼吸和心力衰竭。缓解期：采用中西药结合的综合措施，增强患者免疫功能，去除诱发因素，减少急性加重期发生，使心肺功能逐步得到部分恢复。

超声心动图可以观察右心系统结构和功能的改变，是目前最重要的无创性检查方法。可以：①较为准确地评估肺动脉压；②评估右心肥厚、扩张及其严重程度，估测心脏功能；③观察患者病情变化、评估患者治疗效果。

【小结】　慢性肺源性心脏病是由于肺、胸廓或肺动脉血管慢性病变所致的肺循环阻力增加、肺动脉高压，进而使右心肥厚、扩大，甚至发生右心衰竭的心脏病。超声表现：右心房、右心室扩大，肺动脉内径增宽；右心室壁及室间隔增厚，可出现室间隔与左心室后壁呈同向运动；M型示肺动脉瓣呈W形或V形；三尖瓣或肺动脉瓣反流法可以估测肺动脉压。必须排除其他导致右心系统扩大和肺动脉高压等疾病。

（左　蕾）

第17章　心　肌　炎

心肌炎（myocarditis）是指由各种病因引起的心肌局限性或弥漫性非缺血性炎性与损伤，可分为感染性和非感染性。病变可累及心肌实质、间质、血管、心包，亦可侵犯心脏的传导系统。其病因可以是各种感染、自身免疫反应、药物、理化因素等。在我国以病毒性心肌炎较常见。

【病因及发病机制】

（一）病因

1.**感染性因素**　病毒：肠道病毒（柯萨奇病毒、Echo病毒、肝炎病毒）、流感病毒、腺病毒、呼吸道合胞病毒等；支原体：肺炎支原体；细菌：如葡萄球菌、白喉杆菌、链球菌等；真菌：念珠菌、放线菌等；螺旋体：梅毒、钩端螺旋体等；立克次体；寄生虫等。其中以病毒最常见。

2.**非感染性因素**　过敏、变态反应或风湿性疾病；物理因素，如胸部放射性治疗引起的心肌损伤；化学因素，药物损伤，如一些抗生素、肿瘤化疗药物等。

（二）发病机制

病毒性心肌炎的发病机制已基本阐明，包括以下3种。

1.**病毒的感染和复制直接导致心肌损伤**　病毒→通过血液循环→毛细血管网→心肌细胞→在心肌细胞内繁殖、复制→心肌细胞溶解、坏死及单核细胞浸润等炎症反应。

2.**免疫反应**　病变后期宿主体内由于病毒或心肌抗原所诱发的细胞及体液免疫可识别、溶解感染的心肌细胞。

3.**生化机制**　当机体感染病毒或细菌时，心肌缺血、缺氧引起能量代谢障碍，都会产生大量氧自由基引起心肌细胞核酸断裂从而损伤心肌。

（三）致病条件因素

1.过度运动：运动可致病毒在心肌内繁殖复制加剧，加重心肌炎症和坏死。

2.细菌感染：细菌和病毒混合感染时，可能起协同致病作用。

3.妊娠：可增强病毒在心肌内的繁殖，有文献表明围生期心肌病可能是病毒感染所致。

4.营养不良、高热寒冷、缺氧、过度饮酒等，均可诱发病毒性心肌炎。

【病理解剖】

1.**肉眼**　心肌呈灰色或淡黄色，心脏表面可见白斑或出血斑，心脏增大、心肌重量增加，左心室较明显。侵及心内膜时，可有赘生物、溃疡或附壁血栓形成，侵及心包时可有心包积液。

2. 镜下　以心肌病变为主的实质性病变：表现为心肌细胞的变性、肿胀、坏死和溶解等；以间质病变为主的间质性病变：表现为心肌间质充血、水肿及增生，内有大量炎症细胞浸润等。

【病理生理】　心肌炎症可导致不同程度的心脏结构改变和功能障碍，常累及传导系统，引起心律失常。心肌细胞局部或弥漫性发生变性、坏死、纤维化、心肌蛋白质不同程度丧失，引起心肌收缩性减弱。心肌间质水肿、炎细胞浸润、纤维细胞增生可引起室壁增厚及室壁成分的改变，导致心肌舒张性降低。如果心肌损伤的程度超过心脏代偿能力便可发生心力衰竭。

【临床表现及其他检查】

（一）症状和体征

1. 症状　50%～80%患者有原发感染的表现，如病毒引起发热、咽痛、咳嗽、呕吐、腹泻等，大多在病毒感染1～3周或更长时间后出现心脏受累的症状，常见如胸痛、胸闷、心悸、乏力等。严重者可出现心力衰竭、心源性休克、晕厥或猝死等。

2. 体征　主要为各种心律失常，以房性与室性期前收缩最常见。心率增快，与体温升高不成比例。心尖部可闻及2～3级收缩期杂音，常有第三心音或第四心音，第一心音减弱。心界扩大，严重者出现舒张期奔马律，颈静脉怒张、肺部湿啰音、肝大等心力衰竭体征。

（二）其他检查

1. 心电图　起病后心电图由正常可突然变为异常，随感染的消退而恢复。主要表现有ST段下移、T波低平或倒置及各种心律失常，特别是室性心律失常和房室传导阻滞等。

2. X线检查　由于病变范围及病变严重程度不同，X线检查亦有较大差别，可见心影正常或增大，以左心室扩大为主，心力衰竭时可有肺淤血或肺水肿。

3. 血液检查　急性期时心肌肌酸激酶（CK-MB）增高，血清肌钙蛋白T（TnT）或肌钙蛋白I（TnI）升高，其中TnT和TnI增高较敏感，慢性心肌炎多在正常范围。外周血白细胞（WBC）增高，红细胞沉降率加快，C反应蛋白增加。特异性病毒抗体阳性有助于诊断。

【超声表现及临床诊断标准】

（一）超声表现

1. 心脏形态结构的改变

（1）心脏扩大：左、右心均可受累，以左心扩大更为多见（图17-1，图17-2），为可逆性。

（2）心肌增厚：以室间隔及左心室后壁增厚较为常见（图17-3）。

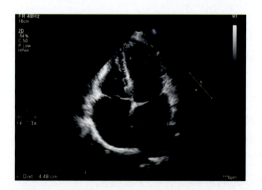

图17-1　心肌炎左心房扩大超声心动图表现

心尖四腔切面可见左心房扩大

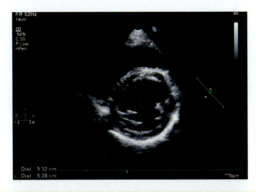

图17-2 心肌炎左心室扩大超声心动图表现

左室短轴切面可见左心室扩大

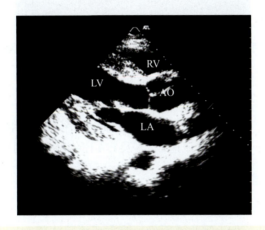

图17-3 心肌炎室间隔增厚超声心动图表现

左室长轴切面可见室间隔增厚。LA.左心房；LV.左心室；RV.右心室；AO.主动脉

（3）心肌回声改变：主要表现为心肌回声不均匀。急性期以减低型为主；亚急性期回声不均匀或呈弥漫性增强（图17-4）。

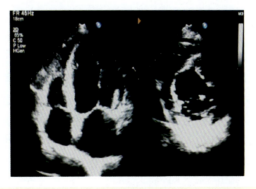

图17-4 心肌炎心肌回声不均匀超声心动图表现

心尖四腔、左室短轴切面可见室间隔、左心室后壁心肌回声不均匀增强

（4）其他：不同程度的心包积液；少数患者可形成附壁血栓，血栓脱落引起动脉系统的栓塞；心脏瓣膜、房室壁和大动脉壁赘生物等。

2.心功能改变

（1）心脏运动异常：可出现节段性或普遍性室壁运动异常，包括运动减弱、运动消失及运动不同步等（图17-5）。

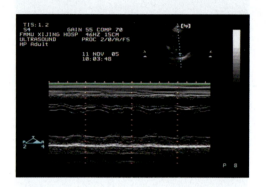

图17-5 心肌炎室壁运动异常M型超声心动图表现

左室短轴 M 型示左心室后壁运动搏幅减低

（2）心室收缩与舒张功能受损

1）收缩功能受损：心排血量降低、心室短轴缩短率减小、射血分数减低等。

2）舒张功能减低：房室瓣口流速E、A及E/A比值降低、倒置或呈单峰状。

（二）临床诊断标准

具备以下3项即可确诊。

1.病毒感染的证据，如上呼吸道感染、腹泻或流感症状，1～3周后出现心脏症状或心电图变化，血清病毒和抗体测定阳性或分离出病毒。

2.心肌损伤表现，具备以下任意一项：①心脏扩大；②心力衰竭；③心律失常；④心电图改变；⑤心包摩擦音；⑥病理性杂音；⑦无其他原因可解释的心肌酶升高。

3.排除其他心肌病等器质性心脏病。

【鉴别诊断】

（一）冠心病

由于冠状动脉粥样硬化致心肌缺血、缺氧或坏死，心肌收缩、舒张功能障碍，心腔逐渐扩大。多见于40岁以上的男性及绝经后女性，临床有心绞痛、心肌梗死病史，心电图和其他相关检查显示心肌缺血改变。临床一般通过病史、心电图及冠状动脉造影可鉴别。超声心动图显示缺血部位与病变冠状动脉分布走行密切相关，缺血严重部位可出现室壁变薄及运动明显减弱，故较常见室壁局限性变薄，心肌回声增强及节段性室壁运动减弱或消失。

（二）扩张型心肌病

一种异质性心肌病，心肌细胞非特异性肥大、变性，纤维组织增生的非炎症性病变。各心腔扩大，以左心房、左心室扩大或全心明显扩大多见，室间隔和室壁厚度可正常，运动幅度普遍减低，射血分数明显减低。心肌炎的心脏增大常呈动态性变化。轻症病例心脏大小可正常或扩大不明显，病变严重时可出现心脏普遍性扩大，可伴心室壁运动搏幅减低。

【扫查时注意事项、要点、技巧】

1.病史及临床资料很关键。

2.心脏大小测量及判断要准确。

3.超声心动图只能作为临床诊断依据，不能作为诊断标准。

4.多与患者交流，给予合理意见或建议。

5.诊断结果忌过于片面。

6.应注意排除其他心脏器质性疾病引起的心脏扩大和心功能减低，如扩张型心肌病、冠心病、高血压心脏病、先天性心脏病终末期。

7.因左心室扩大、形态失常，或因左心室壁收缩运动不协调、不同步，左室射血分数应采用双平面Simpson法测量。

【报告书写要点】

1.心腔及室壁 心腔大小，室壁厚度、回声及运动搏幅，有无心包积液。

2.瓣膜 各瓣膜反流程度、血流频谱特点。

3.心功能 左心室舒张及收缩功能评价。

【治疗方法及超声相关信息】

目前对病毒性心肌炎无特效疗法，采取综合措施。

1.休息 急性期应卧床休息，避免加重心脏负担。

2.加强营养 给予富含维生素和蛋白质的饮食。

3.抗病毒治疗 主要用于病毒性心肌炎早期，如利巴韦林。

4.改善心肌代谢和清除氧自由基 维生素C、辅酶Q10、极化液。

5.免疫调节剂 干扰素、转移因子、黄芪。

6.其他对症处理 血管紧张素转化酶抑制剂、利尿药等。

超声心动图可以观察患者心脏大小，室壁厚度、回声、运动幅度，瓣口反流情况及左心室收缩、舒张功能等多个指标，为临床诊断、治疗和预后评估提供重要依据。①评价是否存在舒张、收缩功能异常及其程度；②评价心室功能指导临床决策；③检测临床治疗效果；④合并心力衰竭时及时评估病情以指导治疗。

【小结】 心肌炎是由各种病因引起的心肌局限性或弥漫性的非缺血性炎性与损伤。超声表现以可逆性左心扩大为多见，心肌回声不均匀，可见少量心包积液，少数患者可形成附壁血栓，可伴有节段性或弥漫性室壁运动异常，以及心室收缩与舒张功能受损。必须排除其他引起心脏扩大的器质性心脏病。患者的病史及临床资料很关键，超声心动图只能作为临床诊断依据，不能作为诊断标准。

（左 蕾）

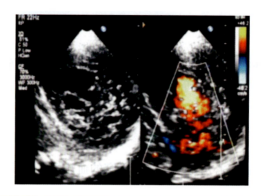

图18-3　心肌致密化不全彩色多普勒超声心动图表现

左室短轴系列切面可见隐窝内低速血流与心腔相通

（二）诊断要点

1.左心室心腔内多发的肌小梁和深陷其间的隐窝，形成网状结构，称为"非致密心肌"。

2.彩色多普勒显示隐窝内低速血流与心腔相通。

3.心脏扩大，以近心尖1/3的游离节段室壁最明显，可累及中段室壁和后壁、侧壁等，室间隔、基底段室壁一般无明显变化。

4.致密化不全心肌厚度与致密心肌厚度的比值（N/C），成人＞2，儿童＞1.4。

（三）心肌致密化不全超声诊断标准

Jenni孤立性左心室心肌致密化不全2006诊断标准：①多发的突入心腔的肌小梁错综排列，主要分布于心尖部和左心室游离壁中段，肌小梁见大小不等深陷的间隙；室间隔、基底段心肌结构基本正常。可见典型的两层不同的心肌结构，外层的致密心肌变薄，内层非致密化心肌增厚，其间可见深陷的隐窝，非致密心肌厚度与致密心肌厚度的比值（N/C）＞2。②病变主要位于心尖部（＞80%）、侧壁和下壁。③彩色多普勒可见深陷隐窝内有低速血流与心腔相通，而不与冠状动脉循环相通。④心肌声学造影：显示心内膜与心腔边界，观察小梁间隙内呈涡流的造影剂与心腔相通。⑤排除其他先天性或获得性心脏病的存在。

【鉴别诊断】　心肌致密化不全主要依靠超声、磁共振和左心室造影等影像学检查，并结合临床进行诊断，但应注意与扩张型心肌病、心内膜弹力纤维增生症、正常肌小梁、假腱索及心尖部附壁血栓相鉴别。

1.与扩张型心肌病、心内膜弹力纤维增生症相鉴别　见表18-1。

2.正常肌小梁　心室腔内正常肌小梁，数目少≤3个，且心尖部少见。

3.左心室心尖部附壁血栓　血栓回声及密度多不均匀，多数发生于心肌梗死后及室壁瘤的情况下。

表18-1 心肌致密化不全、扩张型心肌病、心内膜弹力纤维增生症的鉴别

	NVM（致密化不全）	DCM（扩张型心肌病）	EFE（心内膜弹力纤维增生症）
心腔大小	左心腔大	全心大	左心室球形扩大
室壁	厚薄不均	相对均匀变薄	均匀变薄
心内膜面	突出的肌小梁，之间有深隐窝	平直的线状	明显增强增厚
CDFI	小梁间血流充盈，并与心腔相通	心尖部血流暗淡	心尖部血流暗淡
年龄	成人多见	成人多见	婴幼儿多见
病因	心内膜形成过程提前终止，导致肌小梁不能吸收	未明，多因素	心内膜弹力纤维增生，心内膜增厚
家族倾向	（＋）	（－）	（－）

【扫查时注意事项、要点、技巧】

1.注意观察有无心内膜面异常粗大的肌小梁和交错深陷的隐窝，呈蜂窝状结构。

2.注意扫查近心尖部，观察有无附壁血栓。

3.准确测量心脏的大小。

4.仔细询问家族史。

5.晚期应注意排除其他心脏器质性疾病引起的心脏扩大和心功能减低。左室射血分数应采用双平面Simpson法测量。

【报告书写要点】

1.室壁 异常粗大的肌小梁和交错深陷的隐窝发生的部位，室壁厚度、回声及运动搏幅。

2.心腔及大血管 心腔大小及大血管内径。

3.瓣膜 各瓣膜反流程度、血流频谱特点。

4.心功能 左心室舒张及收缩功能评价。

【治疗方法及超声相关信息】 无特殊治疗，目前均采取对症治疗。心力衰竭的处理：药物选用β受体阻滞剂和血管紧张素转化酶抑制剂等，起搏器置入（DDD或CRT）和心力衰竭末期的心脏移植。心律失常的处理：胺碘酮等，必要时置入ICD。预防栓塞：阿司匹林、华法林或氯吡格雷等。同时，可采用二磷酸果糖、辅酶Q10、维生素B或盐酸曲美他嗪等改善心肌能量代谢。加强宣传教育，提倡优生优育，指导合理妊娠，加强孕期保健来积极预防。

超声心动图是临床诊断心肌致密化不全的最佳方法，可以观察心肌内异常肌小梁结构，心腔扩大程度，心脏收缩、舒张功能的改变，是目前最重要的无创性筛查和确诊手段。超声心动图可以：①评估非致密心肌累及范围、程度及心腔大小；②估测心脏功能；③观测患者病情变化、评估患者治疗效果；④判断有无合并心脏附壁血栓，预防栓塞。

【小结】 左心室心肌致密化不全是一种罕见的因心内膜胚胎发育停止所致的先天性心室肌发育不良性心脏病，可以单独存在，或与其他先天性心脏畸形并存，有家族发病倾向。超声表现：病变区域心内膜面连续性中断，可见异常粗大的肌小梁和交错深陷的隐窝，以近心尖1/3的游离节段室壁最明显，致密化不全心肌厚度与致密心肌厚度的比值（N/C）＞2；彩色多普勒示隐窝间隙之间有低速血流与心腔相通。

（左 蕾）

第19章　心内膜弹力纤维增生症

心内膜弹力纤维增生症（endocardial fibroelastosis，EFE）又名硬化性心内膜炎，或婴儿型扩张型心肌病。其病因尚未明了。多为左心室或双心室病变，以心内膜弹力纤维和胶原纤维增生为主的心脏疾病。为小儿原发性心肌病中较为常见的一种，在婴幼儿中的发病率为1/（5000～6000），男女比为1∶1.5。多数在1岁以内发病，是1岁以下患儿发生心力衰竭的主要原因之一。

【病因及发病机制】　确切病因不明，目前认为最可能的致病途径是心内膜下供血、供氧不足引起胎儿心内膜炎有关，和（或）出生前、后炎症或感染，主要是病毒感染所致。发病机制有多个学说，包括病毒感染学说，如柯萨奇病毒、流行性腮腺炎病毒、腺病毒等经胎盘引起胎儿心肌感染；遗传代谢疾病学说，可能与黏多糖疾病有关；遗传学说，认为肉毒碱缺乏是导致EFE的一个病因，以及免疫、内分泌等因素有一定关系。

【病理解剖】　基本病变是心内膜的弹力纤维和胶原纤维增生。肉眼：心脏明显增大，以左心房、左心室增大为主，心室呈球形扩张，心内膜呈瓷白色，心内膜增厚，厚度从1mm以下到数毫米不等，出现弥漫性心内膜增厚。瓣膜及乳头肌均可受累，可伴有腱索增粗缩短，并可与纤维化的乳头肌发生融合。心内膜下心肌退行性变性坏死，可见附壁血栓。镜下可见：增厚的心内膜主要由细胞数少而较厚的弹力纤维和胶原纤维构成。

【病理生理】　心腔可单独或联合受累，以左心室多见，舒张期充盈受限，心排血量减少，瓣膜关闭不全，静脉压升高，心腔扩大，心力衰竭为主要改变。

【临床表现】　以充血性心力衰竭为主，常在呼吸道感染之后发生，2/3患儿的发病年龄都在1岁以内。年龄越小发病越急，其他特征如下。

1.多数为2～6月龄婴儿突然出现心力衰竭：①呼吸困难、发绀；②心动过速、心律失常、心界扩大，面部或下肢水肿；③嗜睡、肌张力减低；④呕吐、腹泻；⑤发育迟缓等。主要体征包括：心脏扩大，心前区隆起，心音低钝，可闻及舒张期奔马律及瓣膜关闭不全杂音。

2.X线胸片：心脏扩大以左心室为主，心搏减弱，肺纹理增多。

3.心电图：80%可表现为左心室肥厚，ST-T改变或T波倒置及房室传导阻滞等。

【超声表现及诊断要点】

（一）超声表现

1.左心室心内膜增厚、回声增强（图19-1A、B）。

2.左心房、左心室扩大，左心室呈球形；少数病例可有右心室或右心房扩大。

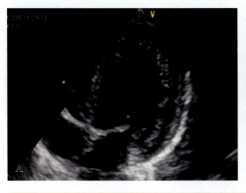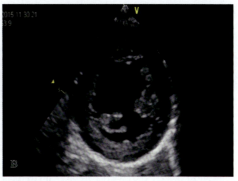

图19-1　心内膜弹力纤维增生症超声心动图表现

心尖四腔及左室短轴切面可见左心室心内膜增厚、回声增强

3.扩大的心腔内可见附壁血栓。

4.M型超声可见室壁运动搏幅明显减低（图19-2）。

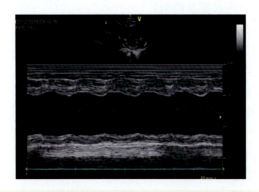

图19-2　心内膜弹力纤维增生症M型超声心动图表现

室间隔及左心室后壁运动搏幅明显减低

5.心脏收缩功能减低。

6.二、三尖瓣关闭不全，彩色多普勒可见二、三尖瓣反流。

7.二、三尖瓣血流频谱呈限制性充盈障碍表现。

（二）诊断要点

1.左心室心内膜增厚、回声增强。

2.左心室扩大，呈球形。

3.室壁运动搏幅明显减低。

4.二、三尖瓣血流频谱呈限制性充盈障碍表现。

5.收缩、舒张功能显著异常。

（三）诊断标准

1.婴儿期发生充血性心力衰竭，常在呼吸道感染之后发生，心力衰竭顽固，易反复加重。

2.可有或无二尖瓣反流的收缩期杂音。

3.心电图表现为左心室肥厚，ST-T改变或T波倒置。

4.超声心动图示左心室或伴左心房扩大，心内膜增厚、回声增强，室壁运动幅度减低，收缩及舒张功能不全。

5.EFE诊断金标准是心内膜心肌活检和病理组织学检查。

【鉴别诊断】 参见表18-1。

【扫查时注意事项、要点、技巧】

1.注意观察心内膜有无增厚、回声增强及附壁血栓。

2.准确测量心脏大小。

3.测量室壁运动搏幅。

4.左室射血分数应采用双平面Simpson法测量。

5.判断血流频谱有无限制性充盈障碍。

【报告书写要点】

1.心内膜　厚度、回声及累及范围。

2.心腔及大血管　心腔大小、形态及大血管内径。

3.室壁　室间隔及左心室壁厚度、回声及运动搏幅。

4.瓣膜　各瓣膜反流程度、血流频谱特点。

5.心功能　左心室舒张及收缩功能评价。

【治疗方法及超声相关信息】 治疗方法主要为控制心力衰竭，如应用快速起效的洋地黄，利尿药及扩血管药物；加强心肌营养；还可以加用泼尼松、环磷酰胺等激素和免疫抑制剂。此外，还应积极防治感染，有肺部感染者应用有效抗生素。

预后：本病若不及时治疗，多在2岁前死亡，对洋地黄反应良好且能长期坚持治疗，预后较好。

超声心动图是目前临床诊断心内膜弹力纤维增生症的最佳方法，可以观察心内膜厚度、累及范围，心腔扩大程度，心脏收缩、舒张功能的改变，是目前最重要的无创性筛查和确诊手段。估测心脏功能；对患者病情变化及治疗效果的评估有重要意义。

【小结】 心内膜弹力纤维增生症（EFE）可能与心内膜下血流不足和（或）出生前、后炎症或感染有关，多见于婴幼儿。超声表现：左心室心内膜增厚、回声增强，左心房、左心室扩大，左心室呈球形，室壁运动搏幅明显减低；二、三尖瓣血流频谱呈限制性充盈不良。

（左　蕾）

第20章 心包疾病

第一节 心包积液

心包积液（pericardium effusion，PE）是指各种原因引起的心包腔内液体聚集达到50ml以上的病理状态。积液如局限在心包某个部位，周围粘连则形成包裹性心包积液。心包积液在临床上非常常见，但却不容忽视，病情严重程度与积液量密切相关，一旦心包内液体增加引起心室舒张及充盈受到限制，静脉回流受阻，静脉压升高，即引起心脏压塞症，可危及生命。慢性心脏压塞者，静脉淤血表现突出，而在急性心脏压塞者主要表现为动脉压下降甚至休克，必须立即采取治疗措施。

【病因及发病机制】 心包积液可由多种原因引起，如炎症、肿瘤、创伤、代谢障碍、风湿病、红斑狼疮、甲状腺功能减低、药物损害及纵隔辐射等，还有部分病因不明。最常见的为炎症和代谢性因素所致。

【病理解剖】 心包由脏层（外面的纤维层）及壁层（内面的浆膜层）组成。纤维心包由坚韧的纤维性结缔组织构成，上方包裹大血管根部，与大血管外膜相延续，下方与膈肌中心腱相连，起到固定作用；浆膜心包位于心包囊的内层，又分脏、壁两层：壁层紧密贴于纤维心包内面，脏层贴附于心肌的表面（心外膜），脏、壁两层在大血管根部互相移行，形成心包腔（含少量浆液）。

正常时心包腔内含有很少量的液体，起润滑、减少摩擦、限制心脏容量、防止邻近器官或组织炎症向心脏蔓延的作用。但各种原因引起的心包内液体增加到50ml以上则为异常。

浆膜心包脏、壁两层返折处的间隙称为心包窦，与心外科手术及介入的入路密切相关，其中较为重要的有3处。①心包横窦：主、肺动脉后方与上腔静脉、左心房前壁前方间的间隙。②心包斜窦：下腔静脉与心包后壁之间的心包腔。③心包前下窦：心包前壁与膈之间的交角处，由心包前壁移行至下壁所形成，位置最低，心包积液常存于此窦中，是心包穿刺比较安全的部位。

【病理生理】 心包积液时，心包腔内液体增多，导致心包腔压力升高，使心脏舒张受到限制，右心血流回流受阻，体循环淤血，左心室充盈血流减少，心排血量随之下降，收缩压减小，舒张压变化不明显，脉压减小，吸气时因为左心回流进一步减少收缩压减少会更明显。

心包积液引起的血流动力学改变除了与液体量的多少有关外，还与心包的顺应性有关。如心包积液量增长较快，即使量较少也会导致心包腔不适应这种突然变化的压力迅速上升而引发心脏压塞，心包积液量增长缓慢时，即使大量的心包积液也可能不会出现心脏压塞。

【临床表现】 患者的症状和体征与病因和基础病变有关，少量和增加缓慢的中量积液均可不出现临床症状，心包积液较多或液体积聚较快时，可出现奇脉、颈静脉怒张、呼吸时颈静脉扩张、肝大、肝静脉淤血及周围静脉淤血症状。收缩压及脉压减小，严重时可出现休克。心脏压塞时心脏会出现代偿性心动过速，脉搏细速。少量积液合并心包炎症时可出现心包摩擦音，吸气时加重。

【超声表现及诊断要点】

（一）超声表现

1.少量心包积液 积液量在200ml以下（图20-1）。

（1）多切面显示左心室后壁后方、房室瓣环远端可见弧形液性暗区，收缩期较宽，舒张期较窄，液区厚度＜10mm。

（2）心脏的前方、侧位及心尖部通常无液性暗区。

2.中量心包积液 积液量200～500ml。

（1）多切面显示左心室后壁脏、壁层心包间液性暗区厚度10～20mm。

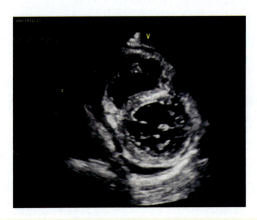

图20-1 少量心包积液

（2）右心室前壁与壁层心包之间见厚度在10mm以下的液性暗区。

（3）心脏的外侧、前方及后方均分布带状液性暗区，左室短轴切面见左心室外周液性暗区呈弧形，但尚未超过房室环区。有时左心房后也可见少量液性暗区。

3.大量心包积液 积液量在500ml以上（图20-2）。

（1）心脏周围，包括左心房侧均为较宽的液性暗区所包绕，超越房室环区，这是心包斜窦已有积液的表现。左心室后壁脏、壁层心包间液性暗区厚度＞20mm，有时可见絮状带状回声。

（2）心脏摆动征，右心室前壁，室间隔及左心室后壁呈同向运动，心脏犹如悬吊于囊中呈前后或左右向摆动，称为"摇摆心"。

（3）因积液量大，心腔可变小，腱索长度与心腔内径不成比例，可出现二尖瓣或三尖瓣脱垂。

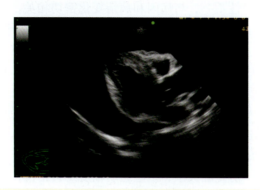

图20-2　大量心包积液

4.包裹性心包积液　根据积液量及部位不同，二维超声心动图显示心壁与心包壁层之间局限性液性暗区，液区中可见絮状粘连光带。

5.心脏压塞（cardiac tamponade）

（1）大量心包积液或中等量积液且迅速增加时，可出现心率过速，室壁运动幅度变小。

（2）吸气时右心室增大，左心室变小，右心室前壁向后运动变形，室间隔向左偏移。

（3）二尖瓣EF斜率随呼吸而变异，吸气时EF斜率减低。

（4）左心室后壁可出现粗大震颤。

（二）诊断要点

1.心包脏壁层回声分离，内为液区。

2.心包积液半定量要点：测量最宽处液区，一般情况下径线＜10mm者为少量，10～20mm为中量，＞20mm为大量。

3.心脏压塞超声征象：心脏摇摆、心室内径呼吸性变异、右心室前壁外膜舒张期凹陷、M型示左心室后壁粗大震颤。

【鉴别诊断】

（一）左侧胸腔积液

心包积液在胸前第3～5肋间，胸腔积液多在肩胛线第7～9肋最清楚。心包积液在心壁与心包壁层之间；左侧胸腔积液在心包壁层之外的胸膜腔内，其内可见肺回声。

（二）心外脂肪垫

体形较胖者有时在右心室前壁之前探查到暗区，但收缩期及舒张期暗区无明显变化。提高增益时心前暗区内可出现光点回声。

【扫查时注意事项、要点、技巧】

1.胸骨旁多切面检查显示各壁积液情况，必要时需剑突下切面观察心脏隔面。注意仪器调节，特别是与心外膜脂肪垫相鉴别时应适当增大增益。

2.心包腔内液区透声性不一，与病因和病情变化密切相关。多数为无回声暗区，但少数如炎症、结核可能出现炎性渗出物或干酪样坏死物沉积，导致液区类似实性回声，需仔细甄别。

3.大量心包积液或中等量积液且迅速增加时，注意监测EF、FS等心功能指标。

【报告书写要点】

1.心包：心包脏、壁层分离部位，测量各壁收缩期（S）及舒张期（D）的积液厚度。如有心包增厚、粘连及钙化征象也需报告。

2.积液：液区是否清晰，有无占位性病变或异常回声附着。

3.心腔及室壁运动：房室腔大小、室壁运动幅度是否正常，下腔静脉内径及随呼吸变化率。

4.心率是否正常，是否存在心动过速。

5.如必要提示临床可在超声引导下穿刺抽液。

【治疗方法及超声相关信息】

（一）内科治疗

药物治疗包括应用激素、抗炎药、抗结核药及其他针对病因治疗。在没有症状时也可以不用药物而予以超声观察。

（二）介入治疗

超声引导下心包穿刺可减轻症状，可抽取心包内液进行化验，以助于诊断和治疗。常规超声可观察积液量变化、评估介入效果。

（三）外科治疗

手术治疗的目的在于解除已有的或可能发生的心脏压塞，清除心包积液，减少心包积液复发的可能，防止晚期心包炎性缩窄。在诊断明确、药物治疗无效的情况下可行心包引流及心包切除（可在胸腔镜下进行），需超声进行术前适应证评估，提供包括积液量、是否局限性、液体性质（透声性好还是黏稠）、心包有无增厚及粘连、钙化等信息，并进行术后观察随访。

【小结】　超声心动图是诊断心包积液最敏感、最可靠的非侵入性检查技术，比X线和心电图更优越。据报道，当成人心包积液量少于250ml，儿童少于150ml时，X线便难以检出，而超声心动图可检出至少20～30ml的积液。其突出的优势为：①超声心动图可较准确估测心包积液量，并可根据积液内回声的分布，估测积液的浓稠度；②超声心动图可以定位积液部位或区域并引导心包穿刺，以进一步确立诊断或辅助治疗。主要的限制：尚不能确切判断心包积液的病因及性质，一般经验认为，反复大量产生的血性心包积液多为恶性心包肿瘤所致。

第二节 心 包 炎

心包炎（pericarditis）指心包脏、壁层发生的炎症反应，常伴有不同量心包积液，一般分为急性、慢性和缩窄性心包炎。

急性心包炎通常是指心包膜的急性炎症，病程一般不超过3个月，可治愈，但常反复发作。

慢性心包炎是指心包膜脏、壁层慢性炎症持续不愈，局部可发生粘连，还可形成轻微的瘢痕，多发生在急性心包炎后，病程多在3个月以上，心包可增厚，常伴有不同量的心包积液，但心肌运动受限不明显，心脏舒张功能未受到明显影响。

缩窄性心包炎（constructive pericarditis）多由急、慢性心包炎发展而来，病因以结核性心包炎最常见，占50%以上。发病年龄以20~30岁年轻人居多，男性多于女性。

【病因及发病机制】 引起心包炎的病因很多，可发生于各种感染、自身免疫性疾病、结缔组织病或全身代谢异常，也可由心肌梗死、胸膜炎、外伤等引起，还可见于心包肿瘤、放疗及药物。

【病理解剖】 急性心包炎按病理可分为纤维蛋白性和渗液性心包炎。急性纤维蛋白性心包炎渗出液成分含较多纤维蛋白，增加较缓慢。急性渗液性心包炎液较清亮，量较多。急性心包炎时心包内积液多可吸收消失，预后较好，但部分可发生脏、壁层的粘连、增厚发展为慢性心包炎。

慢性心包炎时心包脏、壁层增厚、粘连，如不及时治疗心包脏、壁层可出现弥漫性增厚、粘连及钙化，即发展为缩窄性心包炎。

【病理生理】 急性心包炎常以心包积液为主，少到中量时不影响心脏血流动力学。如果积液增加迅速或大量，心包腔内压力急剧上升，心室舒张期充盈受限，心搏量降低，血压下降。这时机体会出现以下代偿机制：①通过静脉压升高以增加心室充盈；②心肌收缩增强使射血分数提高；③心率加快使心排血量增加；④提高周围小动脉阻力以维持血压。如果心包腔内压和右心室压升至左心室舒张压水平，上述代偿机制衰竭则出现急性心脏压塞表现。

慢性缩窄性心包炎时心包腔闭塞成为一个纤维瘢痕组织外壳，压迫心脏和大血管根部，限制心脏舒张，引起限制性充盈障碍，会引发下述生理改变：①静脉血回流量减少，心排血量减低，引起肾脏对盐和水的潴留及血容量的增加。②右心房及腔静脉压升高，引起肝大、胸腔积液、腹水及下肢水肿。③左心充盈受限制则使肺静脉血回流受阻，引起肺淤血及肺静脉和肺动脉压力升高。

【临床表现】 急性心包炎时胸痛、呼吸困难，全身表现与病因有关。结核性者起病缓慢、低热、乏力、食欲缺乏，化脓性者起病急、高热、全身中毒症状明显。积液量少时可闻及心包摩擦音；积液量较多时心浊音界向两侧扩张，且随体位变化；心脏搏动减弱或消失，心音减弱；积液迅速累积时可出现急性心脏压塞，呼吸急促，可出现休克症状，甚至猝死；液体积聚较慢则出现慢性心脏压塞，表现为发绀、颈静脉怒张、肝静脉扩张、周围静脉淤血等。

【超声表现及诊断要点】

（一）超声表现

1.**急性心包炎** 局部或整体心包脏、壁层分离，内由不等量的液性暗区充填，脏、壁层回声可增强，但无明显增厚。

2.**慢性心包炎** 心包脏、壁层回声增强，出现局部增厚、粘连，有时两层之间也可探及液性暗区。心脏局部室壁舒张运动障碍，充盈功能轻度受限。

3.**慢性缩窄性心包炎**

（1）心包脏、壁层明显增厚、粘连，回声增强，厚度可达10mm，并可见钙化强回声（图20-3）。有时在两层增厚的心包间可见液区或杂乱回声，为未能吸收的积液或渗出物所致。

（2）四腔心切面可见心室腔因受压变小，心房腔扩大，故房室腔大小相近，呈现"四腔大小趋似征"。

（3）心尖四腔切面显示室间隔左右摆动，严重时表现为"橡皮筋样"抖动。

（4）吸气时因回心血量增加而右心室舒张受限，右心房、室压力增高而使房间隔、室间隔凸向左心房及左心室侧。

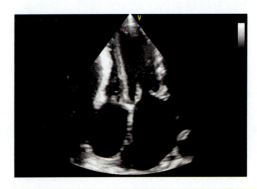

图20-3 缩窄性心包炎，右心室侧壁可见心包增厚、钙化

（5）在下腔静脉长轴切面，可见下腔静脉明显扩张，同时可见肝静脉扩张，肝呈淤血性改变（图20-4）。

（6）增厚的心包限制了心脏的舒张，M型示心室波群左心室后壁于舒张中晚期运动平坦。

（7）因左心室舒张运动受到限制，舒张期血流充盈障碍呈"缩窄型充盈频谱"：二尖瓣口血流频谱显示E/A比值增大，呼气时比吸气时比值增大明显，增高约≥1/4；肝静脉血流频谱舒张期反向血流呼气时增加，大于或等于舒张期前向血流的1/4；此频谱特征对缩窄性心包炎诊断有较高的价值，且敏感度高，还可作为评价缩窄性心包炎解除术疗效的重要指标。

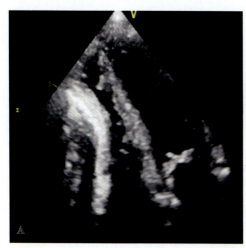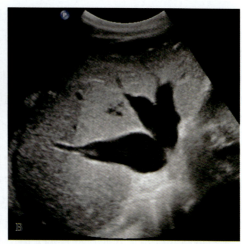

图20-4 缩窄性心包炎

A.增厚心包；B.肝静脉扩张

（二）诊断要点

1.急性心包炎 以心包积液为主要表现。心包脏、壁层分离，内为不等量的液性暗区充填，脏、壁层回声可增强，但无明显增厚。

2.慢性心包炎 以心包增厚为主要表现。心包脏、壁层回声增强，出现局部增厚、粘连，有时两层之间也可探及液性暗区。心脏局部室壁舒张运动障碍，充盈功能轻度受限。

缩窄性心包炎：以心包增厚、心肌舒张受限为主要表现。①心包回声异常增强、增厚，结核性常见钙化灶强回声团；②心腔大小比例失调，心室偏小，心房偏大，致四腔大小相近；③四腔心切面可见室间隔橡皮筋样抖动；④继发征象：可伴有少到中量心包积液，有肝静脉增宽等右心回流障碍征象。

【鉴别诊断】 慢性缩窄性心包炎应该注意与限制型心肌病相鉴别，后者表现为心内膜增厚，回声增强，但无心包增厚、回声增强等表现。此外，左心室等容舒张时间延长和二尖瓣E峰速率基本上不受呼吸影响可供鉴别时参考。

【扫查时注意事项、要点、技巧】 检查过程中注意观察心包厚度、回声，心脏外形的改变，房室腔大小的改变，室间隔的"橡皮筋样"弹跳运动。注意扫查下腔及肝静脉，观察内径大小及随呼吸变化，帮助诊断。

【报告书写要点】

1.心包 描述心包回声、厚度，有无钙化强回声，如有积液应报告脏、壁层分离部位、收缩及舒张期无回声区宽度。

2.积液 无回声区是否清晰，如脏层心包见渗出物附着或占位病变应描述。

3.心腔及室壁 房室腔大小，室壁运动，腔静脉内径是否正常。

【治疗方法及超声相关信息】 目前治疗原则以针对原发病为主，同时给予对症治疗。结核性心包炎给予抗结核治疗，风湿性者应加强抗风湿治疗，非特异性心包炎一般对症治疗，呼吸困难者吸氧，胸痛明显者可给予镇痛，症状较重者可考虑给予皮质激素治疗，化脓性心包炎及心包腔液体较多时除选用敏感抗菌药物治疗外，可进行超声引导下穿刺抽液，必要时可向心包腔内注入药物。常规超声协助检测病情变化控制感染，防止发展为缩窄性心包炎。

目前临床对确诊的缩窄性心包炎以手术治疗为主。及时行心包切除术可避免发展至心力衰竭、严重肝功能不全及心源性恶病质等。超声心动图是临床诊断缩窄性心包炎的首选方法，可明确诊断并协助判断病因、术前评估心功能，并在术后密切监测、评估疗效。

【小结】 心包炎是指心包因细菌、病毒、自身免疫、物理、化学等因素而发生急性炎症反应和渗液，以及心包粘连、增厚、缩窄、钙化等慢性病变。临床上主要有急性心包炎和慢性缩窄性心包炎。结核性心包炎患者可出现发热及血液回流障碍等临床症状，积极防治急性心包炎可以避免发展至心包缩窄。典型的缩窄性心包炎超声诊断不难，但对于心包增厚和钙化不甚明显的病例有时不易确诊。应多观察四腔大小比例、室间隔运动、二尖瓣口血流多普勒频谱变化，可协助诊断。

第三节　心包肿瘤

心包肿瘤（pericardium tumor）包括原发性心包肿瘤和继发性心包肿瘤，原发性分为良性和恶性两种，极为少见。心包良性肿瘤包括畸胎瘤、纤维瘤、血管瘤、平滑肌瘤等，常见于婴儿或儿童；而恶性者好发于 20 ～ 30 岁的年轻人，以间皮细胞瘤和肉瘤常见，该肿瘤分布广泛，包裹心脏和大血管，常浸润周边组织。心包肿瘤多数为继发性肿瘤，常为其他部位的恶性肿瘤转移至心包，以胸腔内扩散转移最为常见，其次为乳腺癌转移，也可见于白血病、霍奇金病和恶性黑色素瘤等。

【病因及发病机制】 有报道心包原发性肿瘤可能从胚胎残余发展而来，心包继发性肿瘤远较原发性肿瘤多见，恶性肿瘤以经胸腔扩散直接蔓延至心包最为多见，也可通过血行转移。

【病理解剖】 原发性或继发性病灶浸润、转移至心包脏、壁层，持续增大导致心包腔内异常包块，性质可为实性、混合性及囊性，常合并心包积液，可向外突出或向内压迫心腔引起相应症状。

【病理生理】 早期不一定引起心脏血流动力学表现，体积较大者可压迫心脏，改变其心脏外形，影响心脏腔室向外扩张。如伴有心包积液时，根据积液量大小可引起相应血流动力学改变。

【临床表现】 早期常无特殊症状，晚期症状有胸部疼痛、发热、干咳和气短。查体早期可闻及心包摩擦音，晚期心包积液量增加甚至出现心脏压塞，心脏压塞时可出现脉压减小、心音减弱、体循环淤血等表现。

【超声表现及诊断要点】

1.局部心包脏和（或）壁层显示实质性包块（图20-5）。

2.心包积液，多数为少至中等量或呈包裹性。

3.包块边缘较清晰，内部回声多样：良性病变者多为中等或中等偏强的均质回声（畸胎瘤可有多种成分回声）；恶性者多回声偏低或回声与原发灶一致，多数质地不均。

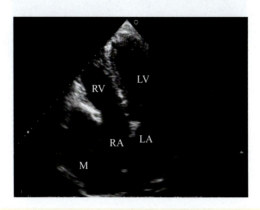

图20-5 右心房侧壁心包肿瘤

LA.左心房；LV.左心室；RA.右心室；RV.左心室

【鉴别诊断】

1.与心包正常脂肪垫相鉴别 心包正常脂肪垫多见于肥胖患者，以左心室后下壁多见，无完整轮廓，厚度随心脏舒张和收缩变化不大。回声呈偏低回声。

2.与心包囊肿相鉴别 心包囊肿2/3位于右前心膈角，典型的囊肿为"有包膜的囊状结构"贴伏于心包旁，边缘光滑整齐，内无血流信号（图20-6，图20-7）；肿瘤位置不定，为不规则的实性结构。

3.与结核性心包炎相鉴别 结核病灶成分多样，可有渗出物及钙化，边界不清，形态不规则，也可发展为缩窄性心包炎。

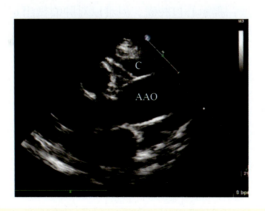

图20-6 心包囊肿（二维超声）

AAO.升主动脉；C.囊肿

【扫查时注意事项、要点、技巧】 胸骨旁标准与非标准切面结合运用，完整显示各壁心包结构，必要时剑突下切面观察心脏隔面。区分囊实性时需注意仪器调节。

【报告书写要点】 检查时应注意心包内异常回声，测量其大小，并描述其与周围器

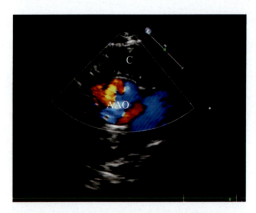

图20-7　心包囊肿（彩色多普勒）

AAO. 升主动脉；C. 囊肿

官比邻关系，有无压迫心脏，有无侵袭心脏室壁。另外，血液病等继发的心包占位通常发现时体积较大，经及时治疗可明显缩小或消失，需仔细扫查明确包块的变化。

【治疗方法及超声相关信息】　心包肿瘤如为良性，应尽早手术切除根治，否则肿瘤长的过大可能和心脏大血管粘连导致手术切除困难。恶性肿瘤可根据其病理分型，针对放射线敏感的病种，做深部X线、钴-60或直线加速器等放射治疗；或者根据癌细胞种类采用相应化学治疗及免疫疗法，积极改善临床症状。对晚期或无法肿瘤手术的病例伴发大量心包积液时，可行超声引导下心包引流术，能明显缓解症状。超声心动图在上述治疗决策、评估过程和预后方面起到重要作用。

【小结】　心包肿瘤较为罕见，原发性良性肿瘤有脂肪瘤、血管瘤和畸胎瘤，原发性恶性肿瘤多为间皮细胞瘤和肉瘤，分布广泛，常侵犯周围组织。继发性肿瘤直接从胸腔内扩散累及心包，最常见的是支气管肺癌和乳腺癌。二维超声心动图可发现心包内实质性占位性病变及心包积液，提示心包肿瘤。但难以对肿瘤做出定性诊断。如果肿块位置合适，超声心动图可引导心包肿瘤穿刺活检定性。

（郑敏娟）

第21章 冠状动脉粥样硬化性心脏病的超声诊断

冠状动脉疾病包括后天获得性和先天性两大类。后天获得性冠状动脉疾病在成年人中最常见的是冠状动脉粥样硬化性心脏病，在婴幼儿中最常见的是川崎病。先天性的冠状动脉疾病最常见是冠状动脉瘘，本章重点讨论冠状动脉粥样硬化性心脏病。

冠状动脉粥样硬化性心脏病（coronary atherosclerotic heart disease，CHD），简称冠心病，是由于冠状动脉的粥样硬化斑块形成、血栓栓塞等，造成其管腔狭窄，甚至闭塞，引起冠状动脉血流减少或血流中断，导致局部心肌缺血或心肌梗死。冠状动脉粥样硬化最常见于左前降支，其后依次为右冠状动脉、左旋支和左冠状动脉主干。

【病因及发病机制】 主要病因是冠状动脉粥样硬化，是多种因素作用的结果。危险因素有高龄、高血脂、高血压、糖尿病、吸烟、肥胖、家族遗传易感性等，近年来还发现血小板功能亢进和本病发病密切相关。发病机制主要是由于脂质代谢不正常，动脉内皮损伤，血脂沉积在动脉内膜上，形成粥样硬化斑块，从而造成动脉管腔狭窄，血流受阻，导致心脏缺血。斑块处也可形成溃疡、破裂、附壁血栓、夹层，可使整个血管血流完全中断，导致急性心肌梗死。少见发病机制的是冠状动脉痉挛，可导致变异型心绞痛，持续时间较长也会导致急性心肌梗死。

【病理解剖】

（一）心肌梗死及其并发症

急性心肌梗死是由于多种原因导致左、右冠状动脉及其管腔闭塞、血流中断，引起其供血区域急性心肌缺血、坏死，心排血量减少。心肌梗死急性期过后，坏死心肌逐渐纤维化，形成瘢痕组织，成为陈旧性心肌梗死。

心肌梗死易发生以下并发症。①室壁瘤：梗死心肌形成瘢痕后，导致室壁变薄，并在心室内压力的作用下，向外膨出，而且与正常心肌呈反向搏动，又称矛盾运动。②乳头肌功能不全或断裂：乳头肌缺血或梗死后，收缩无力甚至断裂，可导致二尖瓣关闭不全。③附壁血栓形成：急性或陈旧性心肌梗死区心内膜处内膜受损伴随局部血流速度减低，易于形成附壁血栓，室壁瘤内多见。④室间隔穿孔：室间隔梗死后破裂穿孔。⑤心脏破裂：较罕见，发生于心室游离壁，于心肌梗死后破裂、穿孔。

（二）慢性心肌缺血

慢性心肌缺血是因冠状动脉粥样硬化斑块形成引起管腔狭窄，导致冠状动脉血流减少，心肌长期缺血、缺氧改变，引发的慢性心肌损害，包括心肌纤维化等改变。慢性心肌缺血诊断干预不及时可能会发展为心肌梗死。

（三）缺血性心肌病

缺血性心肌病是由于冠状动脉各分支广泛受累，导致的心肌广泛缺血、坏死、纤维化，继而心脏明显扩大，收缩舒张功能明显受损的心脏疾病。缺血性心肌病一般均有多支冠状动脉粥样病变，或是冠状动脉普遍较细，且常合并较广泛的陈旧性心肌梗死。

【病理生理】

（一）心肌梗死及其并发症

急性心肌梗死后坏死心肌收缩力丧失，造成整体心排血量减少。陈旧性心肌梗死，由于瘢痕处无收缩力，也导致室壁运动不协调和左心室收缩功能减低。心肌梗死后形成的室壁瘤呈矛盾运动，即与正常心肌呈反向搏动，收缩期有一部分血流进入室壁瘤，舒张期返回左心室造成了已经降低的左心室收缩功能的进一步下降；乳头肌功能不全或断裂导致二尖瓣关闭不全，增加左心室收缩前负荷，引起或加重左心衰竭；附壁血栓脱落后可造成脑、肾、脾等重要器官和肢体动脉的栓塞和梗死；室间隔穿孔造成急性室水平左向右分流和重度心力衰竭，严重者可导致死亡；心脏破裂会造成心包大量积血和急性心脏压塞而导致猝死。

（二）慢性心肌缺血

心肌供血障碍除与管腔狭窄的程度有关外，还与侧支循环发展有关，因此，心肌缺血的程度与冠状动脉狭窄的程度并不完全一致。轻-中度的慢性心肌缺血在静息状态下，可能并无明显室壁运动异常，也没有诸如心绞痛等症状或体征，在剧烈运动、体力劳动或应激情况下，冠状动脉血流量的增加不能满足心肌耗氧量的增加，就会发生心肌缺血、缺氧反应，出现室壁运动异常和（或）临床症状。重度的慢性心肌缺血在静息状态就可能存在室壁运动减低，甚至冬眠心肌，因此可能导致左心室收缩功能减低。

（三）缺血性心肌病

长期反复发生心肌缺血，引起左心室僵硬度升高、顺应性降低。大面积心肌梗死或纤维化更加重心肌僵硬度，顺应性降低，同时由于心肌细胞受损增加，心肌收缩功能显著减低。

【临床表现】

（一）心肌梗死及其并发症

急性心肌梗死发生前常有前驱症状，如频繁发作的心绞痛，发病时胸骨后或心前区持续性剧烈绞痛，并向左肩、左臂和颈部放射，伴有强烈的压迫感、憋闷感，也有患者表现为上腹部痛。持续时间较长，多在30min以上，休息及舌下含服硝酸甘油不能缓解。可出现心悸、面色苍白、头晕、恶心、呕吐、烦躁不安、多汗和冷汗、濒死感等症状，常发生休克、心律失常或急性左心衰竭表现，如呼吸困难，不能平卧。查体可发现心率加快或减慢、血压降低，听诊常有舒张期奔马律。心电图出现相应导联的病理性Q

波、ST段弓背样抬高。血清酶学检查发现心肌酶升高，根据心肌酶浓度的序列变化和特异性同工酶的升高等改变即可诊断急性心肌梗死。心肌梗死后常见并发症中，较大的室壁瘤会导致心力衰竭、心律失常；乳头肌断裂可导致肺水肿，听诊心前区突然出现粗糙的收缩期杂音，临床上有时与室间隔穿孔不易鉴别；室间隔穿孔在临床上表现为胸骨左缘新出现粗糙而响亮的收缩期杂音，并伴随严重充血性心力衰竭，预后较差。左心室附壁血栓形成，以心尖部多见。

（二）慢性心肌缺血

慢性心肌缺血可表现为隐匿型和心绞痛型冠心病。隐匿型冠心病常无临床症状，但有典型的心电图缺血性ST-T段改变、心肌核素显像显示血流灌注减少等心肌缺血客观证据，有可能发生急性猝死，故也应引起足够重视。心绞痛型冠心病的主要症状为阵发性胸骨后或心前区压榨样疼痛或闷痛，并向左肩、左上臂及颈部、咽喉、下颌和上腹部放射，持续较短，多为3～5min，休息或舌下含服硝酸甘油后可缓解。

（三）缺血性心肌病

常见于中老年人，以男性患者居多，多有明显冠心病史，症状主要包括心绞痛、心力衰竭、心律失常等。心绞痛是患者主要症状之一，有72%～92%的缺血性心肌病，病例出现过心绞痛发作，但随心力衰竭的出现，心绞痛发作可逐渐减少乃至消失。心力衰竭常表现为劳力性呼吸困难，严重时可发展为端坐呼吸和夜间阵发性呼吸困难等左心室功能不全表现。心脏听诊第一心音减弱，可闻及舒张中晚期奔马律。两肺底可闻及散在湿啰音。晚期可合并有右心室衰竭。患者心脏电活动，包括起搏、传导等均可发生异常，可以出现各种类型的心律失常，以室性期前收缩、心房颤动和束支传导阻滞多见。心脏腔室明显扩大、心房颤动、心排血量明显降低的患者心脏腔室内易形成血栓并引起外周动脉栓塞。

【超声表现及诊断要点】

（一）超声检查方法

超声心动图是通过观察室壁舒张、收缩运动的状态间接判断心肌供血状态。室壁运动减弱、丧失及矛盾运动或收缩期室壁增厚率降低、不增厚或变薄是冠心病的特征性表现。

1.超声心动图检测室壁运动异常的方法

（1）M型超声心动图：能够测量室壁搏动幅度、收缩期和舒张期运动速度、室壁增厚率。传统的M型超声心动图只能显示右心室前壁、室间隔和左心室后壁的运动曲线。全方位M型，或称解剖M型，则可以从任意角度，通常是将取样线方向调整与室壁心内膜轮廓线垂直，获得左心室壁和室间隔各节段的运动曲线。

（2）二维超声心动图：能够实时、动态、全方位观察室壁运动异常，观察范围广泛，可以由心底向心尖进行系列左室短轴扫查，全面观察室壁各部位的运动状态，向心性运动是否协调一致，运动幅度和室壁增厚率是否正常。

$$室壁增厚率 = \frac{收缩期厚度 - 舒张期厚度}{舒张期厚度} \times 100\%$$

（3）组织多普勒成像（TDI）：可以测量室壁一定部位的运动速度等，以评估局部室壁的舒缩能力，但检测的室壁运动速度是朝向或背离探头方向上的运动速度。因此，其主要优势为检测心肌纵向运动，如心尖切面上检测室间隔，左心室各壁，二、三尖瓣环的收缩期（S峰）和舒张早期运动速度（Ea峰）及晚期运动速度（Aa峰）。

（4）速度向量成像（VVI）和斑点追踪技术（STI）：VVI是通过采集原始二维像素的振幅及相位信息，对心肌运动自动追踪；STI技术是使用区块匹配和自相关搜索算法测量组织运动，这两种技术均不受声束方向与组织运动夹角的影响，可用于测量心肌局部和整体的应变、应变率和局部心肌旋转角度的变化。

2.左心室壁节段划分法及其与冠状动脉各分支供血区的对应关系　二维超声心动图的室壁节段划分有多种方法，包括九、十六、十七及二十节段法。目前最为公认和常用的是美国心脏学会推荐的十七节段法。十七节段划分法：将左心室基底段和中段各划分6个节段，心尖部水平划分为5个节段（图21-1，图21-2，表21-1）。

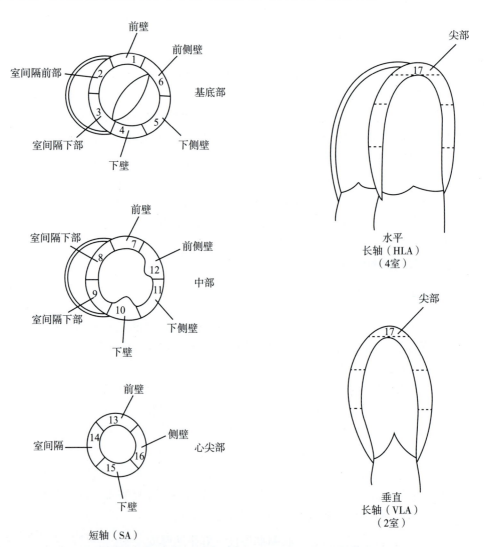

图21-1　AHA左心室十七节段划分法示意图（英文名称参照表21-1）

表21-1　AHA左心室十七节段划分法各节段命名

基底部Basal		中部Mid-Cavity		心尖部Apical	
1.	前壁	7.	前壁	13.	前壁
2.	室间隔前部	8.	室间隔前部	14.	室间隔
3.	室间隔下部	9.	室间隔下部	15.	下壁
4.	下壁	10.	下壁	16.	侧壁
5.	下侧壁	11.	下侧壁	17.	尖部
6.	前侧壁	12.	前侧壁		

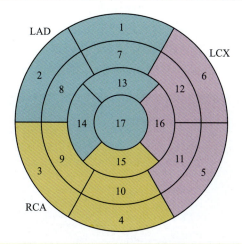

图21-2　AHA左心室十七节段划分法牛眼图与冠状动脉各分支大致的供血范围

图中蓝绿色、青紫色和亮黄色区域分别是左前降支（LAD）、左回旋支（LCX）和右冠状动脉（RCA）大致的供血区域

十七节段划分法与冠状动脉各分支的供血范围存在较好的对应关系

左前降支供血：左心室前壁、室间隔前部、心尖部，即1，2，7，8，13，14，17区

右冠状动脉供血：室间隔下部与左心室下壁，即3，4，9，10，（15）区

左旋支供血：左心室前侧壁及下侧壁，即5，6，11，12，（16）区

　　多数情况下，室间隔前2/3、左心室前壁及心尖部各节段由前降支供血；前侧壁、下侧壁由左旋支供血，部分人群下侧壁可由右冠状动脉后降支供血或与左旋支两者共同供血；室间隔后下部及下壁由右冠状动脉后降支供血。根据运动异常室壁节段多可判断受累的冠状动脉。但冠状动脉发育因人而异，冠状动脉的优势型各不同，因此室壁节段与冠状动脉分支的供血关系只是相对的、大致对应的。

　　3.正常室壁运动　正常心室壁运动包括短轴方向的向（离）心性运动、沿心脏长轴方向舒缩运动和扭转运动，室壁各部位舒缩运动基本协调一致，室壁短轴方向的向（离）心性运动幅度各部位不尽相同，通常为心底部低于心室中部及心尖部，室间隔低于游离壁，而左心室后壁、侧壁通常幅度最强。正常值：室间隔4～8mm，左心室后壁8～14mm，室壁增厚率≥30%。

　　4.室壁运动分级与记分

　　（1）正常：在收缩期心内膜向内运动和室壁增厚率正常，记分为"1"。

　　（2）运动减低：室壁运动减弱（＜正常的50%～75%），收缩期室壁增厚率＜20%，记分为"＋2"。

（3）运动丧失：该室壁节段运动幅度0～2mm或收缩期无增厚，记分为"+3"。

（4）矛盾运动：在收缩期室壁节段向外运动或收缩期变薄，记分为"+4"。

（5）运动增强：与正常节段比较，该室壁节段运动增强，记分为"+1"

左心室壁运动指数：全部节段的记分之和/节段数。室壁运动指数1为正常，大于1为异常。室壁运动指数越高，病情越严重、并发症越多。

5.其他类型的室壁运动异常

（1）室壁运动不协调：室壁各节段向心运动不协调一致，异常节段运动减弱或消失，受到周围正常室壁的牵拉呈被动运动或扭动。

（2）室壁收缩运动延迟：局部室壁收缩时相较正常室壁延迟，常以M型检测，并与心电图对比。心肌缺血部位局部收缩时相较正常心肌延迟。M型心动图可显示病变部位收缩时相落后于正常室壁（＞80ms），室壁运动幅度可能减弱，也可能接近正常（图21-3）。

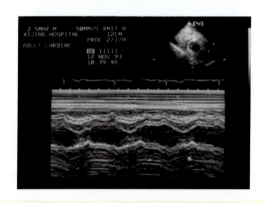

图21-3　M型超声心动图显示左心室后下壁收缩时相落后于前室间隔，室壁运动幅度减低

AO. 主动脉；IVS. 室间隔

（二）超声表现

1.急性心肌梗死

（1）二维超声心动图：①病变部位室壁变薄，局部略向外膨出；②室壁运动明显减低或消失，甚至呈矛盾运动；③早期心肌回声减低，以后逐渐增强；④心肌梗死范围较大时左心室整体收缩功能减低；⑤右心室梗死表现为右心室游离壁矛盾运动，室间隔与左心室后壁呈同向运动；⑥部分患者可有少量心包积液；⑦正常室壁运动可代偿性增强。

（2）M型超声心动图：室壁运动明显减低或无运动、矛盾运动、运动延迟。

（3）多普勒超声：①乳头肌功能不全时，彩色多普勒可检出二尖瓣反流；②组织多普勒局部运动异常区频谱异常，S峰减低，消失或倒置。

2.陈旧性心肌梗死超声表现

（1）二维超声心动图：①局部心肌回声明显增强，正常3层回声消失，舒张期厚度小于7mm或比邻近正常心肌薄，局部室壁可略有膨出；②局部运动幅度显著减低，甚至消失或呈矛盾运动；③非透壁心肌梗死，表现为局部心内膜下心肌回声增强，室壁运动减弱或正常。

（2）M型超声心动图：局部室壁运动明显减低、消失或矛盾运动，室壁变薄，收缩期无增厚或变薄（图21-4）。

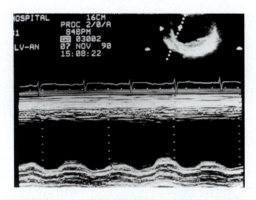

图21-4　左心室前壁、前室间隔、左心室下壁心肌梗死。M型心动图显示室间隔运动消失，曲线变平坦，左心室下壁收缩时相明显延迟，呈矛盾运动

（3）彩色多普勒：①乳头肌功能不全时，可检出二尖瓣反流；②右心室心肌梗死常出现三尖瓣反流。

3. 室壁瘤的超声表现

（1）二维超声心动图：①局部室壁呈瘤样向外膨出；②膨出室壁明显变薄，回声增强，与正常室壁呈矛盾运动，正常室壁与之有较清楚的分界点（图21-5）；③收缩期膨出比舒张期更为显著，交通口舒张期略大于收缩期；④膨出腔内可有附壁血栓形成；⑤常见于左心室心尖部，或左心室下壁。

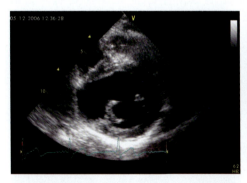
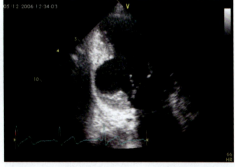

图21-5　左心室下壁、后室间隔心肌梗死伴室壁瘤形成。二维超声心动图显示室壁明显变薄，局部向外膨出

（2）彩色多普勒收缩期可见低速血流进入瘤体，舒张期可见血流流出瘤体。

4. 乳头肌断裂的超声表现

（1）二维超声心动图：①二、三尖瓣断裂的乳头肌连于腱索，随心动周期往返运动，收缩期进入心房，舒张期回到心室。②房室瓣叶出现"连枷样"运动，收缩期可见瓣尖脱垂伴关闭不全。③心肌梗死表现。相应部位室壁运动明显减低或消失，甚至呈矛盾运动，室壁变薄，局部略向外膨出；二尖瓣前外乳头肌断裂常在左心室前壁、前室间隔和心尖部心肌梗死时出现，而后内乳头肌断裂则是伴随着左心室下、下侧壁、后室间隔心肌梗死出现，三尖瓣乳头肌断裂则见于右心室心肌梗死（图21-6）。④病变侧心房、心室增大。

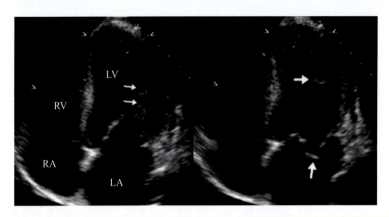

图21-6 二尖瓣下乳头肌梗死伴断裂

二维超声心动图显示二尖瓣下乳头肌断裂，收缩期可见二尖瓣后瓣脱垂（右图箭头），左图箭头所指为其断端。LV. 左心室；RV. 右心室；LA. 左心房；RA. 右心房

（2）彩色多普勒显示二、三尖瓣反流，频谱多普勒可以录得反流频谱。

5.室间隔穿孔的超声表现

（1）二维超声：①室间隔肌部回声失落，连续中断，边缘不甚整齐；②前室间隔近心尖部穿孔多发生于广泛前壁前室间隔心肌梗死后，后室间隔基底部或中部穿孔多发生于左心室下壁和后室间隔心肌梗死后，穿孔附近室壁运动异常；③部位多位于前室间隔近心尖部、后室间隔基底部或中部；④左、右心室和左心房扩大。

（2）彩色多普勒：收缩期五彩镶嵌血流信号由左心室经穿孔处射入右心室（图21-7）。

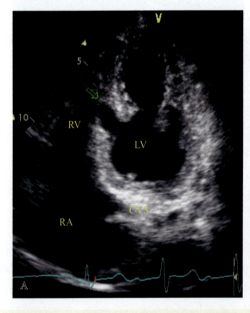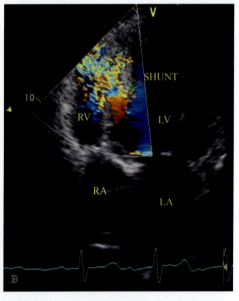

图21-7 左心室下壁、后室间隔心肌梗死伴后室间隔穿孔形成

二维超声心动图（A）显示后室间隔连续中断，左、右心室交通，彩色多普勒超声（B）显示收缩期左心室向右心室的高速分流。LV. 左心室；RV. 右心室；LA. 左心房；RA. 右心房；SHUNT. 分流；CVS. 冠状静脉窦

6.附壁血栓形成的超声表现

（1）二维超声：①室壁可见不规则团块状回声附着，其内部回声分布不均匀，边缘清晰，基底部较宽，活动度较小（图21-8）；②其附着部位室壁有明显运动异常（消失或矛盾运动）；③常见于心尖部。

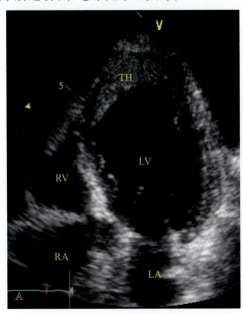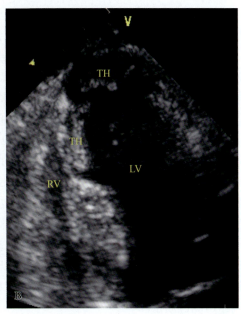

图21-8　心肌梗死后附壁血栓形成的二维超声图像

左心室心尖部室壁变薄，圆钝宽大，心内膜面可见形态不规整、回声不均匀的附壁血栓附着。LV.左心室；RV.右心室；LA.左心房；RA.右心房；TH.血栓

（2）彩色多普勒异常回声区血流充盈缺损、绕行。

7.慢性心肌缺血

（1）二维超声：①节段性室壁运动幅度减弱。室壁运动减弱的标准为小于正常室壁运动幅度的50%～75%，0～2mm为无运动，心肌缺血通常可表现为运动减弱，严重者可表现为运动消失。②局部室壁增厚率减低（＜30%），对心肌缺血检出的特异性较高，但敏感性较低。③室壁运动不协调。某一局部运动幅度减弱，被动地受附近室壁运动牵拉而使整个室壁运动出现不协调，可呈顺时针或逆时针扭动。④心内膜、心肌回声增强，缺血区局部常有心肌弥漫或不均匀回声增强，或心内膜面线状回声增强。⑤左心室形态失常，心尖部扩大、圆钝，多因侵犯左前降支致左心室乳头肌平面以下室壁缺血所致。

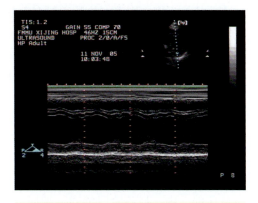

图21-9　左心室后壁慢性心肌缺血致室壁运动幅度减低

M型超声显示左心室后壁运动曲线变平坦，运动幅度明显减低

（2）M型超声心动图：①室壁运动减低、不协调，或延迟（图21-9）；②室壁收缩与

舒张速度较正常减低，收缩速度大于或等于舒张速度；③局部室壁运动时相延迟：心肌缺血部位收缩时相较正常室壁延迟，收缩高峰常在舒张早期，可测出落后的时间；④曲线形态异常，呈"弓背样"改变。

（3）心功能的改变：①局部室壁功能减低；②左心室整体收缩功能正常或降低。

（4）组织多普勒：取样容积置于局部运动异常区表现为S峰减低，E峰减低，A峰可增高。置于心尖四腔二尖瓣环显示E峰减低，A峰增高，E/A＜1。

（5）负荷超声心动图（stress echocardiography，SE）：冠状动脉管腔狭窄50%～75%的慢性心肌缺血患者静息时大多并不出现节段性室壁运动异常，负荷试验通过采用多种手段增加心脏耗氧量或使已狭窄的冠状动脉供血区血流进一步减少，在负荷前、中、后进行超声心动图检查，观测胸骨旁左室长轴和左心室系列短轴切面、心尖四腔、心尖二腔等切面的室壁运动，记录血压、心率及12导联心电图，若原运动正常的室壁出现节段性运动异常，或原运动轻度减弱的室壁运动异常进一步恶化，为负荷试验阳性，可提高超声检出心肌缺血的敏感性，十分有价值。SE可选用的方法有多种，包括运动负荷试验、药物负荷试验及冷加压试验等，目前以运动负荷试验和多巴酚丁胺负荷试验使用较多。目前临床主要用于冠心病心肌缺血诊断、危险性分层和心肌存活性的检测。

1）运动负荷超声心动图：通常应用活动平板或卧位踏车运动试验，其中卧位踏车运动试验的应用较为广泛。从25W开始，以后每隔3min增加25W，直至达到试验终点，其局限性为年老体弱者或体力不足者等难以达到最大负荷量，而且运动使肺过度换气，影响超声图像质量。

2）药物负荷超声心动图：近年来应用日趋广泛，尤其适用于活动不便和年老体弱者。常用药物为多巴酚丁胺、腺苷、双嘧达莫、ATP、硝酸甘油、麦角新碱等。多巴酚丁胺负荷超声心动图：多巴酚丁胺为β受体激动药，小剂量主要增加心肌收缩力，大剂量则以使血压升高、心率加快，心肌耗氧量增加，诱发心肌缺血。小剂量多巴酚丁胺负荷超声心动图用于检测缺血部位心肌的存活性，大剂量多巴酚丁胺负荷超声心动图则用于检测缺血心肌。方法：静脉阶梯式注射多巴酚丁胺，通常从5μg/（kg·min）开始，每隔3min依次递增至10、20、30、40μg/（kg·min），同时监测心电图、心率和血压。如未达目标心率，则可在静脉注射多巴酚丁胺的同时静脉注射阿托品0.25～1mg。

禁忌证：二度或三度房室传导阻滞、窦房结疾病（带有人工起搏器者除外）患者，已知有支气管狭窄或支气管痉挛的肺部疾病患者，已知对腺苷有过敏反应的患者。

3）负荷试验终点：出现新的节段性室壁运动异常或原有的室壁运动异常加重；达到目标心率［（220－年龄）×0.85］；出现典型的心绞痛；心电图ST段缺血性下移≥1mm；达到负荷试验的最大剂量；出现严重室性心律失常；血压≥29/16kPa（220/120mmHg）或收缩压下降≥2.66kPa（20mmHg）；受试者不能忍受的症状，如心力衰竭、头痛、恶心、呕吐等。

4）负荷超声心动图的图像分析：应用超声检查设备配备的负荷试验分析软件，可将负荷前、中、后各阶段的同一切面的图像显示于同一屏幕上，进行室壁运动对比分析。判断心肌缺血的主要标准是在静息状态下运动正常的心肌，在负荷状态下运动减弱；判断心肌存活性的主要标准是在静息状态下运动异常的心肌，在负荷状态下运动改善，进一步增加负荷时心肌运动再次减弱即所谓的双向反应。

8.缺血性心肌病

（1）二维与M型超声：①左心室明显扩大、近似球形，左心房扩大，右心房、右心室可扩大。②室壁运动普遍减低或大部分室壁运动减低，但表现为强弱不等呈节段性分布。③室壁点状回声增强；部分室壁回声明显增强，可变薄、膨出，呈陈旧性心肌梗死改变。④二尖瓣动度降低，开放相对较小，呈"大心腔，小开口"。⑤左室射血分数及短轴缩短率明显减低。

（2）多普勒超声：①彩色多普勒多可见二尖瓣反流，也可有三尖瓣或主动脉瓣反流；②二尖瓣口血流频谱或二尖瓣环组织多普勒频谱显示左心室舒张功能显著减退，常呈限制型充盈障碍。

（三）诊断要点

1.室壁运动明显减低或消失，甚至呈矛盾运动。

2.局部室壁明显变薄，运动丧失或矛盾运动，心肌回声减弱或增强是诊断急、慢性心肌梗死的依据。

3.室壁瘤表现为局部室壁呈瘤样向外膨出，膨出室壁明显变薄，回声增强，与正常室壁呈矛盾运动。

4.乳头肌断裂表现为断裂的乳头肌连于腱索，随心动周期往返运动。

5.室间隔穿孔表现为室间隔连续中断，边缘不甚整齐。收缩期五彩镶嵌血流信号由左心室经穿孔处射入右心室。

6.附壁血栓形成表现为室壁可见不规则团块状回声附着，其基底部较宽，活动度较小。

【鉴别诊断】　缺血性心肌病的超声表现与扩张型心肌病有类似之处，主要鉴别点为扩张型心肌病患者年龄相对偏低，多为中青年，无心绞痛症状和冠心病病史，心脏呈均匀性扩大，一般不出现明显的局部膨出，室壁运动多呈普遍均匀性减低，室壁厚度和心肌回声基本正常，冠状动脉造影多无明显狭窄。两者的主要鉴别点见表21-2。

表21-2　缺血性心肌病与扩张型心肌病的鉴别点

项目	缺血性心肌病	扩张型心肌病
发病年龄	多发生于50～70岁	多发生于20～50岁
病史	多有心绞痛、胸闷病史	无明显病因或曾患心肌炎
心脏大小	心室明显扩大，但可有明显的局部膨出	心室明显扩大，呈均匀扩张
室壁运动	减低，通常不均匀，少数节段可正常	一般普遍减低
心肌回声	常增强	多正常
室壁厚度	局部室壁可变薄	多正常
冠状动脉造影	冠状动脉多支病变，重度狭窄或闭塞	常无冠状动脉明显狭窄

【扫查时注意事项、要点、技巧】　冠心病表现为节段性的室壁运动异常，因此对于冠心病的超声心动图检查应全面评价室壁运动的状态。通过胸骨旁左室长轴、左室短轴切面的二尖瓣水平、乳头肌水平及心尖水平、心尖四腔心、心尖两腔心等切面逐一检查，避免对左心室各节段的运动状态、左心室整体的收缩功能产生误判。同时注意心肌梗死并发症的诊断、各瓣膜尤其是二尖瓣功能的评价及心内其他性质疾病的诊断。

【报告书写要点】

(一)超声所见

1.室壁厚度、回声强度、异常部位与范围。
2.室壁运动异常的范围与程度。
3.心腔及大血管内径。
4.心脏的整体收缩(双平面Simpson法等)、舒张功能。
5.超声多普勒:CDFI二、三尖瓣反流程度,三尖瓣反流峰值流速、压力阶差从而判断有无继发性肺动脉高压。

(二)超声诊断

1.冠心病:(急性/慢性/陈旧性)心肌梗死(缺血)及位置、伴发(附壁血栓、室壁瘤等)。
2.左心室舒张功能和收缩功能。
3.彩色多普勒血流:各瓣膜有无病理性反流。

【治疗方法及超声相关信息】 超声心动图检出急性和陈旧性心肌梗死具有很高的敏感性和特异性,在定位心肌缺血、判定受累冠状动脉分支准确性也很高,能够随访观察梗死后室壁运动异常的演变,对急性心肌梗死的发展与转归做出评估。超声检测急性心肌梗死是否伴有二尖瓣反流,以及反流的程度对预后的判断也有较大意义。超声心动图检测较小室壁瘤的敏感性明显优于心电图,还可显示室壁瘤占左心室大小的比例,判断是否需要手术切除;能够早期明确诊断乳头肌断裂,对及时手术、挽救患者生命有重要意义;检出心肌梗死室间隔穿孔的准确率很高,能够显示穿孔部位、大小;检测血栓有较高的敏感性和特异性,为临床及早治疗、防止发生重要器官栓塞提供依据。

超声心动图通过检测节段性室壁运动异常可以明确心肌缺血的部位、范围,初步判断受累的冠状动脉或其分支。但冠状动脉狭窄较轻时,或者虽然冠状动脉狭窄较重,但形成了良好侧支循环时,静息状态超声心动图并不出现室壁运动异常,因此常规超声心动图检出的敏感性较低。负荷试验可以明显提高超声心动图对心肌缺血的检出率,应作为诊断冠心病的一项常规检查。

对于缺血性心肌病,二维超声心动图根据左心室明显扩大,收缩功能明显减低及室壁回声增强,局部变薄、室壁搏幅不均匀性降低,呈节段性分布可提示本病。如有心绞痛及陈旧性心肌梗死病史则更有助于该病的诊断。诊断过程中主要应与扩张型心肌病相鉴别,个别患者两者易混淆。

【小结】 冠状动脉粥样硬化性心脏病的主要病因是冠状动脉粥样硬化,是多种因素作用的结果。超声心动图通过检测节段性室壁运动异常可以明确心肌缺血的部位、范围,初步判断受累的冠状动脉或其分支。对急性和陈旧性心肌梗死及并发症具有很高的敏感性和特异性,能够随访观察梗死后室壁运动异常的演变,对急性心肌梗死的发展与转归做出评估。

(朱永胜)

第22章 川 崎 病

川崎病（Kawasaki disease，KD）是一种婴幼儿急性发热性疾病，伴有皮肤黏膜病变和颈部非化脓性淋巴结肿大，故又称黏膜皮肤淋巴结综合征（mucocutaneous lymph node syndrome，MCLS），由日本儿科医生川崎富作于1967年首先报道。此病好发于5岁以下儿童，6个月至1岁为发病高峰期，男性发病率高于女性，比例为（1.35 ～ 1.5）∶1，亚洲人发病率高于其他人种。

【病因及发病机制】 本病发病可能与嗜淋巴组织病毒等病原体感染所致免疫异常及遗传易感性有关。

心血管病变分4期。

Ⅰ期（急性期）：发病1 ～ 2周，以小血管炎为主，小静脉、小动脉全层血管炎，以及弥漫性心肌炎、心内膜炎、心包炎、传导系统炎。

Ⅱ期（亚急性期）：发病2 ～ 4周，以中型动脉炎为主，特别是冠状动脉炎、内膜增生、血栓形成。

Ⅲ期（恢复早期）：发病4 ～ 7周，小血管及心脏炎症消退，冠状动脉肉芽组织增生，内膜增厚。

Ⅳ期（恢复晚期）：发病7周以后，可迁延数年，冠状动脉纤维化、钙化、狭窄和再通，以及心肌纤维化。

【病理解剖】 本病主要病理基础为全身多发性血管炎，表现为全身微血管炎和心内膜炎及心肌炎，而后进展为累及主动脉分支的动脉内膜炎，冠状动脉最易受到损害，其次为主动脉、头臂干、腹腔动脉和肺动脉等。病理改变为动脉全层粒细胞和单核细胞及淋巴细胞浸润，内膜增厚，内弹力层断裂，管壁坏死，管腔不均匀性增宽，部分病例形成动脉瘤。急性期后动脉瘤可消退或持续存在，瘤壁可呈不规则增厚，可伴有冠状动脉内血栓形成，造成管腔狭窄甚至闭塞，导致心肌梗死。

【病理生理】 急性期可出现心脏损害，发生心肌炎、心包炎和心内膜炎的症状，可发生瓣膜关闭不全及心力衰竭，心动过速，可见冠状动脉扩张、左心室扩大、心包积液及二尖瓣关闭不全。亚急性期，重症病例可形成冠状动脉瘤及其管腔内附壁血栓，可导致心肌缺血或梗死。没有经过有效治疗的冠状动脉瘤患者进入慢性期，可迁延数年，冠状动脉狭窄可进行性加重，可导致心绞痛、心功能不全，并发展为缺血性心脏病、心肌梗死而危及生命。

【临床表现】 持续高热1 ～ 2周，非化脓性颈部淋巴结肿大，全身出现多形性红斑或斑丘疹，1周内消退，第二周自肢端开始，脱屑，眼结膜充血，口腔黏膜及嘴唇鲜红、干裂出血，舌常呈杨梅舌。可有心肌炎、心包炎或心力衰竭表现。心电图可见ST-T改变及P-R间期延长，少数病例可见病理性Q波。

【超声表现及诊断要点】

（一）超声表现

1.二维超声

（1）冠状动脉异常：①冠状动脉主干及其分支内径不均匀性增宽，5岁以下幼儿冠状动脉内径≥3mm或冠状动脉内径/主动脉根部内径比值＞0.20，若比值＞0.30为动脉瘤，比值≥0.60或内径≥8mm者称巨大冠状动脉瘤，左冠状动脉比右冠状动脉更易发生扩张，以左冠状动脉主干和前降支近端多见；②冠状动脉管径不均，走行纡曲，呈"串珠样"改变；③增宽的冠状动脉内血栓形成，充填管腔，可致管腔闭塞；④恢复期后冠状动脉管壁回声增强伴有局限性狭窄（图22-1）。

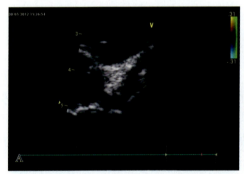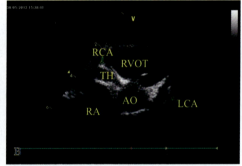

图22-1　川崎病伴左、右冠状动脉瘤形成的二维超声图像

A.左冠状动脉内径显著且不均匀性增宽；B.扩张的右冠状动脉，管腔内回声欠清晰，可见中等偏低回声附着，考虑附壁血栓形成。RCA.右冠状动脉；LCA.左冠状动脉；TH.血栓；RVOT.右心室流出道；AO.主动脉窦；RA.右心房

（2）心包积液：心包腔内可见少至中量积液。

（3）房室腔扩大：部分房室腔扩大或全心扩大。

（4）二尖瓣及三尖瓣反流：为全心或房室腔扩大的继发改变。

（5）节段性室壁运动异常：受累冠状动脉供血范围内室壁运动幅度明显减低，甚至消失或呈矛盾运动，伴有局部室壁增厚率减低和室壁变薄，可呈急性心肌梗死表现。

2.彩色血流显像　冠状动脉彩色多普勒血流显像可显示血栓形成处血流变细，远端血流中断（图22-2）。

（二）诊断要点

1.患者不明原因的长时间发热、皮疹伴颈部淋巴结肿大，且排除其他可以造成类似症状的疾病。

2.超声表现符合1（1）及2即可诊断。

【鉴别诊断】　儿童不明原因长时间发热、皮疹伴颈部淋巴结肿大，应考虑本病的可

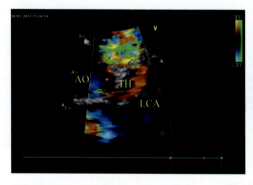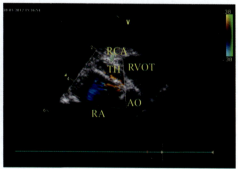

图22-2 川崎病伴左、右冠状动脉瘤形成的彩色多普勒超声

彩色多普勒超声显示左、右冠状动脉内径显著、不均匀性增宽，血流充盈明显有缺损，证实有附壁血栓形成。RCA.右冠状动脉；LCA.左冠状动脉；TH.血栓；RVOT.右心室流出道；AO.主动脉窦；RA.右心房

能，进行超声心动图检查有助于及时发现川崎病及其对心脏的损害，及早进行治疗。对于日常超声心动图检查过程中发现的冠状动脉增宽的病例，应注意对本病恢复期与冠状动脉瘘进行鉴别，后者多为一支冠状动脉从起始部到瘘口处普遍增宽，冠状动脉扩张相对比较均匀，极少形成动脉瘤，其内为高速多彩明亮的血流。另外，病史、心脏杂音和实验室检查等都有助于鉴别诊断。

【超声检查方法与注意事项】 心底主动脉根部短轴切面能清晰显示左冠状动脉主干和左前降支、回旋支近段；非标准左室长轴切面和心底短轴切面是显示右冠状动脉主干的主要切面；在非标准心尖两腔切面上，分别于近心尖部前、后室间沟处能探测到前降支和右冠状动脉远端；剑突下四腔心切面能观察右冠状动脉末端及左冠状动脉回旋支。检查时应选用较高频率（5.0～7.5MHz）的探头，适当旋转探头使之与受检冠状动脉长轴基本平行，能显示更长范围的冠脉支。经食管超声心动图可以更清晰地显示左、右冠状动脉及其分支。

【报告书写要点】

（一）超声所见

1.心腔及大血管内径。

2.左、右冠状动脉主干及主要分支的内径、增宽的程度与范围，有无附壁血栓。

3.室壁厚度、回声强度及运动异常部位与范围。

4.心脏的整体收缩（双平面Simpson法等）、舒张功能。

5.彩色多普勒：冠状动脉血流充盈程度，有无变细或中断，各瓣膜有无病理性反流及反流程度，三尖瓣反流峰值流速、压力阶差从而判断有无继发性肺动脉高压。

（二）超声诊断

（左、右）冠状动脉（及其××分支）不均匀性增宽，管腔呈囊状（串珠样、梭形），结合病史，考虑为川崎病改变。

1.冠状动脉瘤形成。

2.左心室、左心房轻度扩大。

3.左心室舒张功能和整体收缩功能减低。

4.彩色多普勒血流：各瓣膜有无病理性反流。

【治疗方法及超声相关信息】 超声心动图是本病急性期检查冠状动脉和心脏受损情况的首选方法，对左、右冠状动脉主干及主要分支近段的动脉瘤的检出率达到92%，对远端动脉瘤的显示受到一定限制，但仍然可以作为心功能评价的重要手段。川崎病儿童治疗的随访也非常重要，即使一切正常，也要保持每年一次的健康体检，其中超声心动图检查是随访的手段之一，对于预防患儿成年后的冠心病具有重要作用。

【小结】 川崎病是一种婴幼儿急性发热性疾病，伴有皮肤黏膜病变和颈部非化脓性淋巴结肿大，故又称皮肤黏膜淋巴结综合征。冠状动脉异常表现为内径扩张、管腔狭窄或管壁回声不规则或其内血栓形成出现异常回声。该病为自限性疾病，多数预后好，少数遗留冠状动脉扩张、狭窄或血栓形成。

（朱永胜）

第23章 后天性主动脉疾病

除了冠状动脉疾病和外周动脉疾病，动脉性疾病还包括主动脉疾病。根据是否在出生前已形成这种疾病又分为先天性和后天性。本章主要讨论后天性主动脉疾病，包括主动脉硬化、主动脉瘤、急性主动脉综合征及马方综合征。

主动脉发自左心室，是体循环的动脉主干，直径2.5～3.5 cm，全长分为3段，即升主动脉、主动脉弓、降主动脉（又分为胸主动脉及腹主动脉）（图23-1）。

（1）升主动脉起自左心室主动脉口，向右前上方至第2胸肋关节高度移行为主动脉弓，自主动脉升部的根部发出左、右冠状动脉。

（2）主动脉弓沿续升主动脉，于胸骨柄的后方作弓状弯向左后方，移行于主动脉降部。自主动脉弓凸侧发出3个大的分支，自右向左依次为头臂干（无名动脉）、左颈总动脉和左锁骨下动脉。头臂干向右上方斜行，到右胸锁关节后方分为右颈总动脉和右锁骨下动脉。

（3）降主动脉为主动脉最长的一段，上接主动脉弓，沿胸椎体前面下降至第12胸椎体高度穿过膈的主动脉裂孔进入腹腔。继沿腰椎前面下降，

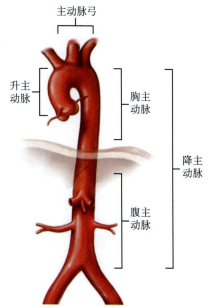

图23-1 主动脉分段模式图

到第4腰椎体处分为左、右髂总动脉。主动脉降部以膈的主动脉裂孔为界，在主动脉裂孔以上的一段称为主动脉胸部（胸主动脉），以下的一段称为主动脉腹部（腹主动脉）。

主动脉管壁与其他中、小动脉一样，也是由内膜、中膜和外膜三层膜组成。内膜表面衬以内皮，内皮周围由内弹力膜，由弹性蛋白构成，膜上有许多孔。在内皮和内弹力膜之间为内皮下层，其中含少量的胶原纤维、弹力纤维和少许纵行平滑肌。中膜位于内外弹力膜之间，主要由环形平滑肌、胶原纤维、弹力纤维、弹力膜和基质组成。外膜由较疏松的结缔组织组成。在中膜和外膜交界处，有较密集的弹力纤维组成的外弹力膜。大动脉管壁的结构特点：中膜主要由40～70层弹力膜组成，故又称弹性动脉，弹力膜之间为胶原纤维、弹力纤维及环行平滑肌（图23-2），是主动脉壁非常重要的结构，很多主动脉疾病的发生都与中膜的病变有关。

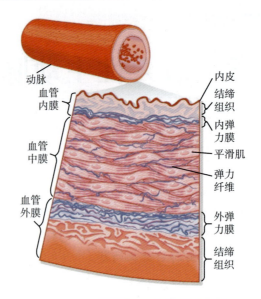

内皮
结缔组织
内弹力膜
平滑肌
弹力纤维
外弹力膜
结缔组织

动脉血管内膜
血管中膜
血管外膜

图23-2　大动脉壁组织结构模式图

第一节　主动脉硬化

　　动脉硬化是动脉的一种非炎症性病变，可使动脉管壁增厚、变硬，失去弹性和管腔狭小。动脉硬化有3种主要类型：①细小动脉硬化；②动脉中层硬化；③动脉粥样硬化。本病主要累及主动脉、冠状动脉、脑动脉和肾动脉，可引起以上动脉管腔变窄甚至闭塞；引起其所供应的器官血供障碍，导致这些器官发生缺血性病理变化。

　　【病因及发病机制】　动脉粥样硬化（AS）发病机制的研究已经历了一个半世纪，主要有3种学说：脂质浸润学说、血栓形成学说和损伤反应学说。

　　1.脂质浸润学说　该学说认为本病的发生与脂质代谢失常密切相关，其本质是动脉壁对从血浆侵入的脂质的反应。血浆中增高的脂质即以LDL和VLDL或经动脉内膜表面脂蛋白脂酶的作用分解成残片，经内皮细胞直接吞饮等作用，侵入动脉壁中层：脂蛋白进到中膜后，堆积在平滑肌细胞间、胶原和弹力纤维上，引起平滑肌细胞增生，平滑肌细胞和来自血液的单核细胞吞噬大量脂质成为泡沫细胞；脂蛋白又降解而释出胆固醇、胆固醇酯、三酰甘油和其他脂质，LDL还与动脉壁的蛋白多糖结合产生不溶性沉淀，都能刺激纤维组织增生。所有这些合在一起就形成粥样斑块。

　　2.血栓形成和血小板聚集学说　该学说认为本病开始于局部凝血机制亢进，动脉内膜表面血栓形成，以后血栓被增生的内皮细胞所覆盖而并入动脉壁，血栓中的血小板和白细胞崩解而释出脂质和其他活性物质，逐渐形成粥样斑块。

　　3.损伤反应学说　该学说认为粥样斑块的形成是动脉对内膜损伤的反应。动脉内膜损伤可表现为内膜功能紊乱如内膜渗透性增加，表面容易形成血栓。也可表现为内膜的完整性受到破坏。由于各种危险因素长期反复作用，损伤内膜或引起功能变化，导致脂质的沉积和血小板的黏附和聚集，形成粥样硬化。

　　近年来随着研究的逐步深入，一些化学因子和细胞因子不断被检出，R.Ross教授以新的论据在他的损伤反应学说的基础上又重新提出了AS是炎症的观点，认为AS的表现符合炎症表现的普遍规律。他指出AS形成过程中的细胞间相互作用与肝硬化、类风湿关节炎、肾小球硬化、肝纤维化和慢性胰腺炎等慢性炎症纤维增生性疾病无明显不同。像其他炎症一样，AS的病理表现也具有炎症病理的基本表现形式，即变质、渗出和增生。而这些变化都是因各种损伤而引起的机体反应。

　　近年来研究虽然有所进展，但到目前为止，本病发病机制未完全阐明。

　　【病理解剖】　本病的病理改变包括动脉壁出现脂质条纹、纤维斑块、粥样斑块和复合病变4种类型的变化。

　　1.脂质条纹　为早期病变，常见于青年人，局限于动脉内膜，呈现数毫米大小的黄色脂点或长度可达数厘米的黄色脂肪条纹。其特征是内膜的巨噬细胞和少数平滑肌细胞呈灶性积聚，细胞内外有脂质沉积。不引起临床症状，其重要性在于它有可能发展为斑块。

　　2.纤维斑块　为进行性动脉粥样硬化最具有特征性的病变，一般呈淡黄色，稍隆起而突入动脉腔内或围绕血管分支的开口处，引起管腔狭窄。此种病变主要由内膜增生的结缔组织和含有脂质的平滑肌细胞、巨噬细胞组成。脂质沉积较多后，其中央基底部常因营养不良发生变性、坏死而崩解，这些崩解物与脂质混合形成粥样物质，是为粥样斑块或粥样瘤。

　　3.粥样斑块　由纤维斑块深层细胞坏死发展而来，内膜面可见灰黄色斑块，既向内膜表面隆起又向深部压迫中膜。

　　4.复合病变　为纤维斑块发生出血、坏死、溃疡、钙化及附壁血栓所形成。粥样斑块可因内膜表面破溃而形成所谓粥样溃疡；破溃后粥样物质进入血流成为栓子，破溃处可引起出血，溃疡表面粗糙易产生血栓，附壁血栓形成又加重管腔的狭窄甚至使之闭塞。在血管逐渐闭塞的同时，也逐渐出现来自附近血管的侧支循环，血栓机化后又可以再通，从而使局部血流得以部分恢复。复合病变还有中膜钙化的特点。

　　【病理生理】　动脉硬化早期对血流动力学影响不大，晚期出现斑块内出血、斑块破裂，甚至血栓形成时可造成管径较小的动脉完全闭塞，导致急性供血中断，致使该动脉供血器官发生梗死。当并发动脉瘤时，动脉瘤破裂可致大出血，或者血流可从粥瘤溃疡处侵入主动脉中膜，或中膜内血管破裂出血，形成夹层动脉瘤等。

　　【临床表现】　大多数无特异性症状。叩诊时可发现胸骨柄后主动脉浊音区增宽；主动脉瓣区第二心音亢进而带金属音调，并有收缩期杂音。收缩期血压升高，脉压差增宽，桡动脉触诊可类似促脉。X线检查可见主动脉结向左上方凸出，主动脉扩张与扭曲，有时可见片状或弧状的斑块内钙质沉着影。主动脉粥样硬化还可形成主动脉瘤，以发生在肾动脉开口以下的腹主动脉处为最多见，其次是主动脉弓和降主动脉。

　　【超声表现及诊断要点】

　　（一）超声表现

　　1.主动脉粥样硬化斑块形成，包括主动脉各段及锁骨下动脉，此一条就可以明确诊断主动脉硬化，这里要注意的是主动脉粥样硬化斑块的诊断可以是TTE，也可以是

TEE，但一定要明确。

2.主动脉管壁回声增强，窦部或升主动脉内径增宽（具体数值各家不同，实践中，不仅要看具体数值，还要看比例关系），瓣膜或瓣环增厚，回声增强，局部有钙化灶，主动脉瓣轻度反流，同时一定要结合年龄及病史，可以考虑主动脉硬化，这时最好排除夹层、主动脉瓣发育异常等其他情况。

3.左室长轴切面M超探测升主动脉的内径及主波搏幅，且观察重搏波：升主动脉内径增宽，主波搏幅＜9mm；重搏波低平或消失（图23-3）。（重搏波是心脏舒张期后动脉血管自主收缩产生的一个与心脏收缩期动脉血管的主波方向一致的波。受心率和动脉血管弹性的影响，如果重搏波消失，除心率增快的因素外，常见的是动脉血管弹性减低）。

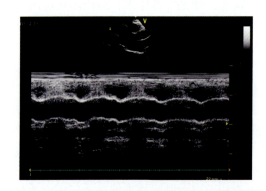

图23-3　M型示主动脉主波波幅减低，重搏波低平

（二）诊断要点

1.主动脉粥样硬化斑块形成。

2.结合年龄及病史，二维超声图像显示主动脉管壁回声增强，窦部或升主动脉内径增宽。

3.M型显示升主动脉内径增宽，主波搏幅＜9mm，重搏波低平或消失。

【鉴别诊断】　注意与主动脉壁内血肿相鉴别。当主动脉硬化合并粥样硬化斑块形成时，二者均可表现为主动脉壁局限性中等偏低回声，但粥样硬化斑块一般为多发，回声常为混合性，不均匀，且患者无症状，常为体检时发现；而壁内血肿通常为单发，回声较为均匀，且有剧烈胸痛的病史。

【扫查时注意事项、要点、技巧】　胸骨旁左室长轴切面和胸骨上窝切面可以显示主动脉窦部、峡部、升主动脉及主动脉弓和部分降主动脉，其中峡部和主动脉弓部发出血管分支处是斑块好发的部位，扫查时应注意。

【报告书写要点】　报告应结合年龄，重点描述主动脉斑块发生的部位、性质及是否造成狭窄。

【治疗方法及超声相关信息】　通常内科药物治疗。包括扩张血管、解除血管运动障碍；合理饮食，调节血脂；抗血小板黏附和聚集的药物；对管腔内出现血栓或斑块造成管腔狭窄者，需加用尿激酶、肝素等溶解血栓药物或抗凝药。超声应提示动脉内是否存在斑块，斑块的大小；如存在管腔狭窄甚至闭塞者，应描述狭窄的部位及狭窄率。对于不稳定型斑块，应在超声报告中特别指出。

【小结】　动脉粥样硬化是动脉壁变厚并失去弹性的几种疾病的统称，是动脉硬化中最常见而重要的类型。动脉粥样硬化的主要病变特征为动脉某些部位的内膜下脂质沉积，并伴有平滑肌细胞和纤维基质成分的增殖，逐步发展形成动脉粥样硬化性斑块。其特点是受累动脉的内膜有类脂质的沉积，复合糖类的积聚，继而纤维组织增生和钙沉着，并有动脉中层的病变。本病主要累及大型及中型的肌弹力型动脉，以主动脉、冠状动脉及脑动脉为多见，常导致管腔闭塞或管壁破裂出血等严重后果。超声可发现动脉内中膜的局限性增厚，并对斑块的性质进行分类，可提示临床高危斑块的存在，对于药物治疗效果的随访也起到一定的作用。

第二节　主动脉瘤

主动脉瘤是各种原因造成主动脉局部或多处向外不可逆性扩张或膨出，形成的"瘤样"包块。动脉管径膨出或扩张超过正常动脉管径1.5倍。可发生于主动脉根部、升主动脉、主动脉弓及降主动脉的任何部位。主动脉瘤根据病理解剖可分为3类（图23-4）。

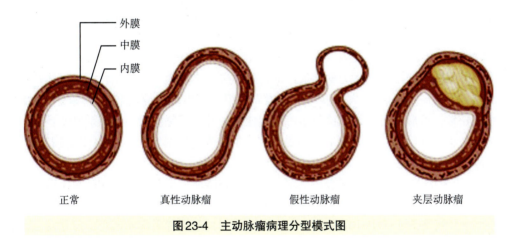

图23-4　主动脉瘤病理分型模式图

1. **真性主动脉瘤**　指主动脉壁和主动脉瘤壁全层均有病变性扩大或突出而形成的主动脉瘤。

2. **假性主动脉瘤**　指动脉管壁被撕裂或穿破，血液自此破口流出而被主动脉邻近的组织包裹形成血肿，多由于创伤所致。

3. **夹层动脉瘤**　又称主动脉内膜剥离。是由于内膜局部撕裂，而受强力的血液冲击，内膜剥离扩展，主动脉形成真假两腔。可根据夹层累及范围分为DeBakeyⅠ、Ⅱ、Ⅲ型。常伴有主动脉缩窄、动脉导管未闭和主动脉二叶瓣畸形。

主动脉瘤也可根据形态和部位进行分类。根据形态分类：梭形动脉瘤、袋性或囊性动脉瘤、混合性动脉瘤。根据部位分类：升主动脉瘤、弓部动脉瘤、降主动脉瘤、胸降主或腹主动脉瘤。

一、真性主动脉瘤

真性主动脉瘤不是真正的肿瘤，而是由于各种原因造成的主动脉一处或多处向外膨出，呈现出像"瘤子一样"的改变，瘤壁包括主动脉壁的全层。可发生在升主动脉、主动脉弓、降主动脉或腹主动脉，多为退行性变。本节主要讨论发生于胸部各段的主动脉瘤。

【病因及发病机制】　约80%的胸主动脉瘤是继发于高血压病动脉粥样硬化，14%是由梅毒引起，其他原因包括先天性因素、马方综合征及顿挫伤。大多发生于60岁以后，男女之比为10∶2。胸主动脉瘤的患病率占主动脉瘤的20.3%～37%。

【病理解剖】　按照解剖部位可分为升主动脉瘤、主动脉弓动脉瘤和降主动脉瘤，升主动脉瘤不包括单纯主动脉窦瘤。瘤体可呈局限性或弥漫性，可累及整个主动脉壁的圆周，也可累及其中一部分，按照形态可分为梭形、囊状及混合型主动脉瘤。主动脉壁发育薄弱是其最重要原因，可表现为主动脉中层的平滑肌细胞坏死、弹力纤维变性和黏液样物质沉积。这种病理变化多发生在升主动脉，少数可见于降主动脉，可使主动脉壁变薄、扭曲形成梭形动脉瘤，若发生在主动脉根部可引起主动脉瓣反流。所有马方综合征者，均可见主动脉壁中层囊性改变，也可见于其他遗传性结缔组织疾病，如Ehlers-Danlos综合征等。升主动脉瘤患者可伴有动脉广泛的粥样硬化，尤其是肾动脉、脑动脉和冠状动脉。主动脉弓部的动脉瘤常累及升主动脉或降主动脉，常是由于中层囊性变性、动脉粥样硬化、梅毒或其他感染所致。

【病理生理】　在动脉腔内压力的持续作用下，动脉壁组织薄弱或弹性丧失的局部向外膨出，而随着膨出部分张力的增加，促使瘤体进一步增大。未经治疗者，瘤体每年增大的速度在4～5mm。增大的瘤体可压迫周围组织，出现相应的病理生理改变。瘤体内血流异常，可形成血栓，血栓脱落可引起栓塞。升主动脉瘤可累及主动脉瓣环，引起瓣叶关闭不全和反流。动脉瘤的破裂是最严重的并发症，45%～65%发生于胸主动脉。当瘤体内径与正常主动脉内径比达到3.4∶1时可能即将发生破裂。

【临床表现】　本病发病缓慢，早期多无症状和体征，至后期由于动脉瘤压迫周围组织而产生症状，其临床表现由于动脉瘤的大小、形状、部位和生长方向而有不同。按照其发生部位可分为：①升主动脉瘤，从主动脉根起，至头臂干起始部止，可并发主动脉瓣关闭不全；②主动脉弓动脉瘤，从头臂干至左锁骨下动脉；③胸部降主动脉瘤，从左锁骨下动脉起至膈肌上段主动脉，其好发部位依次为降主动脉、升主动脉、主动脉弓及胸降主动脉。主要症状和体征如下。

1.在瘤体对邻近器官无明显压迫，牵扯或破裂之前，大多数胸主动脉瘤可无症状，于胸部X线检查时发现，患者的临床表现和瘤体的大小和部位有关。

2.胸痛：是胸主动脉瘤最常见的症状，一般不严重，多为胀痛或跳痛，系动脉瘤膨出增大、牵拉或压迫周围组织所引起，压迫侵蚀胸骨、肋骨和脊椎及神经时，疼痛可加重。若出现撕裂样剧痛，可能为瘤体扩展，濒临破裂。

3.压迫症状：动脉瘤压迫气管或支气管可出现咳嗽或呼吸困难及气管、支气管偏移，压迫食管可出现吞咽困难，压迫喉返神经可出现声音嘶哑，邻近血管受压可出现肺动脉狭窄或上腔静脉综合征，头臂血管阻塞可引起脑缺血。

4.破裂：可能是该病首发的症状。血液可流入纵隔、胸膜腔、气管、支气管或食管，均可致命。病变累及主动脉根时可产生主动脉瓣关闭不全，严重时出现左心衰竭。

【超声表现及诊断要点】

（一）超声表现

1. **M型超声心动图** 主动脉波群显示病变部位主动脉内径明显增宽，前、后壁运动幅度减低。

2. **二维超声** 左室长轴切面显示主动脉失去正常形态，管壁变薄，动脉瘤局部内径显著扩张（图23-5），内径为相应正常部位的1.5倍以上，瘤体边缘与主动脉壁相连，动脉壁结构完整。瘤体内血流多缓慢，可见"云雾样"改变，部分瘤体扩张的管壁可见附壁血栓形成，血栓机化或钙化后呈强回声。累及主动脉瓣者，主动脉窦部明显扩大，出现主动脉瓣关闭不全者，左心室增大。胸骨上窝切面及剑突下切面可扫查发生在主动脉弓部及降主动脉的主动脉瘤。

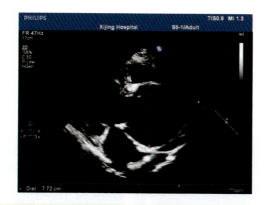

图23-5 主动脉根部真性动脉瘤二维超声图像，测得瘤体内径为77mm

3. **彩色多普勒** 显示瘤腔内血流为涡流。合并主动脉瓣关闭不全者，舒张期左心室流出道内可见反向血流信号。

（二）诊断要点

1.瘤体边缘与主动脉壁相连，动脉壁结构完整。
2.动脉瘤局部内径扩张为相应正常部位的1.5倍以上。
3.瘤体内血流多缓慢，可见"云雾样"改变。
4.彩色多普勒显示瘤腔内血流为涡流。

【鉴别诊断】

（一）主动脉夹层动脉瘤

多数在胸主动脉瘤的基础上并发主动脉内膜分离而产生，两者很相似，较难鉴别。但夹层动脉瘤往往有突发病史，发病时剧烈胸痛，呈撕裂样或刀割样，常伴休克症状。

3.频谱多普勒　主动脉夹层的真腔内可探及显著增高的收缩期血流频谱。假腔内可见正负双向湍流信号，通常出现在收缩的早中期。若假腔内血栓形成，则无血流信号。左心室流出道内可探及舒张期反流频谱，根据其分布范围，可了解主动脉瓣关闭不全的严重程度。

4.主动脉内膜破裂口的定位

（1）对主动脉双腔血流进行多切面彩色多普勒探查，可直接显示主动脉双腔血流间的交通口（即破口）。

（2）若彩色血流不能直接显示破口，则：①如在收缩早期升主动脉管腔和夹层中同时出现血流，表明破口位于升主动脉近端。②如在收缩早期主动脉管腔中首先出现红色血流，瞬间后夹层中出现蓝色血流，同时降主动脉管腔和夹层中均呈蓝色血流，说明破口位于升主动脉远端和降主动脉近端即主动脉弓。③如在夹层壁中同时出现界线分明的红蓝双色血流，则表明双色血流间即为破口。血流从主动脉腔进入夹层后分为上行和下行两股血流。

（二）诊断要点

1.主动脉腔内可见撕裂的内膜片，呈纤细的低回声带，一端与管壁相连，另一端游离随血流飘动，短轴可见主动脉腔被分隔为真假两腔。

2.真腔较小，主动脉血流速度显著增加；假腔较大，内出现反向血流。

3.真腔内可探及显著增高的收缩期血流频谱。假腔内可见正负双向湍流信号，通常出现在收缩的早、中期。若假腔内血栓形成，则无血流信号。

诊断价值：超声检查能较好地诊断主动脉夹层，并确定其破口位置，但其也有一定的局限性，如胸主动脉容易被胸腔内脏器遮挡。文献提示若二维超声显示夹层存在，但多普勒无血流信号，即夹层内血栓形成者，存活率可达90%，而有血流者仅为43%。经食管超声对夹层的诊断有重要的意义。

【鉴别诊断】　本病应与以下几个疾病进行鉴别诊断。

（一）撕裂的内膜片与伪影相鉴别

前者为一层薄而略为弯曲的线样结构，而条形伪影则表现为较粗的直线结构，且位置较为固定。彩色血流有助于鉴别。

（二）假腔内充满血栓时须与动脉瘤的血栓形成相鉴别

真性主动脉瘤表现为单个显影和扩张的管腔被一层薄的主动脉壁所环绕，加上沿主动脉壁的周围性钙化。而主动脉夹层则表现为两个显影的腔被一层薄的内膜片隔开或两腔的血流显影时间和速度不同。

（三）注意相邻的正常或异常解剖结构相鉴别

胸骨上窝探查主动脉弓时，有时会将左头臂静脉与主动脉弓重叠的图像误认为主动脉夹层，彩色多普勒可显示似为撕裂内膜的两侧为不同性质的血流，频谱多普勒证实较宽的一侧为主动脉搏动性血流，较窄的一侧为连续性静脉。经左上肢静脉注射声学造影剂也有助于判断。

　　【扫查时注意事项、要点、技巧】　夹层会发生在不同的部位，因此，扫查时应全面。探头置于胸骨左缘及右缘观察主动脉根部及升主动脉近端病变，部分较瘦的患者可观察到心脏后方的胸降主动脉。胸骨上窝切面可观察升主动脉远端、主动脉弓和胸降主动脉近端的病变。剑突下切面的扫查有助于判断Ⅰ型或Ⅱ型夹层。

　　【报告书写要点】　报告应写清夹层动脉的分型，是否累及其他部位，如发生于升主动脉的夹层是否存在主动脉瓣关闭不全。是否有其他伴发的情况，如心包积液、假腔内血栓形成等。

　　【治疗方法及超声相关信息】　药物治疗主要控制疼痛、降低血压及控制心率。对于诊断明确的A型（Ⅰ类、Ⅱ类）夹层动脉瘤应尽早行外科治疗。介入治疗多适用于B型夹层动脉瘤患者。超声应于术前判断夹层动脉瘤的分型，有助于判断预后及治疗方法的选择。同时应评估影响手术方式的因素，如心包积液、主动脉瓣反流、心脏功能等。超声由于其无创性和可重复性，对主动脉夹层术后随访，确定手术效果和决定是否需要再次手术是一种很好的检查方式。

　　【小结】　主动脉夹层动脉瘤是发生在主动脉壁中层的夹层血肿，它的发生与多种疾病有关。高血压是主动脉夹层的一个重要发病因素。这可能与主动脉壁长期受到高动力血压的刺激，使主动脉壁张力始终处于紧张状态有关，另外也常与胶原和弹性组织发生囊样坏死有关。该病起病急、发展快，病死率高，早期诊断和治疗对其预后非常重要。经胸超声心动图为主动脉夹层动脉瘤的诊断提供了一种方便的无创诊断手段，可以通过胸骨左缘或右缘、胸骨上窝及剑突下等多切面对主动脉的不同部位进行二维图像和血流动力学评估。尽管目前CT的三维重建技术已经在主动脉夹层动脉瘤中应用的越来越广泛，但是超声心动图仍然在术前诊断和术后的随访中起到非常重要的作用。

第三节　马方综合征

　　马方综合征（Marfan syndrome）为一种遗传性结缔组织疾病，为常染色体显性遗传，患病特征为四肢、手指、足趾细长不匀称，身高明显超出常人，伴有心血管系统异常，特别是合并心脏瓣膜异常和主动脉瘤。该病同时可能影响其他器官，包括肺、眼、硬脊膜、硬腭等。

　　【病因及发病机制】　马方综合征是由于FBN1基因的微纤维编码突变导致的，这个基因携带结缔组织基本结构之一的微纤维的密码，导致结缔组织重要成分纤维蛋白原结构异常，由黏多糖堆积代替蛋白原结构，造成弹力纤维结构与功能缺陷。由于此种蛋白原多分布于主动脉、骨骼、晶状体、皮肤中的弹力纤维，因此该病常同时造成心血管系统、骨骼、眼、皮肤、肺等器官的疾病。本节主要讨论对心血管系统的影响。

　　【病理解剖及病理生理】　镜下可见主动脉中层弹性组织消失，伴平滑肌呈不规则的螺纹状改变，胶原量增加，并可见中层囊性坏死，主动脉壁变薄，形成主动脉瘤。通常由主动脉根部开始，逐渐累及整个主动脉，内膜破裂血液流入管壁可引起夹层动脉瘤。两者均可侵及主动脉瓣环，使瓣环扩大，主动脉增宽。主动脉瓣和二尖瓣可发生黏液变性，使瓣叶变薄、变长，引起主动脉瓣和二尖瓣脱垂。本病有随着年龄逐渐增长逐渐加重的趋势。严重的并发症包括主动脉夹层破裂及充血性心力衰竭。

【临床表现】

1.骨骼系统　患者肢体细长，尤以肢端更为显著，关节松弛，呈蜘蛛指（趾）、脊柱后侧曲、鸡胸、漏斗胸等。

2.眼　常有近视及晶状体半脱位，多由悬韧带松弛或断裂所致。此外，由于眼球长，晶状体聚光能力差，高度近视。

3.心血管系统　一般无症状。当发生夹层动脉瘤时，可有心前区钝痛或撕裂样剧痛。伴主动脉瓣关闭不全时，胸骨左缘第3肋间可听到舒张期吹风样杂音。有二尖瓣脱垂时，心尖部可听到收缩期杂音。

【超声表现及诊断要点】

（一）超声表现

马方综合征患者心脏主要超声表现为升主动脉瘤形成和（或）瓣膜关闭不全。

1.M型超声心动图　显示主动脉根部明显扩张，瓣环扩大，主动脉瓣叶活动度增加。二尖瓣前叶活动曲线DE幅度增大，CD段向左心房侧脱垂。收缩期左心房内径较正常人小，男性更为明显。

2.二维超声心动图

（1）左室长轴切面：主动脉根部显著扩大，内径＞42mm（图23-12），追踪扩张的上、下缘，测定其范围，有时升主动脉内可见夹层动脉瘤撕裂的内膜飘动。由于主动脉根部扩大，主动脉瓣环随之扩大，右、无冠瓣活动度增大，出现关闭不全。主动脉瓣关闭不全导致左心室容量负荷过重，左心室扩大。部分患者二尖瓣环扩张或二尖瓣脱垂表现（后瓣较为常见）。

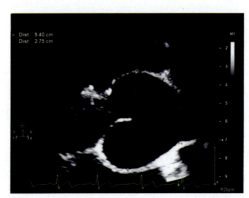

图23-12　马方综合征患者左室长轴切面主动脉根部明显扩张

（2）心底短轴切面：可见居于中间的主动脉根部明显增粗，瓣叶开放幅度增大，在3个瓣叶对合中央可见一三角状关闭不全缝隙。

（3）四腔心切面：可见左心室扩大，收缩期二尖瓣脱垂。

（4）胸骨上窝主动脉弓长轴切面：若有夹层累及主动脉弓，该切面可显示管腔内飘带样回声。

3.**彩色多普勒**　升主动脉增宽，其内血流为涡流，若并发主动脉瓣关闭不全，左心室流出道内可见舒张期五彩镶嵌反流束，一般反流束较宽。并发二尖瓣关闭不全者，收缩期可见左心房内反流信号，一般反流较局限，程度较轻。若并发夹层动脉瘤，可见真、假腔内血流信号相反。

4.**频谱多普勒**　连续多普勒技术可测得左心室流出道内反流频谱，由于反流较多，左室舒张末压升高，因此反流频谱的形态近似三角形。在左心房内亦可记录到二尖瓣反流频谱。

（二）诊断要点

1.升主动脉显著扩张伴或不伴主动脉瓣反流。

2.主动脉扩张，压迫左心房，左心房与升主动脉比率≤0.7。

3.二尖瓣脱垂，后叶多见，伴或不伴二尖瓣反流。

4.升主动脉夹层。

5.应除外高血压心脏病、风湿性心脏病、冠心病、梅毒性主动脉瘤等引起的主动脉根部增宽。

【鉴别诊断】　需与引起主动脉根部增宽的疾病相鉴别。一般说来，马方综合征患者主动脉根部增宽的程度远较高血压、冠心病、风湿性心脏病所致程度明显。应结合家族史、眼、神经、骨骼等方面做出诊断。

【扫查时注意事项、要点、技巧】　M型超声主要观察主动脉根部宽度、主动脉瓣活动情况及主动脉与左心房内径的比例，应注意多点观察，以免出现假阴性或假阳性。二维超声图像常应用左室长轴切面、心尖左室长轴切面观察主动脉根部及二尖瓣瓣叶活动情况，对突发胸痛患者还应特别注意主动脉短轴及胸骨上窝切面，以免漏诊夹层动脉瘤。

【报告书写要点】　应写明主动脉疾病的部位、涉及范围、病变严重程度（包括二维、彩色、频谱），是否影响其他心内外结构，如是否有二尖瓣脱垂、夹层的时候是否伴有心包积液等。结论性语句应准确、简明、扼要，当因各种原因造成诊断不明确时，尽量为临床提供有用的信息，如胸痛患者出现心包积液等。必要时建议临床行其他合适的检查。

【治疗方法及超声相关信息】　目前尚无特效治疗。对于心功能不全、心律失常者可行药物治疗。一旦确诊马方综合征并合并主动脉瘤或心脏瓣膜关闭不全，则应视情况尽早手术治疗，若提示有主动脉夹层动脉瘤破裂者，应紧急手术治疗，单纯药物治疗通常无效。超声应评估升主动脉瘤大小、主动脉瓣反流量的大小、心功能等。更重要的是判断是否存在夹层动脉瘤、心包积液等危险因素。对于确诊马方综合征的患者及其子女，超声心动图也是监测其病情进展的首选手段。

【小结】　马方综合征是一种常染色体显性遗传结缔组织病，由于其基因的多效性和变异性，造成该病临床症状多样性。常累及骨骼、眼睛和心血管系统。心血管系统的表现超声心动图可做出明确诊断，主要为升主动脉显著增宽，常伴主动脉瓣关闭不全。但最后确诊马方综合征需要结合家族史和病史。超声在本病的确诊和病情随访监测中起着重要作用。

（孟　欣）

第24章　主动脉窦瘤破裂

　　Valsalva窦又称冠状动脉窦或主动脉窦，可因各种生理或病理原因致窦部壁变薄，呈瘤样或囊袋样向外凸出、扩张甚至破裂，现国内通称主动脉窦瘤破裂（ruptured sinus of Valsalva aneurysm，RSVA）。本病主要多见于先天性心脏病，在先天性心脏病外科手术中占3.8%，也见于后天性心脏损害。东方国家的发病率高于西方国家，我国报道该病发病率占全部心脏病的1.4% ～ 3.6%。

　　【正常解剖】

　　1.主动脉窦部　主动脉瓣环与主动脉嵴部之间向外呈壶腹样膨出的部分称为主动脉窦部（图24-1）。与主动脉瓣相对应的主动脉窦又分别称为左冠状窦、右冠状窦和无冠

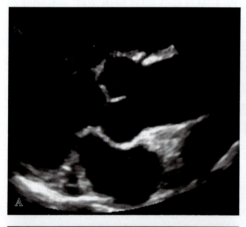
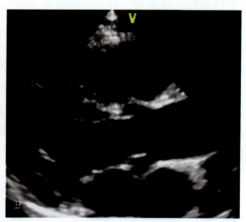
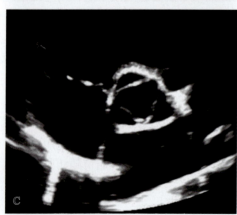

图24-1　主动脉窦解剖图

A ～ C.依次为左室长轴舒张期、收缩期及心底短轴收缩期切面显示主动脉窦部

状窦。正常内径：26～32mm。组成部分：窦部外侧方为纤维结缔组织构成的纤维环，窦部上方为与纤维环相连的主动脉壁，窦部下方为心肌。

2.功能　①提供一个空间，防止主动脉瓣开放时瓣叶遮挡左、右冠状窦内冠状动脉的开口；②防止收缩期主动脉瓣叶开放时与主动脉壁相撞击，即可保证主动脉瓣收缩晚期能快速关闭。

3.毗邻结构　右冠状窦大部分突出到室上嵴及右心室流出道，小部分与右心房室沟、室间隔膜部及肌部有关。左冠状窦邻近左心房、房间隔、二尖瓣前叶，其后为心包。无冠状窦则主要位于左、右心房前方。

【病因及发病机制】

1.先天性　先天性主动脉窦瘤的基础病变是主动脉窦部的局部窦壁中层与邻近主动脉瓣环处中层相分离。其原因是胚胎期主动脉窦部组织发育不全，局部窦壁缺乏正常的弹力纤维和中层肌肉组织，只有血管内膜和疏松结缔组织，形成一先天性薄弱区域。该薄弱区域在主动脉压力及血流长期作用下逐渐向毗邻心腔凸出，形成一薄壁囊袋样或瘤样结构称为主动脉窦瘤。在剧烈活动、胸部创伤等诱因下，主动脉内压力骤然升高，使主动脉窦瘤破裂，导致主动脉-心腔之间出现分流。

2.后天性　其病因有梅毒、心内膜炎、退行性变、动脉粥样硬化、主动脉中层囊性坏死及创伤等。后天性主动脉窦瘤破裂有以下特点：病变范围较广，常累及多个主动脉窦，甚至可累及升主动脉；窦瘤较少破入心腔，多破入心包腔或胸膜腔，而发生灾难性心脏压塞和大出血。

【病理解剖】　先天性窦瘤破裂的基本分型。Ⅰ型：窦瘤起源于右冠状窦偏左侧部分，破入肺动脉瓣下方或右心室流出道。Ⅱ型：窦瘤起源于右冠状窦的中部，破入右心室的室上嵴。Ⅲ型：窦瘤起源于右冠状窦偏右侧，破入邻近室间隔膜部，三尖瓣环的下方。若破口位于三尖瓣环上方右心房内为ⅢA型；破口位于三尖瓣环下方右心室内为ⅢB型。Ⅳ型：窦瘤起源于无冠状窦，破入右心房。该分型未包括下列少见情况，如主动脉窦瘤起源于左冠状窦，破入左心房、左心室、心包腔，甚至肺动脉；罕见发生的起源于右冠状窦左侧窦瘤破入左心室，无冠状窦瘤破入左心室，心包腔及窦瘤同时破入右心房和右心室或室间隔。先天性主动脉窦瘤破裂90%发生在右冠状窦或无冠状窦邻近右冠状窦的半个窦内，很少发生在无冠状窦左侧部分和左冠状窦。大多数主动脉窦瘤破入右心系统，极少破入左侧心腔，罕有破入心包腔或肺动脉。

主动脉窦瘤破裂并发的先天性心脏畸形有室间隔缺损、主动脉瓣关闭不全及其他先天性心脏畸形。

1.室间隔缺损　室间隔缺损是主动脉窦瘤最常见的并发畸形，文献报道发生率30%～50%。当窦瘤起源于主动脉右冠状窦时，室间隔缺损的发生率更高，可达40%～50.6%。其中干下型室间隔缺损最为多见。

2.主动脉瓣关闭不全　主动脉窦瘤患者发生主动脉瓣畸形和关闭不全比较常见。当发生室间隔缺损时，主动脉瓣环失去了下方室间隔的支撑和悬吊作用，主动脉瓣叶脱垂导致舒张期关闭对合不良所致。主动脉瓣关闭不全的程度通常呈进行性加重。若不发生室间隔缺损，主动脉瓣关闭不全可由其他主动脉瓣畸形引起，如二瓣化畸形等。

3.右心室流出道狭窄　先天性主动脉窦瘤突入右心室流出道时，窦瘤占据了右心室流出道的一部分空间从而引起右心室流出道狭窄，其狭窄程度往往较轻。

4.其他合并畸形　先天性主动脉窦瘤还可并发任何其他先天性心脏畸形，包括主动脉缩窄、动脉导管未闭、房间隔缺损、主动脉瓣下狭窄和法洛四联症等。

【病理生理】

1.主动脉窦瘤未发生破裂时　无血流动力学的影响，多不产生症状。但若窦瘤突出到三尖瓣环附近时，可压迫心脏传导系统，引起心律失常、房室传导阻滞，完全性或部分性右束支阻滞。窦瘤突入右心室流出道或肺动脉，可产生相应部位血流梗阻，突入三尖瓣口可产生三尖瓣狭窄，突入左心房可使心腔变小，并部分阻塞二尖瓣口，引起相应的血流阻塞症。

2.主动脉窦瘤破裂后　主动脉内血液则经窦瘤破口分流入相应心腔，致相应心腔容量负荷骤然增加，可引起急性右心或全心衰竭。因窦瘤破入心腔部位不同，其产生血流动力学变化和临床特征也不同：由于窦瘤破口多位于右心室、右心房这些低压腔内，主动脉内压力无论在心脏收缩期还是舒张期都远高于上述心腔压力，导致全心动周期主动脉血流经窦瘤破口向相应心腔的连续性分流。窦瘤破口的大小是影响其血流动力学的另一重要因素。破口大，分流量大；多数患者因破口不大，仅有少到中量分流，心脏容量负荷轻而不出现严重症状。左向右分流的长期存在，可导致右心室肥大和肺动脉高压，左、右心力衰竭。若破入右心房，静脉压升高、肝淤血、腹水表现。窦瘤破入肺动脉可出现类似动脉导管未闭的血流动力学变化。当窦瘤破入左心房时，左心容量负荷增加，肺循环可出现淤血性改变。当窦瘤破入左心室时，即可出现类似于主动脉瓣反流时出现的血流动力学变化。当窦瘤破入心包腔，可引起心脏压塞。主动脉窦瘤破裂所致的心内分流，心脏容量负荷增加，心排血量增加；主动脉收缩压升高，舒张压降低，脉压增大，则会出现冠状动脉供血不足症状和头部血管崩裂感；当窦瘤破入室间隔时则形成占位现象。

【临床表现】

1.症状　约35%的患者出现急性症状；45%的患者逐渐出现症状；20%的患者可无症状。当窦瘤的破口较大，或并发有主动脉瓣中-重度关闭不全时，则急性症状更加严重。急性症状包括：心前区疼痛和呼吸困难，疼痛类似于心肌梗死，或伴有上腹部胀痛，可能因急性肝淤血所致。

2.体征　杂音表现为高调、粗糙、表浅、范围较广，多为连续性，并伴有较强的震颤，可表现为舒张期或收缩期增强，窦瘤破裂后的上述特征性心脏杂音，是诊断窦瘤破裂的重要依据。其他体征包括脉压增大、水冲脉、毛细血管搏动征、大动脉枪击音等；窦瘤破入右心房时，颈静脉压升高，颈静脉怒张；若存在心力衰竭时，则有周围静脉淤血、肝大、端坐呼吸、肺部湿啰音等。

【超声表现及诊断要点】　超声检查是目前诊断主动脉窦瘤的优先选用和最有价值的检查手段。

（一）超声表现

1.二维超声心动图

（1）直接征象

1）受累及的主动脉窦呈瘤样或囊袋样结构向相邻心腔凸出。

2）瘤根部位于主动脉瓣环水平以上。

3）瘤体形态呈多样性：手指状、乳头状、囊袋状。

4）瘤体内有时可见血栓，少见。

窦瘤破裂后：瘤壁连续中断，破口常见于瘤体顶端，也可发生于瘤体中部，破口数目可呈一个到数个不等；破口边缘常可见残存的瘤壁组织呈"活瓣样"飘动（图24-2）。

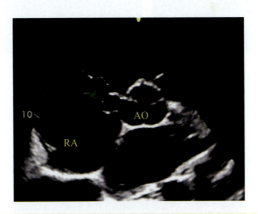

图24-2　无冠状窦瘤破入右房

心底短轴切面：舒张期示主动脉无冠状窦呈囊状突入右心房，其瘤壁可见一破口（箭头所指）。AO. 主动脉；RA. 右心房

（2）间接征象：房室腔随窦瘤破入部位的不同而有不同程度扩大。

1）破入右心房：全心大。

2）破入左心室：左心室大。

3）破入右心室：右心室、左心大。

4）破入室间隔：室间隔内液性暗区与窦瘤相通。

（3）合并畸形

1）室间隔缺损：最常见，约90%见于右冠状窦，干下型室间隔缺损多见，由于缺损口受窦瘤的遮挡，易漏诊（图24-3）。

2）主动脉瓣关闭不全：由于主动脉中层与主动脉瓣环缺乏连接，瓣环失去对瓣膜的悬吊作用，且窦瘤向外突出，使该处瓣叶边缘弯曲，影响对合，造成脱垂。

3）感染性心内膜炎：由于受主动脉全心动周期高速血流的冲击，主动脉瓣、窦瘤外口、三尖瓣叶及腱索上继发细菌感染，超声可见形态多样的赘生物形成（图24-4）。

4）房间隔缺损、主动脉缩窄、右心室流出道狭窄等。

2.彩色多普勒

（1）窦瘤未破时：舒张期瘤体内存在无穿壁的涡流血流信号。

（2）窦瘤破裂后：窦瘤破口处可见五彩镶嵌地穿过瘤壁的血流信号（图24-5，图24-6），破入左心室时仅见于舒张期。

（3）其他腔室时：破口处血流信号呈全心动周期向相应心腔分流。

（4）合并室间隔缺损时：窦瘤下方与室间隔之间出现收缩期左向右穿隔血流信号。

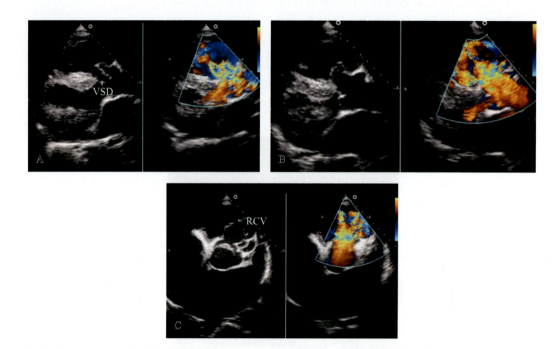

图24-3　右冠状窦瘤破入右心室流出道合并干下型室间隔缺损

A. 左室长轴切面二维及彩色多普勒示：收缩期主动脉瓣下的室间隔回声连续中断（箭头所指处）及室水平五彩镶嵌左向右分流；B. 同上切面舒张期主动脉右冠状窦呈瘤样凸向右心室流出道，其瘤壁可见多处破口及主动脉向右心室多束分流；C. 心底切面二维及彩色多普勒示主动脉右冠状窦呈瘤样结构凸向右心室流出道，瘤壁上可见多个破口（箭头所指处），彩色多普勒可见主动脉向右心室多束分流。VSD. 室间隔缺损；RCV. 右冠瓣

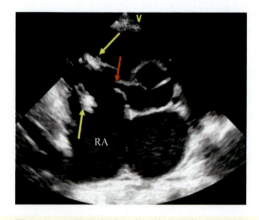

图24-4　无冠状窦破入右心房合并赘生物形成

心底短轴切面二维示主动脉无冠状窦呈瘤样凸向右心房，瘤壁可见一破口（红色箭头所指处），三尖瓣前瓣及腱索上可见赘生物形成（黄色箭头所指处）。RA. 右心房

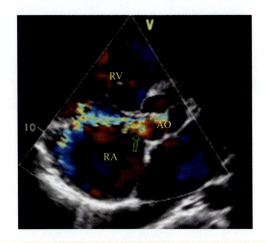

图 24-5 无冠状窦瘤破入右心房

心底短轴切面彩色多普勒显示主动脉血流经无冠状窦瘤破口处五彩镶嵌样进入右心房。AO. 主动脉；RV. 右心室；RA. 右心房

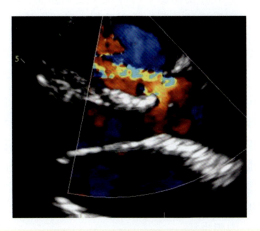

图 24-6 右冠状窦瘤破入右心室

左室长轴切面彩色多普勒显示主动脉血流呈五彩镶嵌经右冠状窦瘤向右心室分流

3.连续多普勒 取样线与分流方向平行时可记录到分流的瞬时流速，峰值在4m以上（图24-7）；破入右心室时全心动周期连续频谱；破入左心室时舒张期的频谱。

（二）诊断要点

1.主动脉窦瘤呈瘤样结构向相邻心腔凸出，窦瘤破裂后瘤壁回声连续中断。

2.窦瘤破裂后彩色多普勒可见穿过瘤壁的五彩镶嵌的分流信号，于破口处连续多普勒可探及全心动周期高速湍流频谱，破入左心室则为舒张期频谱。

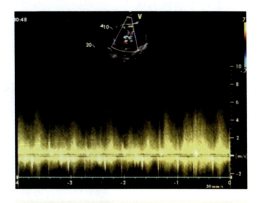

图 24-7 主动脉窦瘤破裂的连续多普勒频谱

在窦瘤破口处取样连续多普勒频谱示主动脉向右心房高速连续性湍流信号，流速超过 400cm/s

【鉴别诊断】

1.室间隔缺损合并主动脉瓣脱垂 在室间隔缺损较大时，尤其是流出道部位上的室间隔缺损，主动脉右冠瓣由于缺少支持而发生脱垂。严重者脱垂的主动脉右冠瓣可经过室间隔缺损进入右心室流出道，合并主动脉瓣反流。此时临床上于胸前区可闻及双期杂音，甚至可呈连续性。但如仔细辨认瘤状突起在主动脉瓣环下方，室间隔缺损合并主动脉瓣脱垂时，瓣环下方可见回声失落，彩色血流可见穿隔的左向右分流血流信号，连续多普勒提示为收缩期左向右分流。瓦氏窦瘤破裂时瓣环下方连续性完整，彩色血流无探及穿隔血流信号。

2.左心室、右心房通道 误诊点：窦瘤破入右心房时，二者均位于三尖瓣隔瓣上方。鉴别点：①窦瘤破口边缘常可见游离、残存的瘤壁组织呈活瓣样飘动，左心室、右心房通道时则无；②频谱多普勒提示窦瘤破裂时为连续性双期分流信号，左心室、右心房通道时仅为收缩期分流信号。

【扫查时注意事项、要点、技巧】 结合胸骨旁左室长轴切面、心底短轴大血管切面、胸骨旁五腔切面、心尖五腔切面多个切面及一些非标准切面连续扫查，从二维、彩色多普勒、频谱多普勒观察窦瘤的起源、是否破裂、破口大小、破口数目、破入心腔的位置及心内其他并发畸形。对于部分经胸透声差的患者，可进一步行经食管超声心动图明确诊断。

【其他检查方法】

1.血管造影 是一项有创检查，既往明确诊断的必要检查，随着超声心动图技术的发展，血管造影已不再列为常规检查，仅用于一些诊断有困难的特殊病例。

2.磁共振和多层CT造影检查 通过冠状断面、矢状断面及长轴断面，均可清楚地显示受累的主动脉窦局限性扩张。三维重建图像可获得十分直观的诊断图像。

【报告书写要点】 窦瘤起源部位、破口大小、数目，破入心腔的位置，测量内口、外口大小，主动脉向相应心腔分流速度、压差。合并畸形，有无合并室间隔缺损、主动脉瓣关闭不全、感染性心内膜炎等。

【治疗方法及超声相关信息】

（一）治疗方法

1.手术治疗 ①主动脉窦瘤修复术，直接缝合和补片缝合；②并发畸形的处理。

2.介入治疗 部分单纯窦壁破裂可采用封堵器行介入封堵治疗（图24-8）。

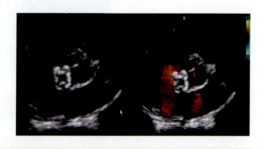

图24-8 无冠状窦瘤破入右心房封堵术后

心底短轴切面二维及彩色多普勒显示封堵器与无冠状窦壁连续性完整，主动脉与右心房之间未见分流

（二）超声相关信息价值

经胸超声心动图检查是目前诊断主动脉窦瘤的优先选用和最有价值的检查手段，能快速明确主动脉窦瘤起源部位、破口大小、数目及是否合并其他心内畸形，能够测量破口大小各心腔大小及左、右心室收缩功能，能够观察主动脉瓣膜启闭功能，发生于左冠状窦及右冠状窦者能够显示破口位置与冠状动脉开口的关系，还可评估患者的肺动脉压力，为临床确定治疗方案及评估术后疗效提供有力的依据。

【小结】 瓦氏窦瘤破裂是指因各种生理或病理原因致瓦氏窦窦壁变薄，呈瘤样或囊袋样向外凸出、扩张甚至破裂。经胸超声心动图及多普勒为无创检查，操作方便，能够快速明确窦瘤的起源、破口位置及是否合并其他心脏畸形，同时可显示窦瘤破裂后产生的血流动力学对心腔大小、心脏功能的影响；对于单发的窦瘤破裂，通过对其周围组织的观察还可判断是否能进行封堵，为患者临床治疗方案的选择提供重要价值。

（胡　运）

第 25 章 心 脏 创 伤

心脏创伤（cardiac trauma）包括心脏穿透伤和钝性伤。心脏穿透伤为枪弹或刀、剪等锐器对心脏房、室壁的损伤，还可见于介入技术诊断和治疗中引起的医源性损伤。心脏钝性伤是钝性暴力挤压、撞击和冲击波等引起的闭合性创伤。心脏损伤多发生于战时或交通事故，尚无确切发病率统计。

【病因及发病机制】 心脏锐性伤多由刀刺、枪弹引起。心脏钝性伤多由心脏突然受胸骨和脊柱的加速挤压，压力骤然上升所导致，临床多见于交通事故伤引起，事故中驾驶员被车身和方向盘挤压引起，还可见于高空坠落、地震和塌方。医源性心脏创伤也偶见于各种心导管检查或心包积液穿刺时。

【病理解剖】 心脏锐性伤与刀或枪弹进入部位有关，可发生于心脏任何部位。心脏钝性伤导致的破裂或穿孔可发生于心包、心脏游离房室壁、室间隔、心脏瓣膜及瓣下腱索、乳头肌、冠状动脉等，心肌挫伤多见于右心室。

【病理生理】 心脏因突然挤压引起的钝性伤，轻者造成心肌挫伤，重者可引起心包、心腔破裂或室壁及瓣膜穿孔。心包或心脏游离房、室壁破裂时，常因心包积血的压塞和出血后心脏充盈压降低使破口处出血暂时假性封闭，出血停止，少数不能封闭的破口，为真性破裂，真性破裂的患者多数因大出血来不及抢救而死亡，所以临床上见到的多数为前者。心脏创伤引起的瓣膜损伤见于瓣膜穿孔、瓣下腱索或乳头肌断裂导致瓣膜大量反流。以主动脉瓣受损最为常见，其次为二、三尖瓣。心脏室间隔破裂穿孔导致左心室向右心室的突然快速分流。心脏锐器伤多为开放性心脏损伤，右心室多见，其次为左心室。

【临床表现】 心脏创伤的临床表现取决于创伤的部位和轻重程度。轻度创伤有可能无明显症状或随病程的发展才逐渐出现，需密切观察。严重创伤者症状显著，短时间内可致死。心脏创伤可导致心包积血、瓣膜破裂、心包破裂、心脏间隔破裂、创伤性心包炎等。

【超声表现及诊断要点】 超声表现根据损伤部位不同而出现相应症状。

1.心包积血 心包脏、壁层分离，内为液性暗区。

2.瓣膜破裂、瓣膜下腱索断裂 出现瓣膜关闭不全的超声表现（出现瓣膜关闭不全间隙，腱索异常运动，房室腔相应扩大，彩色多普勒显示受损瓣膜出现反流信号）。

3.室间隔破裂 室间隔回声失落，破裂的边缘不整齐，左心房、左心室扩大，彩色多普勒示室水平产生五彩镶嵌样左向右分流（图25-1），频谱多普勒记录到破裂右心室面收缩期高速湍流频谱。

4.心包破裂 心包脏、壁层分离，心包腔内可见液性暗区，如与外界开放相通时还可见气体强回声。

5.创伤性心包炎　极少数病例可在创伤后数月至数年演变成缩窄性心包膜炎，出现缩窄性心包炎超声表现。

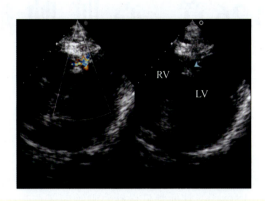

图25-1　外伤致近心尖部室间隔破裂

右图中蓝色箭头所指为室间隔回声失落。RV.右心室；LV.左心室

【鉴别诊断】

1.心包积血需与单纯心包积液相鉴别　前者液区常不清晰，根据病史较易鉴别诊断。室间隔破裂与室间隔缺损鉴别诊断：后者缺损口边缘光滑，无外伤史。

2.室间隔破裂与心肌梗死并发症室间隔穿孔相鉴别　前者有外伤史，室壁厚度、回声常无变化，而后者有心肌梗死病史，室间隔破损处室壁变薄，回声增强，心电图及心肌酶可协助鉴别诊断。瓣膜破裂与先天性瓣膜裂可根据病史鉴别诊断。

【扫查时注意事项、要点、技巧】　应留意患者病史，外伤患者伴心包积液时应仔细扫查心包、室壁。多切面连续仔细扫查室间隔，观察二维结构有无中断及彩色有无过隔血流，特别是近心尖部室间隔，并注意观察乳头肌和瓣膜血流情况。

【报告书写要点】

1.心包：液体范围、量的估计、内部透声性。

2.瓣膜破裂：受损部位、范围大小，与周围组织毗邻关系，瓣膜反流及其程度。

3.室间隔破裂：部位及范围，心室分流方向、彩宽、血流速度、压力阶差。

4.受累心腔及大血管内径大小。

【治疗方法及超声相关信息】　治疗原则根据病情轻重而定。受伤部位局限，如室间隔小破裂口、乳头肌损伤导致瓣膜中等量以下反流时，超声确诊后随访观察即可，必要时可超声引导下介入封堵破口。如伤情较重形成心脏破裂应立即施行手术抢救。急性心脏压塞往往病情危急，可先做超声引导下心包腔穿刺减压缓解，同时输血补液，争取抢救时间。

【小结】　心脏损伤多发生于战时及交通意外。但根据临床统计，约35%心脏穿透伤发生在右心室，这是由于右心室位于前面较易受伤；左心室占25%，其余为双心室、心房或心包、大血管。心脏钝性伤各腔室受伤而破裂的机会均等。超声心动图在探查心脏外伤，特别是心包积液、瓣膜破裂、室间隔破裂方面检出率高，优于心电图、X线检查，并对治疗及观察预后有重要作用，是目前诊断及随访本病的首选检查方法。

（郑敏娟）

第26章 心脏肿瘤

心脏肿瘤（cardiac tumors）包括原发性肿瘤和继发性肿瘤，国外文献报道发生率为 $0.002\% \sim 0.30\%$，比较少见。成人原发性心脏肿瘤中75%为良性，25%为恶性。良性中以黏液瘤居多（超过50%）。其他常见良性心脏肿瘤还有脂肪瘤、血管瘤、纤维瘤、错构瘤和畸胎瘤等。原发性恶性肿瘤以肉瘤最多见，其次是淋巴瘤，还有恶性血管内皮瘤、横纹肌肉瘤、恶性间皮瘤、纤维肉瘤等。横纹肌瘤是15岁以下儿童最常见的心脏肿瘤。恶性心脏转移瘤可从邻近器官的恶性肿瘤蔓延而来，如支气管癌、胃癌、食管癌和纵隔肿瘤等，但大多系经血道转移而来，也可继发于恶性黑色素瘤。

【病因及发病机制】 心脏肿瘤病因尚不明确，目前认为可能同其他肿瘤一样，为多因素致病。

【病理解剖】 心脏肿瘤按起源分为原发性和继发性。

心脏肿瘤按肿瘤组织发生部位可分为心腔肿瘤、壁内性肿瘤、心包肿瘤。心腔肿瘤为心腔内异常包块，附着于心内膜上，以黏液瘤多见，壁内性肿瘤以横纹肌肿瘤、纤维瘤较常见。心包肿瘤原发性不常见，多数为转移到心包的继发性肿瘤。

心脏肿瘤按性质分为良性肿瘤和恶性肿瘤，良性肿瘤多发生于左心房、左心室，包括黏液瘤、脂肪瘤、纤维瘤、横纹肌瘤、血管瘤、畸胎瘤等。恶性肿瘤以原发性血管肉瘤最多见，横纹肌肉瘤发病率位于第二位。

心脏黏液瘤是一种在间叶组织上发生的原发性肿瘤，多为良性，可发生于心脏的所有心内膜面，以中年女性多见，其中左心房黏液瘤发病率最高，占 $75\% \sim 90\%$，黏液瘤多有蒂，基底部最常附着于卵圆窝左心房面，瘤体随心动周期活动性较大。黏液瘤内部结构密度较低，外形多样，外观呈半透明胶冻状，可坏死脱落。

心脏脂肪瘤发病率仅次于黏液瘤，房间隔常见。

儿童中最常见的良性肿瘤为心脏横纹肌瘤，常见于左、右心室心肌内，通常多发。乳头状瘤为瓣膜最常见的原发性肿瘤，可发生于任何年龄，老年人多见，可发生于心脏任何部位，以瓣膜及瓣器结构多见。

纤维瘤较为少见，可发生于任何年龄，婴幼儿多见，多发生于心室，以室间隔及左心室前壁多见。多数包埋于心肌，位于心内外膜之间，可有钙化灶。

恶性肿瘤可发生于任何部位，生长迅速，多呈浸润性生长，基底较宽，多无蒂、活动度小，可由室腔内侵袭室壁及心包。

【病理生理】 心脏肿瘤引起的病理生理与肿瘤发生部位、大小及活动度相关。可发生于瓣膜或阻塞于瓣膜口引起功能障碍，发生于心室腔流入道、流出道时常伴心室腔狭窄。部分还会脱落引起体、肺循环栓塞。还可浸润心肌、瓣膜及传导系统造成其功能障碍。

【临床表现】 心脏肿瘤因性质、类型、部位及大小等不同，临床表现不同。可出现气短、呼吸困难、胸痛、心悸、阻塞瓣膜或心腔流出道者可出现一过性晕厥。部分患者以肺动脉栓塞或周围动脉栓塞为首发症状。

1.全身表现 发热、恶病质、全身不适、关节痛及肺栓塞症状。实验室检查可有红细胞沉降率加快、贫血或白细胞增多，可能与肿瘤代谢物、坏死或免疫反应有关。

2.栓塞 心脏肿瘤表面坏死物脱落可引起栓塞的临床表现。栓塞症状与肿瘤部位有关。左心肿瘤可出现体循环动脉栓塞：内脏栓塞可导致相应器官局限性梗死灶，继而出现功能异常；脑血管栓塞可引起一过性脑缺血发作、脑梗死、癫痫、晕厥等；肢体动脉栓塞可致动脉远端组织缺血、坏死。右心肿瘤可引发肺栓塞，继发肺动脉高压。

3.心脏表现 轻者心脏症状不明显或呈非特异性，病情较重的患者可有胸痛、晕厥甚至充血性左心或右心衰竭。

【常见肿瘤的临床特点、超声表现及诊断要点】

（一）心脏黏液瘤

心脏黏液瘤（myxoma）是成人最常见的原发性心脏肿瘤，平均发病年龄为50岁，90%的患者为30～60岁，女性多见。瘤体质软，呈凝胶状，易碎，通常好发于房间隔卵圆窝区；约75%发生于左心房，15%～20%发生于右心房。心脏黏液瘤部分坏死脱落可引起复发性脑卒中、外周血管栓塞或肺栓塞，偶尔可有全身症状如长期发热、消瘦、红细胞沉降率加快、贫血等。

一些年轻患者的黏液瘤可表现为肿瘤多发和家族性，包括LAMB综合征（雀斑样痣、心房黏液瘤、皮肤黏膜黏液瘤）和NAME综合征（痣、心房黏液瘤、黏液样纤维神经瘤和雀斑），这些综合征现在被统称为Carney综合征，已被发现与生殖细胞 *PRKARIA* 基因突变相关。

1.二维及M型超声 心腔内见圆形或椭圆形异常回声，轮廓清晰。瘤体内部回声为中等强度，呈点状，分布尚均匀。有液化时中央可见小的散在液性暗区。

通常瘤体根部通过一较细的蒂与心腔壁附着，瘤体大部分游离于心腔中（图26-1）。活动时形态可变，随心动周期有规律地运动。

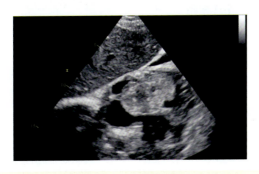

图26-1 心脏黏液瘤

剑下切面示右心房黏液瘤，根部有蒂连于房壁

左心房内黏液瘤基底部常附着于房间隔卵圆窝处，回声多不均匀，质地较疏松，随心动周期瘤体活动度较大，瘤体较大时舒张期可堵塞于二尖瓣口影响二尖瓣血流，造成瓣口狭窄伴有或不伴有关闭不全（图26-2）。M型超声可于舒张期在二尖瓣前叶曲线下显示中等偏强的团状回声。

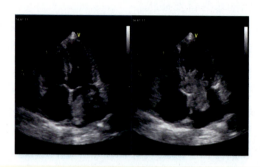

图26-2 左心房黏液瘤（瘤体较大，随心动周期活动）

右心房黏液瘤可附着于房间隔、心房壁。舒张期团块由右心房进入三尖瓣口或右心室，收缩期回到右心房腔（图26-3）。也可位于上、下腔静脉入口，造成其阻塞。

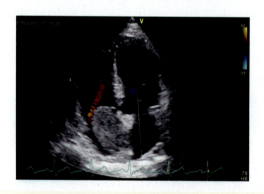

图26-3 右心房黏液瘤

右心室黏液瘤多发生于右心室游离壁、右心室流出道前壁和侧壁及室间隔，收缩期可突入右心室流出道，造成其梗阻。

左心室黏液瘤极少见，位于左心室流出道附近，其根部在左心室壁上。活动度较小，但也可见收缩期向流出道运动，舒张期在左心室腔内运动。

2.彩色多普勒 左、右心房黏液瘤可于二、三尖瓣口瘤体两侧见舒张期窄束红色或红色为主的五彩镶嵌血流信号（图26-4），左、右心室黏液瘤可于左、右心室流出道黏液瘤两侧见舒张期窄束红色或红色为主五彩镶嵌血流信号。

频谱多普勒：左、右心房黏液瘤于二、三尖瓣下瘤体两侧记录到舒张期正向部分充填的湍流频谱。左、右心室黏液瘤则于左、右心室流出道黏液瘤两侧记录到收缩期负向部分充填的湍流频谱。

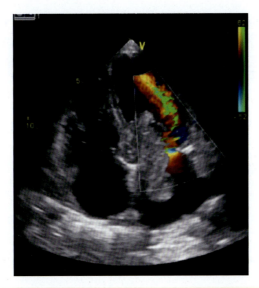

图26-4　左心房黏液瘤（瘤体堵塞二尖瓣口致舒张期窄束状红色血流）

（二）心脏脂肪瘤

心脏脂肪瘤（cardiac lipoma）多见于成人，病理检查可见脂肪组织和肌纤维混合组织。在原发性心脏及心包肿瘤中占8%～12%。生长于心内膜下脂肪瘤通常很小，无症状，而心外膜下脂肪瘤可以较大，压迫心脏表面血管导致冠状动脉缺血和心绞痛。

超声心动图表现：室腔内或室腔外可见圆形或椭圆形较强回声，形态较规则，有较强回声包膜，质软疏松，紧附着于心室壁上，基底部较宽，活动度较小（图26-5）。位于流出道时可引起内径变细。彩色血流可显示狭窄处血流加快，可记录到加速或湍流频谱。

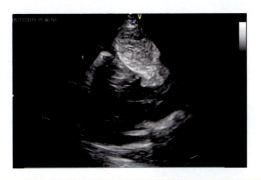

图26-5　左心室心尖部脂肪瘤（高回声团块）

（三）心脏横纹肌瘤

心脏横纹肌瘤（rhabdomyoma）属于良性肿瘤，是儿童及婴幼儿中最常见的类型，有自然消退趋势，可同时伴有结节性硬化。

超声表现为室间隔或心室壁凸向心腔内单个或多个强回声团块（图26-6，图26-7），可呈圆形、椭圆形，边界清楚，多为偏强回声，内回声较均匀，位于流出道时可引起流出道梗阻，多普勒可评估梗阻程度。腱索亦可见强回声的硬化结节。

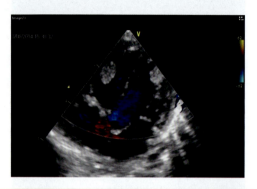

图26-6　心脏肿瘤（左、右心室近心尖部可见高回声团块）

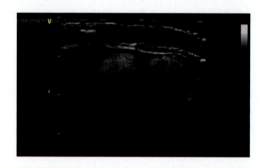

图26-7　左心室肿瘤（患儿为4月龄婴儿，高频探头示左心室内多发实性占位）

（四）乳头状弹力纤维瘤

80%～90%乳头状弹力纤维瘤（cardiac papillary fibroelastoma）好发于主动脉瓣和二尖瓣的瓣膜，其次是三尖瓣和其他部位心内膜。部分乳头状弹力纤维瘤可以脱落引起栓塞，导致冠状动脉或脑循环障碍，使患者猝死或出现脑梗死。瘤体形态呈乳头状，通过短蒂附着于瓣膜或心内膜，表面为内皮细胞所覆盖，内部为疏松结缔组织富含胶原蛋白和弹力纤维，偶见平滑肌细胞。

超声表现为瓣膜、心室腔或室壁可探及中等类圆形异常回声，多数体积较小，内回声均匀，表面呈乳头状（图26-8）。位于房室瓣膜上时，舒张期进入左心室，收缩期则回复至瓣叶闭合处。

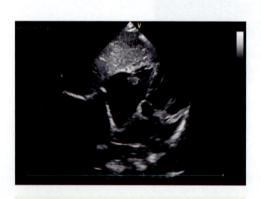

图26-8　剑下四腔心切面示三尖瓣前瓣瓣叶乳头状瘤

（五）心脏纤维瘤

心脏纤维瘤（cardiac fibroma）是主要

发生于婴幼儿的良性肿瘤，其中1/3发生在1岁以下婴儿。平均发病年龄13岁，无性别、种族特殊性。是儿童第二好发肿瘤，仅次于横纹肌瘤。心脏纤维瘤为心肌内出现的实性肿物，多位于心室，以室间隔和左心室游离壁最多见。肿瘤生长可致心腔变小，平均直径可达5cm左右。肿块边界清楚但没有真正的包膜，并可向周围蔓延。病理上，瘤体较硬，灰白色，由大量胶原纤维构成。中央常见钙化，但出血、囊性变和坏死少见。临床可出现心力衰竭、发绀、心律失常、晕厥、胸痛甚至突然死亡。

超声心动图表现：心肌内可探及较强回声，无包膜，部分可向室腔内生长，出现压迫心室的征象。中央可出现钙化强回声。

（六）恶性肿瘤

原发性心脏肿瘤中，25%为恶性，最常见的是肉瘤。可长在心脏的任何部位，常见的肉瘤分型有血管肉瘤（37%）、未分化肉瘤（24%）、恶性纤维组织细胞瘤（11%～24%）、平滑肌肉瘤（8%～9%）、骨肉瘤（3%～12%）等。也可为其他脏器肿瘤导致心脏继发性转移灶。

超声表现：心腔或室壁出现异常团块状回声（图26-9），形态不规则，内部回声不均匀，与心室壁附着面较广，表现出侵袭性，即肿块基底宽，与心肌界线不清，可突破室壁，累及心包，对瓣膜可有不同程度的破坏，可伴有心包积液。肿瘤较大，位于流入道或流出道时可造成梗阻，彩色及频谱多普勒可评估其梗阻程度。

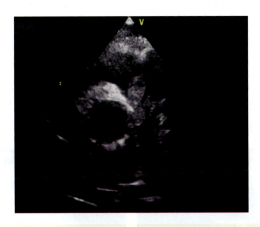

图26-9 肺动脉内恶性肿瘤（大血管短轴示肺动脉内实性占位）

【鉴别诊断】

（一）黏液瘤与血栓的鉴别诊断

1.位置：黏液瘤多附着于房间隔卵圆窝处，而血栓多见于左心耳及左心房游离壁。

2.黏液瘤多有蒂，基底部较窄，而血栓基底部较宽，黏液瘤随心动周期活动度较大，血栓活动度小。

3.黏液瘤回声较血栓强，回声较血栓均匀一些，黏液瘤边缘多不规整，形态多不规则。

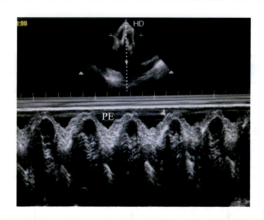

图27-3　M型超声显示心尖部心包积液随心动周期的变化

白色箭头所示为脂肪。PE. 心包积液

超声对于检测心包积液表现出了高度的敏感性和特异性，但应认识到心脏压塞是一个临床诊断，超声除发现心包积液、积血及血栓外，在检查时也应观察临床征象如低血压、心动过速、奇脉和颈静脉怒张，注意症状与检查结果的一致性。当心包积液量较多时，超声可检出右心室舒张充盈延迟、右心房或右心室舒张期塌陷等心包腔压力升高的表现，但对于局限性少量心包积液易漏诊，然而在部分外伤患者中，有血流动力学意义的心包积液可能仅是少量、局限性积液，甚至为血块形成，但其血流动力学紊乱程度可能很明显。在这些血流动力学不稳定的患者中，获取全面超声心动图检查非常重要，当检查结果与临床症状不相符时，应行床旁连续性观察或结合其他影像学及实验室检查。

对于大量心包积液需行紧急心包穿刺时，从剑突下、肋弓下或其他经胸透声窗探查最浅积液图像可帮助确定最佳的进针路线。超声指引下心包穿刺术成功率更高及并发症发生率更低。穿刺过程中注射振荡的生理盐水有助于穿刺针的定位。

（二）心脏整体收缩功能评价

急诊超声心动图可用于评价左心室整体收缩功能。主要通过胸骨旁、剑突下、心尖等多个声窗观察心内膜的位移、室壁的增厚率来评价。在描述整体心脏收缩功能时，可根据心脏射血能力的高低，分为收缩功能正常（LVEF50%～70%）、收缩功能亢进（LVEF75%）；收缩功能轻度降低（LVEF30%～49%）、收缩功能重度降低（LVEF30%）几种类别。这种急诊简要检查有助于临床判断急性呼吸困难或急性胸痛的患者是否伴有收缩功能减低，因而能通过药物或其他治疗而使患者受益。室壁运动障碍或其他原因引起的呼吸困难（例如瓣膜功能不全）则需要进一步完善超声心动图的检查。例如部分心肌病患者由于心腔扩大，室壁增厚率下降，室间隔及左心室后壁运动呈弥漫性减弱，急诊超声需要重点对其运动的减低情况及心功能做出较为准确的评估，为临床治疗提供依据。

急性心肌梗死患者由于冠状动脉供血急剧减少或中断，引起相应的心肌细胞发生严重而持久的急性缺血性坏死。二维超声表现为节段性室壁运动异常，包括运动不协调、搏幅减低或矛盾运动等（图27-4），M型超声显示缺血室壁较正常室壁运动幅度明显减低，与陈旧性心肌梗死者室壁变薄、回声增强不同，急性心肌梗死患者室壁回声通常表现为正常或减低。

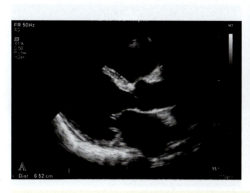
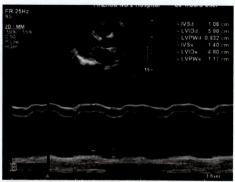

图 27-4　超声心动图显示后壁心肌梗死

A. 胸骨旁左室长轴切面显示左心室扩大；B. M 型超声显示左心室后壁运动搏幅减低

约 1% 的患者可出现室间隔穿孔，75% 的穿孔部位在室间隔近心尖部（图 27-5）。超声表现为室间隔回声连续性中断，彩色多普勒在室间隔回声中断处可见左向右分流五彩镶嵌的血流信号，频谱多普勒在室间隔穿孔的部位可探及高速收缩期湍流信号。

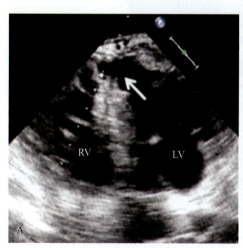
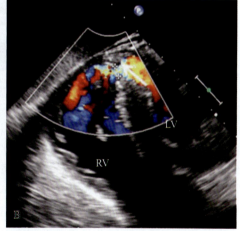

图 27-5　急性心肌梗死后并发室间隔穿孔的超声心动图表现

A. 心尖部穿孔部位回声回失落（箭头所示）；B. 穿孔部位左向右彩色分流束。LV. 左心室；RV. 右心室

（三）右心室扩大

在急性大面积肺栓塞时，右心室扩张、功能或收缩力下降（图 27-6）。急诊超声心动图可以通过观察右心室扩张（RV/LV ＞ 1 : 1）、右心室收缩功能下降或有时发现右心系统的漂移血栓等来判定肺栓塞。但前两个指标对诊断肺栓塞的敏感度相对较低（分别为 29% 和 51%，联合使用时敏感度可达 52% ～ 56%）。检查结果为阳性对于重症患者有诊断价值，但无法用于排除诊断，应选其他影像学及实验室（D- 二聚体）检查（如CTA）来排除肺栓塞。典型肺栓塞患者的超声表现为右心室、肺动脉、上下腔静脉等右心系统检出栓子（图 27-7）。

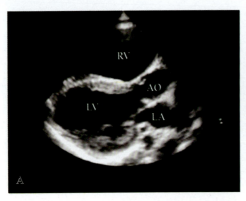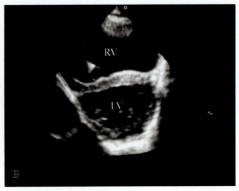

图27-6　超声心动图显示右心室扩张，RV/LV ＞ 1∶1

A. 胸骨旁左室长轴切面；B. 胸骨旁左室短轴切面。AO. 主动脉窦；LA. 左心房；LV. 左心室；RV. 右心室

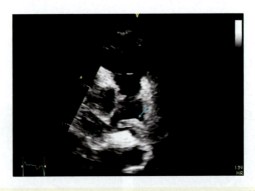

图27-7　肺动脉长轴切面显示左肺动脉内栓子形成（蓝色箭头所示）

　　大面积肺动脉栓塞彩色多普勒可见肺动脉瓣口血流信号暗淡，收缩期三尖瓣口不同程度的反流信号。频谱多普勒可估算肺动脉的收缩压与舒张压。肺动脉高压时，收缩期肺动脉血流频谱形态异常，频谱持续时间缩短，提示右心室射血时间缩短，严重肺动脉高压时可见"匕首"形血流频谱。

　　血流动力学显著异常的肺栓塞患者，左心室可能充盈不足，处于高动力状态。右心室扩大及功能下降与肺栓塞显著升高的院内死亡率密切相关，也是早期预后不良的最好预测指标之一。对于怀疑肺栓塞的患者，急诊超声心动图有利于选择下一步检查、鉴别诊断及重症患者的治疗决策。但RV/LV升高并不是肺栓塞特有的，慢性阻塞性肺疾病（COPD）、阻塞性睡眠呼吸暂停（OSA）、肺动脉高压、右心室心肌梗死等患者也可出现右心室形态异常，要注意鉴别诊断。

（四）气促或呼吸困难

　　呼吸困难是行全面超声心动图检查的Ⅰ类指征。对于急性气促或呼吸困难患者，超声检查的目的在于排除心包积液、识别左心室收缩功能不全、评估右心室的大小以间接判断是否存在血流动力学意义的肺栓塞。然而，详细评估呼吸困难患者需超声心动图全面检查以评估舒张功能、肺动脉压力、心包和瓣膜疾病，明显的瓣膜狭窄或反流会导致呼吸困难。

急性心肌梗死患者发生腱索或乳头肌断裂时，二尖瓣脱入左心房，断裂部分连接的瓣叶呈"连枷样"运动，收缩期与正常瓣叶对合不良，彩色多普勒显示左心房内大量反流（图27-8）。

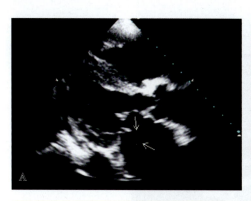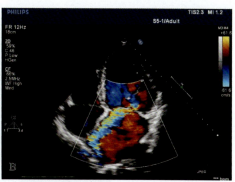

图27-8　心肌梗死并发二尖瓣腱索断裂并瓣叶脱垂的超声心动图表现

A.胸骨旁左室长轴切面显示二尖瓣脱垂并关闭不全，箭头所示为断裂的腱索；B.心尖四腔心切面，彩色血流显示收缩期左心房内偏心反流束

（五）胸痛

胸痛是急诊科常见症状，其中如急性心肌梗死、动脉夹层、大面积肺栓塞病死率高且治疗窗短，而且常混淆于非致命性疾病如带状疱疹等，但急性心肌梗死患者可无典型心绞痛及典型心肌梗死的心电图表现，而心肌酶在早期也不一定升高。因此，快速准确地鉴别诊断急性胸痛仍具有挑战性。心脏超声能识别节段性室壁运动异常，对于节段性室壁运动异常和室壁厚度可进行全面详细的分析，迅速协助临床医师早期识别急性心肌梗死或急性心肌缺血。急诊超声心动图检查对于主动脉夹层患者，可明确夹层的范围及其并发症等相关信息，特别是检查是否存在心包积液或胸腔积液及测量主动脉根部的直径。主动脉夹层的超声表现为增宽的主动脉内可见剥离的内膜回声，纵切面呈平行线状（图27-8），把主动脉分成真、假两腔，撕裂的内膜随心动周期波动，收缩期由真腔向假腔移动，舒张期则相反，真、假腔宽窄取决于分离程度，内膜破裂口亦可显示（图27-9）。

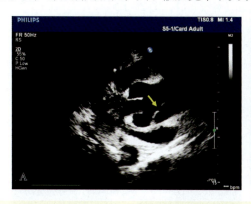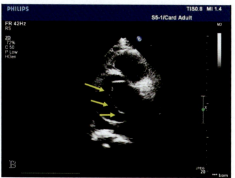

图27-9　超声心动图显示升主动脉夹层动脉瘤

A.左室长轴切面升主动脉内可见撕裂的内膜片，黄色箭头所示为内膜破口；B.胸骨旁主动脉短轴切面，黄色箭头所示为升主动脉内撕裂的内膜片

彩色多普勒可见原发内膜破口处多为双向血流，即收缩期血流从真腔流向假腔，舒张期由假腔流入真腔，破裂口处为五彩镶嵌的湍流信号（图27-10）。真腔内血流速度快，色彩明亮，假腔中血流速度慢，色彩暗淡或不易显示，部分患者假腔内可见血栓形成。

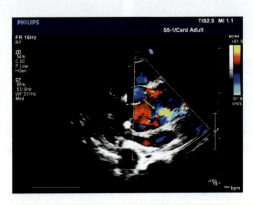

图27-10 彩色血流示血流自破口由真腔向假腔分流（绿色箭头所示为破口）

特别值得注意的是，当高血压病史的患者剧烈胸痛伴随主动脉根部直径明显扩大时往往要考虑A型夹层，但因声窗和体位的干扰，有时急诊超声心动图检查结果为阴性时，并不能完全排除主动脉夹层，应进一步进行其他影像学及实验室检查以明确诊断和分型。

（六）发热

部分来急诊就诊的发热患者超声检查时要注意排查感染性心内膜炎。感染可发生在瓣膜、间隔缺损部位、腱索或心内膜，但以瓣膜最为常见。临床表现除发热外，还可出现心脏杂音、脾大、贫血、黏膜皮肤瘀点等表现。心脏超声可直接显示赘生物附着的具体部位、大小、形态、活动度及纤维化、钙化程度，通常赘生物表现为形态不规则的稍强回声，多附着于瓣叶低压腔面，呈"蓬草样"改变，并随心动周期摆动，例如二尖瓣位于左心房面，主动脉瓣位于左心室流出道面（图27-11，图27-12）。

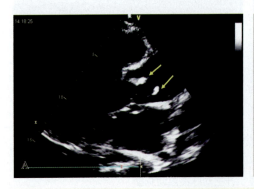 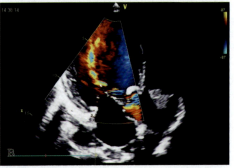

图27-11 感染性心内膜炎主动脉瓣赘生物形成并关闭不全

A. 主动脉瓣叶偏强回声赘生物形成，黄色箭头所示；B. 彩色多普勒显示主动脉瓣大量反流

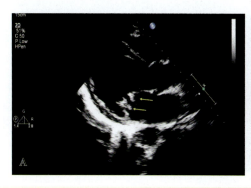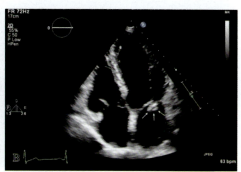

图27-12　感染性心内膜炎二尖瓣赘生物形成

A. 胸骨旁左室长轴切面显示二尖瓣瓣尖左心房面赘生物附着（黄色箭头所示）；B. 心尖四腔心切面二尖瓣左心房面赘生物形成（白色箭头所示）

同时，超声可评估感染性心内膜炎的并发症，如腱索断裂、瓣膜穿孔、瓣周脓肿等。病变瓣叶失去正常形态，出现瓣膜脱垂及"连枷样"运动，并出现瓣膜关闭不全，可单独发生或累及其他瓣膜，以二尖瓣与主动脉瓣较为常见。赘生物脱落可造成远处器官的栓塞。对于合并大量反流的患者，超声心动图还应仔细评估心功能，判断是否合并心力衰竭。

（七）容量评估

通过观察矢状面上膈肌下下腔静脉（inferior vena cava，IVC）在呼吸周期中的直径变化来无创估测中心静脉压。吸气时，胸腔内负压导致血液回流至心脏。胸外下腔静脉顺应性促使其直径在正常的吸气过程中变小。血管内容量减少的患者，相对于容量正常或增加的患者，其下腔静脉吸气时直径与呼气时直径的比例变化更大，因此，可以迅速评估血管内容量。观察到吸气时下腔静脉明显塌陷，可及时发现低血容量的患者。

具体操作：从剑下切面探查下腔静脉长轴切面，在距IVC与右心房交界处1.0～2.0cm的位置测量IVC直径，测量时应与IVC长轴垂直（图27-13）。吸气时胸腔内负压增高导致体静脉向右心室回流增多，在吸气末IVC直径会随之变至最小。吸气过程中的IVC直径和直径减小百分比与RA压力相关。这种关系被称为塌陷指数（inferior vena cava collapsible index，IVC-CI）。计算公式为：$IVC_{max} - IVC_{min}/IVC_{max} \times 100\%$（图27-14）。评估吸气反应常需受检者短暂的用力吸气，因为平稳吸气可能不会触发该反应。扫查IVC直径大小与呼吸的变化关系，可以估算出右心房压（约等于中心静脉压）。RA压力正常时（0～5mmHg），IVC内径1.7～2.0cm，吸气塌陷可大于50%。IVC扩张伴正常吸气塌陷＜50%时，提示

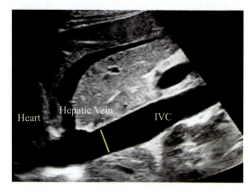

图27-13　剑突下下腔静脉长轴切面

黄线为内径测量位置。Heart. 心脏；Hepatic Vein. 肝静脉；IVC. 下腔静脉

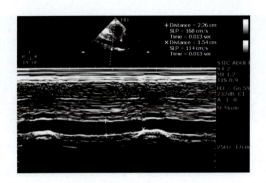

图27-14　M型超声下于吸气末与呼气末测量下腔静脉内径，计算塌陷指数

RA压力有轻度升高（6～10mmHg）。IVC扩张，如果吸气塌陷＜50%，RA压力通常为10～15mmHg。最后，如IVC扩张，且无吸气塌陷，则提示RA压力显著升高，超过15mmHg。相反，伴有自发性塌陷而IVC内径过小（通常1.2cm），常见于血管内容量不足的患者。

（八）低血压/休克

急诊超声心动图在低血压患者中的应用与其在心搏骤停中的应用类似。当患者低血压原因尚不清楚需要进行鉴别诊断时，急诊超声心动图可以判断休克是否是心源性的。休克需要尽早给予积极干预以预防低灌注造成的器官功能衰竭，因此将心源性休克与其他原因造成的休克相鉴别十分重要。如前所述，急诊超声心动图检查可以评估心包积液、心脏整体功能、右心室大小及下腔静脉直径/直径是否塌陷以了解中心静脉压，提供很多重要的信息并对其更快地实施心包穿刺及提高其成功率和减少并发症有重要意义。围心搏骤停期评估右心室大小有助于医师根据临床表现及急诊超声心动图检查结果判断是否是大面积肺栓塞，并考虑溶栓治疗。对于围心搏骤停期的患者，用急诊超声心动图评估心室收缩功能可以提示经皮或经静脉起搏是否成功。在某些少见但危急的情况，如安置起搏器导致心室穿孔，用急诊超声心动图发现心包积液有利于及时手术修补。然而在复苏后，进行仔细的常规超声心动图检查则有利于继续监测心脏功能及评估复苏措施对血流动力学的影响。休克患者如发生下腔静脉塌陷，则提示需进行腹部超声评估腹腔是否出血。

总之，急诊心脏超声作为一种无创、广泛、快速、可靠、可重复操作的监测手段，越来越多地应用于急诊患者的临床诊治，在临床急症的诊治过程中可通过超声动态监测患者循环状态更准确地指导临床工作，精细化治疗策略。但需要注意的是，在超声应用过程中，需谨记超声检查的局限性，应与病史、症状、体征及其他辅助检查密切结合，才能使得检查产生的效能最佳，从而最大程度地服务于临床。

（徐　晖　孟　欣）

第28章　继发孔型房间隔缺损

房间隔缺损（atrial septal defect，ASD）是指心房间隔在胚胎期的发生、吸收及融合过程中出现异常，导致出生后左、右心房之间存在异常通道。继发孔型房间隔缺损又称Ⅱ孔型房间隔缺损，是临床常见先天性心脏病之一，发生率占先天性心脏病的10%～20%。房间隔缺损可单独存在，亦可与其他心血管畸形同时并存，如室间隔缺损、肺静脉异位引流、动脉导管未闭、大动脉转位等。

【病因及发病机制】 胚胎发育28d开始，在原始心房顶部中线的房壁向内形成一镰状隔膜，称第一房间隔即原发隔。在胚胎发育40d左右，于原发隔（膜性结构，较薄且有弹性）的右侧心房顶部形成一隔膜，称为第二房间隔，即继发隔，其结构为肌性，较厚且坚硬。在胚胎发育过程中，由于第二房间隔发育不良，吸收过多或间隔孔形成过大，以及第二房间隔孔不能被遮盖，即形成继发孔型房间隔缺损。

【病理解剖】 继发孔型房间隔缺损的位置和大小各异，缺损多发生于房间隔中部，形态多呈椭圆形、月牙形或圆形，缺损大小多数在1.5～3.5cm。可为单发或多发，少数呈筛孔样。

房间隔缺损从发生学上分为原发孔型和继发孔型两类。继发孔型房间隔缺损根据部位不同分为4型，即：①中央型或称卵圆孔型房间隔缺损，占70.0%～75.0%，多数有完整的缺损边缘；②上腔型或称冠状静脉窦型房间隔缺损，占4.0%～15.0%，缺损位于房间隔后上部，常合并右上肺静脉引流异常；③下腔型房间隔缺损，占7.0%～12.0%，缺损位于房间隔后下部，缺损下方可无完整的房间隔结构；④混合型房间隔缺损，同时兼有上述两种或两种以上巨大房间隔缺损。

【病理生理】 存在房间隔缺损时，血流动力学主要改变为缺损处心房水平分流，其分流方向、分流速度及分流量主要取决于缺损面积大小、左右心房之间的压差和其他影响因素（肺动脉压力、呼吸、心内畸形等）。正常生理状态下，左心房压力高于右心房，即部分左心房血流经房间隔缺损进入右心房，产生心房水平左向右分流，使通过肺循环血流量增加，导致右心房及右心室容量负荷增加，引起右心房、右心室扩大。同时，进入左心室及主动脉的血流相对减少，使左心室较正常偏小。对分流量较大及病程较长的患者，可出现轻度或中度肺动脉高压，导致左向右分流减少而出现右向左分流。

【临床表现】 继发孔型房间隔缺损出现临床症状较晚或较少。少数缺损较大患儿可表现为生长发育稍差或呼吸困难，一般到40岁左右可出现心慌、气短或心律失常等。听诊于胸骨左缘第2、3肋间闻及（2～3）/6级柔和的收缩期杂音，向两肺传导。

可闻及收缩期吹风样杂音，并伴有细震颤。肺动脉高压时，肺动脉瓣区第二心音亢进和分裂。

【超声表现及诊断要点】

（一）超声表现

1.**室间隔连续回声失落**　根据缺损类型不同，可在两个不同切面显示室间隔缺损处连续回声失落（图29-1A），亦称连续中断，对诊断有决定性意义。应注意与假性室间隔回声失落的超声伪像相鉴别。

2.**缺损断端回声**　断端处回声可增强、增宽。

3.**假性间隔瘤形成**　膜部或膜周型室间隔缺损右心室侧周缘纤维增生或三尖瓣瓣叶（图29-2）和（或）腱索粘连形成假性间隔瘤，其形态各异，随心动周期大小略有变化。

4.**缺损大小**　不同切面、不同时相测量缺损大小可略有差异。通常，同一切面舒张期略大于收缩期；大血管短轴、四腔或五腔心切面一般大于左室长轴切面所测缺损口大小。

5.**超声多普勒**　彩色多普勒显示收缩期心室水平左向右分流（图29-1B），呈以红色为主的五彩镶嵌血流；伴肺动脉高压者，根据压力程度，可出现室水平双向分流。频谱多普勒可记录到收缩期左向右分流的高速血流频谱。可应用跨室间隔缺损压差法或肺动脉反流法估测肺动脉收缩压或舒张压。由于受各种因素的影响，测定结果仅供临床参考。

6.**左心容量负荷过重**　①小缺损，分流量少，心室大小可无明显扩大。中等以上大小缺损左向右分流量较大，可出现左心系统扩大；②室间隔、左心室壁运动幅度增强；③二尖瓣活动幅度增大。

7.**肺动脉高压表现**　伴有肺动脉高压者，可出现右心室扩大，肺动脉主干及其分支增宽；右心室壁增厚；肺动脉瓣收缩期开放时间缩短或提前关闭。

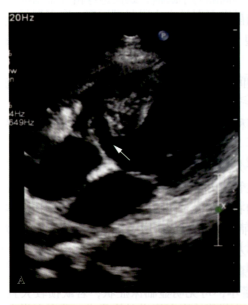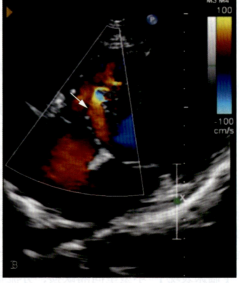

图29-1　膜周型室间隔缺损的胸骨旁四腔心超声切面图

A.二维超声显示室间隔连续中断（箭头所示）；B.彩色多普勒示左心室向右心室的左向右分流（箭头所示）

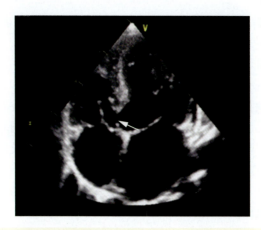

图29-2 膜周型室间隔缺损的心尖四腔心切面

二维超声显示缺损口上缘由三尖瓣隔瓣构成（箭头所示）

（二）诊断要点

超声诊断的直接依据：①室间隔连续回声失落；②过缺损间隔的血流频谱；③过缺损间隔的彩色分流束。

【鉴别诊断】 室间隔缺损需与右心室流出道狭窄相鉴别，两者均在右心室流出道出现收缩期五彩镶嵌血流，可根据有无过隔的血流信号及二维超声有无室间隔连续回声失落进行鉴别。

【扫查注意事项、要点、技巧】 漏斗部室间隔缺损合并主动脉瓣脱垂时，缺损断端常被脱垂的主动脉瓣部分或完全遮挡，易导致室间隔缺损漏诊、类型判断错误或低估缺损口大小。此时选择右心室流出道长轴等多切面、多角度地仔细观察有助于进行鉴别。

【报告书写要点】

1.室间隔缺损的类型，缺损口的大小，有无间隔瘤形成，室水平分流方向等。

2.需进行介入封堵治疗的患者，应描述缺损残端与周围组织结构的关系及有无主动脉瓣脱垂等。

3.各心腔大小及大动脉内径，有无肺动脉高压及合并畸形。

4.各瓣膜有无反流及其程度。

【治疗方法及超声相关信息】 室间隔缺损可选择外科手术修补及介入封堵治疗。不同类型的室间隔缺损，其毗邻关系均有差异，超声心动图介入封堵适应证选择亦有所不同，应对每位患者进行个体化设计，各种类型室间隔缺损选择原则如下。

1.膜部型室间隔缺损 ①缺损口大小：左心室侧最大径成人≤16.0mm，儿童最大径一般≤10.0mm。当缺损口左心室侧最大径成人≥12.0mm，儿童≥8.0mm时，缺损口右心室侧径应小于左心室侧径的1/2，且缺损口右心室侧孔周缘粘连牢固。②缺损残端距主动脉瓣距离，偏心型、对称型封堵器分别＞1.5mm和2.0mm。③缺损残端距三尖瓣距离＞2mm，无中度以上三尖瓣反流。④年龄≥3岁。⑤室水平左向右分流。⑥左心室有不同程度扩大。⑦无其他需要外科手术矫治的心脏畸形。

2.嵴内型室间隔缺损 ①缺损口大小，左心室侧成人最大径≤8mm，儿童最大径≤

6mm。②缺损残端距瓣膜距离,肺动脉瓣＞3mm;主动脉瓣≥0mm(偏心型封堵器)。③无主动脉瓣脱垂及主动脉瓣反流。

3.肌型室间隔缺损 ①缺损口大小,成人最大径＜14.0mm,儿童最大径＜10.0mm。②缺损残缘距室间隔右心室游离壁及心尖的距离＞5mm。

【小结】 室间隔缺损是指胚胎期原始室间隔发育障碍而造成左、右心室之间的异常交通,是常见先天性心脏病之一,根据胚胎发生学可将其分为漏斗部室间隔缺损、膜部室间隔缺损、肌部室间隔缺损及混合型室间隔缺损。通过二维及彩色多普勒超声心动图可以对室间隔缺损进行准确诊断及分型,还可以对缺损口的大小、缺损口周围的组织结构、缺损口的分流速度、肺动脉压力,以及房、室腔大小,主动脉瓣膜是否脱垂及心内其他合并畸形进行有效评估及判断。

(李 军)

第30章 动脉导管未闭

动脉导管未闭（patent ductus arteriosus，PDA）是指出生后降主动脉与肺动脉之间仍存在交通。动脉导管未闭是常见先天性心血管畸形之一，发生率占先天性心脏病的15%～21%。可单独存在，亦可与其他心血管畸形并存。

【病因及发病机制】 胚胎期动脉导管是胎儿赖以生存的生理性血流通道，出生后动脉导管闭合过程中受许多使平滑肌收缩或扩张的物质的影响，如氧浓度、前列腺素系列、平滑肌敏感性等，可造成动脉导管未闭合。动脉导管未闭的发生可能与地区有一定关系，有研究表明高原居民较平原地区发病率高。早产儿由于导管发育不成熟，出生后未闭合者发生率约为20%。95%以上的婴儿在出生7个月后导管闭合形成动脉韧带。

【病理解剖】 动脉导管位于主动脉的左锁骨下动脉远侧与肺动脉分叉之间。未闭导管直径、长度差异较大，直径为0.1～2.0cm，长度为0.5～3.0cm。根据未闭导管的解剖形态分为5种类型，即管型、漏斗型、窗型、动脉瘤及哑铃型。

【病理生理】 单纯动脉导管未闭，无肺动脉高压时，表现为心外大血管水平左向右分流，可导致肺循环、左心容量负荷增加，左心房、左心室扩大。当肺动脉压力升高相当于主动脉舒张压时，可仅有收缩期左向右分流；当肺动脉压力升高至等于或超过主动脉收缩和舒张压时，可无明显分流或产生右向左流。重度肺动脉高压时，可表现为右心室、右心房扩大，右心室壁增厚。

【临床表现】 动脉导管未闭患者的临床症状取决于导管大小、肺动脉压力、有无合并畸形等。若导管较大，存在大量分流，患者常出现充血性心力衰竭，表现为呼吸困难、心率快等。当严重肺动脉高压时，可出现下肢发绀，即分离性发绀。由于肺动脉高压的程度不同，杂音表现亦不尽相同，听诊于胸骨左缘第2、3肋间闻及连续性机器样杂音，或以收缩期为主而舒张期微弱的双期杂音，或单纯收缩期杂音。

【超声表现及诊断要点】

（一）超声表现

1.**未闭动脉导管** 大血管短轴切面显示左、右肺动脉分叉处连续回声失落，并与降主动脉之间相通；胸骨上凹非标准主动脉弓切面显示左锁骨下动脉远端主动脉与肺动脉之间异常通道（图30-1）。需注意与主动脉-肺动脉间隔缺损及冠状动脉-肺动脉瘘相鉴别。

2.**肺动脉** 肺动脉主干及左、右肺动脉分支内径不同程度增宽。

3.**超声多普勒** 彩色多普勒显示降主动脉与主-肺动脉之间的红色为主五彩镶嵌的

左向右分流（图30-2），持续整个心动周期。肺动脉高压时，可出现肺动脉向主动脉的右向左分流。频谱多普勒可记录到连续性正向高速分流频谱。

4.左心室负荷过重　①左心室扩大；②室间隔与左心室壁运动幅度增强，二尖瓣活动幅度增大；③可伴左心房扩大及主动脉内径增宽。

5.肺动脉高压　肺动脉瓣提前关闭及开放时间短，M曲线显示收缩期呈V形及W形。

（二）诊断要点

动脉导管的超声诊断依据是二维超声直接显示的未闭导管及过导管处的彩色分流（图30-1，图30-2）。

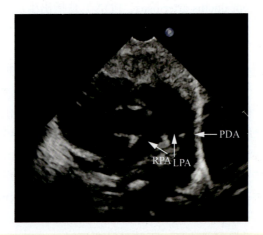

图30-1　动脉导管未闭胸骨旁大血管短轴切面图

二维超声显示主-肺动脉根部与主动脉之间异常通道（箭头所示）

RPA.右肺动脉；LPA.左肺动脉；PDN.动脉导管未闭

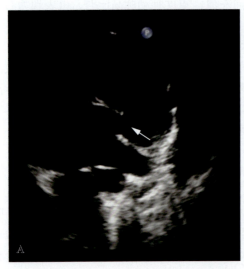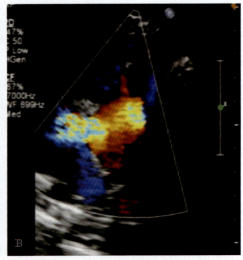

图30-2　动脉导管未闭胸骨上窝切面图

A.二维超声显示主-肺动脉根部与主动脉之间异常通道（箭头所示）；B.彩色多普勒显示降主动脉向肺动脉五彩镶嵌左向右分流

【鉴别诊断】

主-肺动脉间隔缺损

两者的鉴别要点是分流的起始部位不同，动脉导管未闭分流位于左肺动脉分支近端与降主动脉之间，而主-肺动脉间隔缺损则位于肺动脉瓣上与升主动脉之间（图30-3，图30-4）。

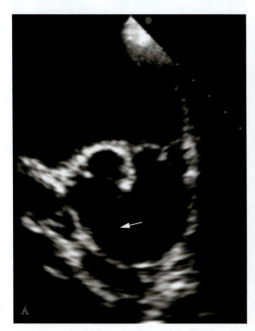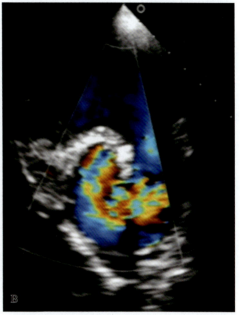

图30-3　主-肺动脉间隔缺损心底短轴切面图

A. 二维超声显示升主动脉与主-肺动脉之间异常通道（箭头所示）；B. 彩色多普勒显示升主动脉向主-肺动脉五彩镶嵌左向右分流

【扫查注意事项、要点、技巧】

1. 动脉导管扫查应选择胸骨旁及胸骨上窝的联合检查方法。

2. 超声检查时应根据患者的情况选择合适的探头频率及仪器条件配置。

3. 注意观测合并畸形。

【报告书写要点】

1. 动脉导管大小、直径及长度（主动脉及肺动脉侧）。

2. 大动脉的分流方向。

3. 有无肺动脉高压及合并畸形。

4. 心腔大小有无扩大，大血管内径有无增宽。

【治疗方法及超声相关信息】　动脉导管的外科手术治疗为传统的常规方法，目前，心导管的介入封堵术已成为一项成熟的治疗技术，并广泛应用于临床。动脉导管介入封堵治疗适应证如下。

1. 单纯动脉导管均可进行封堵，但需要根据年龄、肺动脉压力等综合情况进行

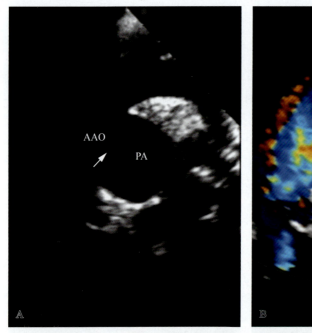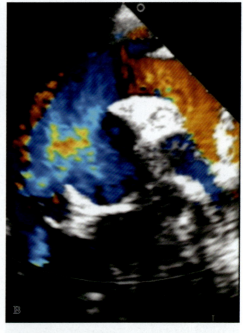

图30-4　主-肺动脉间隔缺损胸骨上窝切面图

A. 二维超声显示升主-肺动脉与主-肺动脉之间异常通道（箭头所示）；B. 彩色多普勒示升主动脉向主-肺动脉左向右分流。AAO. 升主动脉；PA. 主-肺动脉

判断。

　　2. 动脉导管外科手术后存在较大的残余分流者。

　　3. 肺动脉高压者，应以左向右分流为主，肺血管阻力应＜8Wood单位。

　　4. 动脉导管合并房间隔缺损或室间隔缺损者，可根据两者的适应证情况，同时选择封堵治疗手术。

　　5. 患儿体重≥4kg。

　　【小结】　动脉导管未闭是常见先天性心血管畸形之一，根据未闭导管的解剖形态分为管型、漏斗型、窗型、动脉瘤及哑铃型5种类型。超声心动图不仅可以快速准确地诊断动脉导管未闭，还可以对动脉导管未闭的大小、分型，肺动脉压力，房、室腔大小及心内其他合并畸形进行有效评估，并为患者的临床治疗提供更多有价值的信息。

（李　军）

第31章　冠状动脉瘘

冠状动脉瘘（coronary artery fistulas，CFA）是指心脏在胚胎发育过程中，心肌窦–状间隙未能退化而持续存在所形成的冠状动脉主干或其分支与某个心腔或大血管形成的异常通道。CFA是一种罕见的先天性心脏病，在普通人群中发病率为0.002%，在先天性心脏病中占0.25% ~ 0.4%。

【正常解剖】 在胚胎时期，心脏的血流是由心肌中许多内皮细胞所组成的宽大的肌小梁间隙供应的。这种类似于窦状的间隙与心腔及心外膜下血管相通，并随着心脏的发育，冠状动脉从主动脉根部生长出来，而后逐渐分布于心脏表面，与心外膜下血管和心肌间的窦状间隙相通，并因心肌的发育生长最后将窦状间隙逐渐压缩，演变为细小管道，逐渐形成正常冠状动脉血液循环的一部分。

【病因及发病机制】

1.先天性 胎儿期的心肌小梁窦状间隙未关闭，并伴有异常发育的内在心肌小梁间隙存在，使冠状动脉与心腔之间产生异常交通而形成冠状动脉瘘。冠状动脉与其他部位瘘的发生，则可能是由于冠状动、静脉的发育异常所致。

2.后天性 医源性损伤可引起冠状动脉瘘，临床上最常见的医源性冠状动脉瘘见于右心室流出道拓宽术后，被切部位心肌内的小冠状动脉亦被切断，使其直接开口于右心室流出道，小冠状动脉内的血流束在舒张期进入右心室腔，形成小冠状动脉–右心室瘘。此外，其他心脏手术操作过程也可能导致冠状动脉瘘。

【病理解剖及病理生理】

（一）冠状动脉瘘的病理解剖特点

冠状动脉瘘可发生于左冠状动脉或右冠状动脉，也可发生于双侧。其中来源于右冠状动脉瘘多见，约占50%；来源于左冠状动脉瘘约占30%；来源于双侧冠状动脉瘘较少见，仅占5%。冠状动脉瘘入右心系统者最为常见，约占90%；瘘入左心系统者仅占10%。发生异常交通的冠状动脉全程显著增宽、扩张，走行扭曲如蚯蚓状。异常冠状动脉的开口处内径较正常粗大，但其末端瘘口较细小。

（二）冠状动脉瘘的病理分型

根据发生部位可分为右冠状动脉瘘和左冠状动脉瘘，再根据冠状动脉瘘瘘入部位分型，理论上可分为以下几型。

1. 右冠状动脉瘘

（1）右冠状动脉-右心室瘘：此型最为多见，瘘口多位于右心房室沟行经的部位。

（2）右冠状动脉-右心房瘘：包括引流入上、下腔静脉。

（3）右冠状动脉-肺动脉瘘：瘘口部位在肺动脉主干的内、外侧壁。

（4）右冠状动脉-左心房瘘：包括引流入肺静脉，较少见，引流部位在左心房前壁，房间隔附近。

（5）右冠状动脉-左心室瘘：引流部位在左心室的膈面部。

2. 左冠状动脉瘘 其瘘口瘘入部位与右冠状动脉瘘相似。

（1）左冠状动脉-右心室瘘：较常见。

（2）左冠状动脉-右心房瘘：包括引流入上、下腔静脉，冠状静脉窦和永存左上腔静脉。

（3）左冠状动脉-肺动脉瘘：较少见。

（4）左冠状动脉-左心室瘘：较少见。

（5）左冠状动脉-左心房瘘：较少见。

（三）冠状动脉的血流动力学改变

冠状动脉瘘的血流动力学影响主要取决于冠状动脉瘘口的大小及瘘入部位有无合并其他畸形。当瘘口较小时，分流量小，则无血流动力学影响；当瘘口较大时，分流量则增多，此时会较早出现相应心腔的扩大，如瘘入右心系统，因右心系统压力低，出现全心动周期左向右分流，右心系统容量负荷增加，肺循环血流增多，随病程进展最后形成肺动脉高压；如瘘入左心室，因收缩期左心室压力高于主动脉压力，仅于舒张期大量血流经冠状动脉进入左心室，则左心容量负荷加重，左心系统扩大，心脏做功增加，最后出现左心衰竭。

发生冠状动脉瘘的患者由于冠状动脉血流大部分经瘘口进入相应心腔，该侧正常供应的心肌冠状动脉血流量减少，则形成冠状动脉"盗血"现象，致使相应心肌出现心肌缺血表现。

【临床表现】

（一）症状

成人多见，儿童少见。多数患者仅有连续性杂音而无临床症状，20岁以下患者约80%无临床症状。临床症状主要表现为运动性劳累和气短；由于冠状动脉盗血，患者可出现心肌缺血、心肌梗死及心力衰竭表现。

（二）体征

心前区连续性杂音（瘘入左心室者除外），心前区可触及震颤，分流量大的患者出现水冲脉、股动脉枪击音等。

【超声表现及诊断要点】

（一）超声表现

1. 二维超声心动图

（1）冠状动脉瘘的起源。切面选择：大血管短轴、左室长轴、五腔切面等切面观察左、右冠状动脉开口及主干内径。冠状动脉瘘可发生于左、右冠状动脉或双侧冠状动脉，病变的冠状动脉近端明显增宽扩张，通常内径＞5mm（图31-1A、B）。

（2）冠状动脉瘘的走行。因冠状动脉走行复杂多变，超声扫查时应从冠状动脉起始处开始，并不断调整探头扫查方向及角度以对病变侧的冠状动脉进行连续追踪，顺着扩张扭曲呈"蚯蚓状"的冠状动脉直至观察到瘘口处（图31-1C）。

（3）冠状动脉瘘的瘘口。瘘口较大时，超声可显示瘘口的形态及瘘入相应心腔及血管的位置。

（4）瘘口类型。可呈单发、多发。

（5）瘘口部位

1）瘘入右心房：右心房前壁、后壁，上腔静脉入口处附近。

2）瘘入右心室：右心房室沟行经部位、右心室圆锥部、右心室横膈壁。

3）瘘入肺动脉：多为左冠状动脉小分支瘘。

4）瘘入左心房：左心房前壁。

5）瘘入左心室：左心室膈面（图31-1C）。

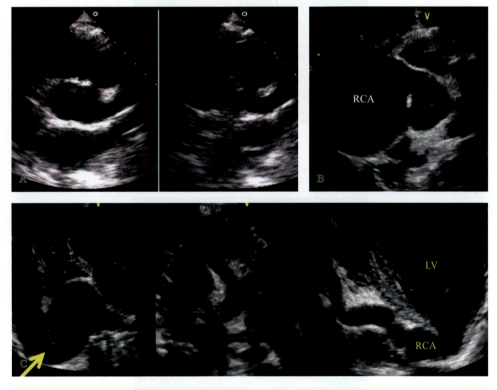

图31-1　左冠状动脉瘘及右冠状动脉–左心室瘘患者

A.左冠状动脉起始段内径增宽；B.右冠状动脉起始处内径明显增宽，主干远端瘤样增宽；C.瘘管中远段不同程度扩张，沿右心室膈面走行，末端突入左心室，经瘘口与左心室相通。RCA.右冠状动脉；LV.左心室，箭头所示为纡曲扩张的右冠状动脉

2.彩色多普勒　彩色多普勒可追踪显示冠状动脉瘘起始处、瘘管内及瘘口处的血流（图31-2～图31-5）。

（1）冠状动脉起始处血流：主要出现在舒张期，流速均匀，较少出现五彩镶嵌的现象。

（2）瘘管内血流：常呈五彩镶嵌湍流血流信号。

（3）瘘口处血流：瘘口处血流速度较快，呈五彩镶嵌湍流血流信号。瘘入左、右心房，右心室及肺动脉低压腔时瘘口处为连续性分流信号。瘘入左心室时，由于收缩期左心室内压力高于主动脉压，瘘口处仅表现为舒张期的湍流信号。

3.连续多普勒　瘘入左、右心房，右心室及上、下腔静脉时均为连续性湍流信号（图31-6A）；瘘入左心室时，瘘口处仅于舒张期可探及湍流信号（图31-6B）；当小冠状动脉-肺动脉瘘时，因心肌收缩挤压冠状动脉，分流信号频谱则以舒张期为主（图31-6C）。

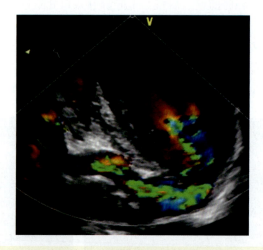

图31-2　右冠状动脉-左心室瘘

非标准切面多普勒显示五彩镶嵌分流信号经瘘口进入左心室

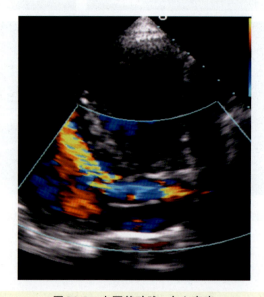

图31-3　左冠状动脉-右心房瘘

非标准切面多普勒显示五彩镶嵌血流信号经瘘口进入右心房

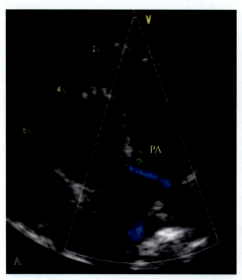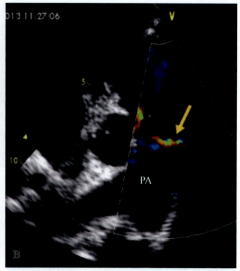

图31-4　冠状动脉-肺动脉瘘

A.心底短轴肺动脉分叉切面彩色多普勒显示舒张期肺动脉主干内侧壁可见一束异常蓝色血流信号（箭头所指处）；B.同上切面：舒张期肺动脉主干外侧壁可见一束异常红色血流信号进入肺动脉（箭头所指处）。PA.肺动脉

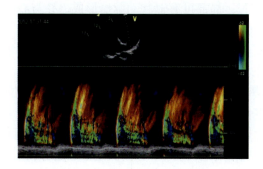

图31-5　右冠状动脉-左心室瘘

彩色 M 型显示将取样线放置于瘘口处记录彩色 M 型频谱显示舒张期分流

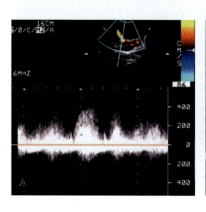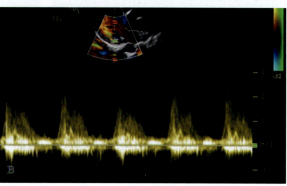

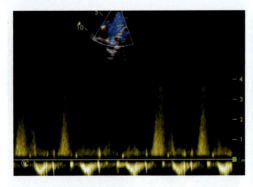

图 31-6　冠状动脉瘘连续多普勒频谱

A. 瘘入右心房时，连续多普勒提示双期分流；B. 瘘入左心室时，连续多普勒提示舒张期分流；C. 冠状动脉小分支瘘入肺动脉连续多普勒提示舒张期分流

（二）诊断要点

1. 病变部位冠状动脉开口、主干全程扭曲增宽。
2. 冠状动脉瘘口处彩色及频谱均可探及高速血流信号。
3. 相应心腔的扩大及瓣膜关闭不全。

【鉴别诊断】

1. **冠状动脉瘤**　①误诊点：两者均可表现为冠状动脉瘤样扩张。②鉴别点：先天性冠状动脉瘤是一种少见的先天性畸形，表现为冠状动脉的一段或多段呈瘤样扩张。病变通常位于冠状动脉的分叉处，可发生于一支冠状动脉主干和分支，也可多支同时发生，但以右冠状动脉为多见。病变冠状动脉与心脏的血管和房室间无交通。冠状动脉瘘则为病变的冠状动脉全程扩张，局部可有冠状动脉瘤形成，并与心脏的血管和房室间相交通。彩色多普勒可清楚显示瘘口处的异常血流。

2. **川崎病**　①误诊点：冠状动脉瘤样扩张（图 31-7）。②鉴别点：冠状动脉瘘全程扩张，与心腔和大血管之间有交通。

【检查方法和注意事项、要点、技巧】　因冠状动脉瘘入部位复杂多变，因此检查时除了常规胸骨旁左室长轴、大血管短轴、旁五腔及心尖五腔标准切面仔细扫查外，还需要应用一些非标准的切面并追踪显示冠状动脉的全貌，追踪冠状动脉的走行直至瘘口处。二维超声主要显示扩张的冠状动脉，了解其起源、走行和瘘口的瘘入部位。彩色多普勒主要用于扫查冠状动脉瘘口的引流部位，脉冲及连续多普勒进一步探测瘘口处的血流速度及压差时相，判断其分流量。当经胸超声显示不清楚时，可采用经食管超声心动

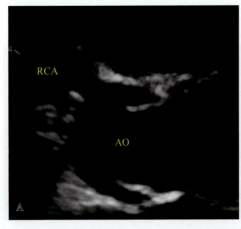

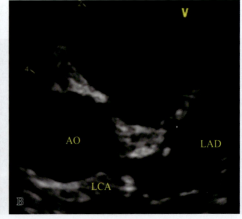

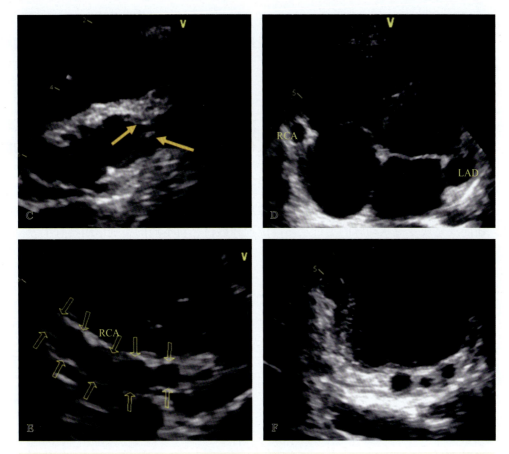

图31-7 川崎病患者

A. 右冠状动脉主干瘤样扩张；B. 左冠状动脉主干及前降支瘤样扩张；C. 左冠状动脉开口、主干及前降支内径瘤样扩张，前降支管壁毛糙并管腔内血栓形成（箭头所指处）；D. 非标准四腔切面显示左、右冠状动脉远端内径扩张；E. 右冠状动脉中远段呈"串珠样"扩张（箭头所指处）；F. 左冠状动脉中远段呈"串珠样"改变。AO. 主动脉；RCA. 右冠状动脉；LCA. 左冠状动脉；LAD. 左前降支

图进一步检查。

【报告书写要点】

1. 病变侧冠状动脉：开口及主干内径，瘘口位置、大小，瘘口处血流速度、压差。

2. 瘘入相应心腔的大小及房室瓣反流情况。

【其他辅助检查】

1. 多层螺旋CT和磁共振检查 能显示增粗呈瘤样扩张的冠状动脉，对瘘口部位亦能较准确地显示。

2. 心导管和心血管造影 可计算分流量，测压；主动脉和冠状动脉造影可确定冠状动脉瘘的位置、大小，对指导手术有重要意义。

【治疗方法及超声相关信息】

（一）治疗方法

1. 手术治疗 ①经心腔瘘口修复术；②经冠状动脉瘘口修复术；③瘘支冠状动脉结

扎术或冠状动脉下瘘口切线缝合术。

2.介入治疗 适用于单发的小瘘口，而且瘘管较长和瘘支冠状动脉扩张，瘘口远端为盲端、瘘口附近无重要分支。

（二）超声相关信息的价值

经胸超声可以明确冠状动脉病变部位，清晰显示扩张扭曲冠状动脉的全貌及瘘入相应心腔的位置，评估肺动脉压力，评估瘘入相应心腔的大小及房室瓣的反流及心脏功能情况，为临床疗效做出评价。

【小结】 冠状动脉瘘是指冠状动脉主干或其分支与某个心腔或大血管形成的异常通道，是一种罕见的先天性心脏病。通过二维及彩色多普勒超声不仅能够对其进行快速诊断，还能观察病变冠状动脉的走行及瘘口位置和数目，对本病的鉴别诊断具有十分重要的意义。

（胡 运）

第32章　房室间隔缺损的超声诊断

心内膜垫在胚胎期发育形成房间隔下部，是室间隔膜部和二、三尖瓣的一部分。房室间隔缺损（atrioventricular septal defect，AVSD）或称心内膜垫缺损（endocardial cushion defect，ECD）、房室管缺损（atrioventricular canal defect，AVCD），曾被称为共同房室管（common atrioventricular canal，CAVC），是指由于心内膜垫发育异常而导致的房间隔下部和（或）室间隔膜部缺损，同时伴有房室瓣发育异常的一类先天性心脏畸形。

【病因及发病机制】　房室间隔缺损是由于上、下心内膜垫与房间隔中部和室间隔肌部异常或者不充分融合所导致的先天性心脏畸形。

【病理解剖】　房室间隔缺损包括下列多种类型。

（一）部分型房室间隔缺损

主要表现为原发孔型（或称第1孔型）缺损，膜部室间隔完整。根据是否伴有二尖瓣前瓣裂又分为：①单纯原发孔型房间隔缺损，缺损位于房间隔下部，房室瓣的上方，下缘为房室瓣瓣环，此型缺损甚为少见；②原发孔型房间隔缺损伴二尖瓣前瓣叶中央裂缺，裂缺长度不一，从小的瓣缘裂缺到整个瓣叶全长分裂，裂缺产生二尖瓣关闭不全，此型在房室间隔缺损最为常见。

（二）完全型房室间隔缺损

此型缺损相对少见，包括原发孔型房间隔缺损、室间隔膜部缺损，伴有二尖瓣和三尖瓣发育异常，其瓣环互相沟通或融合，瓣叶也融合为前（上）桥瓣和后（下）桥瓣，形成共同房室瓣，又可分为3个亚型：其中A型最为常见，指共同房室瓣尚能被分辨为"两瓣"，即左前桥瓣完全在左心室，右前桥瓣完全在右心室，前桥瓣的腱索附着在室间隔嵴上；B型较少见，指前桥瓣的腱索附着在室间隔右侧；C型指前桥瓣悬浮在室间隔上，没有腱索附着于室间隔，此型也较为多见。

（三）过渡型（移行型）

此型房室间隔缺损介于部分型和完全型之间，两组房室瓣环完整，存在原发孔型房间隔缺损，房室瓣下方流入道室间隔有较小的缺损，在室间隔嵴上没有明显的"裸区"。

（四）单（共同）心房

此型缺损罕见，因胚胎期心房间隔组织不发育而完全缺失，左、右心房未分化而形成单个（共同）心房腔，可伴有房室瓣瓣叶畸形。

（五）左心室-右心房通道

左心室-右心房通道（left ventricle-right atrium communication）又称 Gerbode 缺损（Gerbode defect），即膜部间隔心房部缺损，缺损位于三尖瓣隔瓣和二尖瓣前瓣根部之间，致左心室及右心房相通，通常不伴有房室瓣畸形。

房室间隔缺损可合并肺动脉瓣狭窄、法洛四联症、右心室双出口、单心室或完全型肺静脉异位连接等其他先天性心脏血管畸形。

【病理生理】 部分型房室间隔缺损，存在房水平左向右分流，右心容量负荷增加，右心系统扩大，肺动脉增宽。由于通过二尖瓣裂缺的反流量随时间增加，左向右分流会更大，出现明显的进行性心脏增大和充血性心力衰竭。

完全型房室间隔缺损因心内4个心腔相互交通，心房和心室水平大量左向右分流使肺血流量增大，容易导致严重的肺动脉高压，并进行性加重。另外，房室瓣反流会加重肺动脉高压和充血性心力衰竭，因此需要及早手术。

【临床表现】 房室间隔缺损的临床表现因病变类型、房室水平分流量的大小、房室瓣反流的程度和肺血管阻力升高的情况而异。大多数单纯原发孔型心房间隔缺损患者在早年可不出现临床症状，长大后随着肺血管阻力升高导致肺动脉高压后才出现劳力后心悸、气短、运动耐量降低等症状。原发孔型房间隔缺损伴二尖瓣前瓣裂患儿体格发育较差，较早发生肺动脉高压，早年即可出现上述临床症状，心力衰竭不易纠治，并持续加重。完全型房室间隔缺损患儿在出生后早期即可出现充血性心力衰竭和肺动脉高压症状，并进行性加重，若不及时治疗常在早年夭亡。

【超声表现及诊断要点】

（一）超声表现

1.二维超声心动图

（1）部分型房室间隔缺损：①四腔心切面图显示房间隔下部回声失落，二尖瓣前瓣、三尖瓣隔瓣根部分别附着在室间隔两侧的同一水平；②二尖瓣水平短轴切面显示二尖瓣前叶中部断裂，使之分为两部分，舒张期呈"八"字形，断端指向左心室流出道，收缩期呈"——"形，伴有左心房、左心室增大；③二尖瓣前瓣向左心室流出道移位，致左心室流出道变窄、变长；④右心容量负荷过重，右心房、右心室扩大，肺动脉增宽；⑤二尖瓣前叶与三尖瓣隔叶分化不全，胸骨旁四腔心切面可显示二尖瓣前叶舒张期贴于室间隔左心室面（图32-1）。

（2）完全型房室间隔缺损：四腔心切面图显示房间隔下部和室间隔上部回声失落，心脏中心区正常的十字交叉结构消失，4个心腔互相沟通。根据二、三尖瓣分化情况分为3个亚型：A型，二尖瓣与三尖瓣可相对分开，前桥瓣左右两侧各有腱索连接于室间隔嵴上端；B型，为二尖瓣与三尖瓣可相对分开，前桥瓣腱索连接于室间隔右心室侧；C型，即共同房室瓣未分化，前桥瓣悬浮于室间隔上，无腱索连接于室间隔（图32-2～图32-4）。

（3）过渡型（移行型）房室间隔缺损：除房间隔下部回声失落外，尚有室间隔膜部

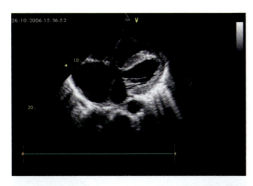
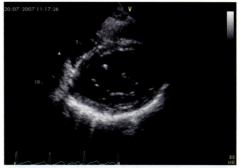

图32-1 部分型房室间隔缺损的二维超声图像

四腔心切面显示房间隔下部缺损，二尖瓣前瓣和三尖瓣隔瓣根部处于同一水平，左心室二尖瓣口水平短轴切面显示二尖瓣前瓣中央裂缺，舒张期呈"八"字形

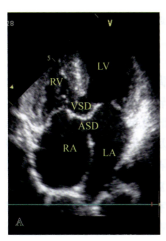
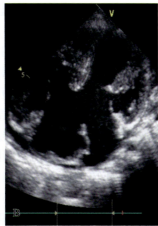
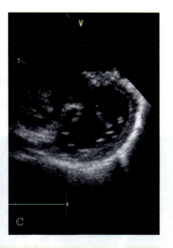

图32-2 完全型房室间隔缺损A型的二维超声图像

四腔心切面显示房间隔下部和室间隔上部缺损，收缩期被共同房室瓣分隔，舒张期4个心腔相通。短轴切面显示共同房室瓣尚可辨识左、右两部分，而且前桥瓣腱索附着于室间隔残端的顶端。RV. 右心室；LV. 左心室；RA. 右心房；LA. 左心房；VSD. 室间隔缺损；ASD. 房间隔缺损

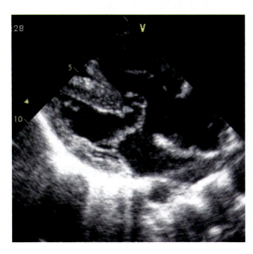

图32-3 完全型房室间隔缺损B型二维超声图像

非标准四腔心切面显示房间隔下部和室间隔上部缺损，以及共同房室瓣前桥瓣腱索附着于室间隔的右心室面

【病理解剖及分型】

（一）病理解剖

在主动脉弓至肾动脉水平以上，降主动脉范围内均可发生缩窄，绝大多数主动脉缩窄的部位是在主动脉峡部，即左锁骨下动脉起始处。多数病变较局限，缩窄长度约10mm，缩窄段内径不等，一般为2～5mm，严重者可接近闭锁。病变特点是动脉中膜的变性或环状增厚和折叠，由于弹性蛋白的断裂和胶原沉积增加，中膜逐渐增厚和管腔直径逐渐减少。升主动脉可正常，也可扩张，或伴头臂动脉扩张。降主动脉可有狭窄后扩张。缩窄段管腔减小，缩窄近端血流增加，血压上升，而缩窄远端压力降低，两端出现压差，有左心室肥厚劳损。

（二）分型

按主动脉缩窄段与动脉韧带或动脉导管的解剖学关系，可分为导管前型（婴儿型或复杂型）和导管后型（成人型或单纯型）两类（图33-1）。

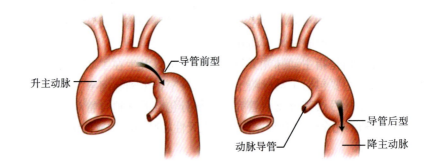

图33-1　主动脉缩窄分型模式图

1.**导管前型**　约占10%，狭窄范围广泛，位于动脉导管或动脉韧带近端多并存室间隔缺损、主动脉瓣畸形，常有肺动脉高压，侧支循环不丰富者，症状较重，可早期出现明显的血流动力学异常和临床表现，预后较差。降主动脉血供主要依靠来自动脉导管的肺动脉血流供应，动脉导管闭合将导致严重后果。

2.**导管后型**　约占90%，多见于成年人。狭窄范围局限，缩窄段位于动脉导管或动脉韧带远端的局限性主动脉缩窄，大多数不伴有其他心脏畸形，侧支亦广泛。通常狭窄程度越重，存活时间越长，侧支循环越丰富。

【病理生理】　主动脉缩窄患者胎儿期因动脉导管的开放，主动脉血流一般不出现明显的阻塞症状。出生后血流动力学改变主要为缩窄近端主动脉压升高，远端压力降低。血流动力学状态主要取决于缩窄类型、程度、进展速度、体循环与肺循环血管阻力，侧支循环及合并动脉导管未闭等畸形。通常动脉导管闭合越早、越快、越完全，缩窄越重，侧支循环越少，对血流动力学的影响就越大。

缩窄近端的长期高血压，导致左心室负荷加重、室壁肥厚、顺应性下降，最终出现心力衰竭。缩窄远端主动脉内压力降低，血供减少，可造成有关脏器的灌注减少。合并动脉导管未闭的患者，肺动脉血液可通过未闭的动脉导管进入远端的主动脉，引起缺氧和发绀。

【临床表现】　临床表现随缩窄段病变部位、缩窄程度、是否并有其他心脏血管畸形及不同年龄组而异。单纯导管后型主动脉缩窄病例，虽然存在高血压，但一般在婴幼儿期不出现临床症状，合并有其他心脏血管先天性畸形和导管前型主动脉缩窄病例，则最常见的临床症状为充血性心力衰竭。约50%病例在出生后1个月内动脉导管闭合时开始出现呼吸急促、心率增速、出汗、喂食困难、肝大、心脏扩大等症状。婴幼儿出现左心室衰竭，内科治疗常难以控制。导管前型主动脉缩窄程度严重，且动脉导管粗而畅通的病例，由于降主动脉存在右向左分流，足趾、有时左手可能呈现发绀而右手及口唇色泽正常，在这种情况下，股动脉搏动正常，动脉导管区未闻及杂音。但由于常合并心室间隔缺损或心房间隔缺损，心腔内左向右分流量大，故而躯体下半部发绀不常见。左心排血量极度减少的临危病例，则可出现发绀。

临床特征主要是上肢系统性动脉高血压和收缩期杂音。影像学表现为导管旁主动脉狭窄和多侧支循环血管，包括胸廓内动脉、肋间动脉、甲状颈干和胸肩峰动脉、肩胛下动脉，其最终引流入肋间动脉及降主动脉以供应下半身的血供。

【超声表现及诊断要点】

（一）超声表现

1.直接征象：降主动脉近段管腔变窄，胸骨上窝主动脉弓长轴切面可显示变窄的程度、范围，轻重不一，或主动脉弓峡部内径狭窄、管壁增厚、回声增强（图33-2）。多为局限性狭窄。部分患者可为隔膜样狭窄，此型患者主动脉弓峡部内径尚在正常范围内，峡部内侧缘可显示隔膜样突起。

彩色多普勒显示收缩期起自主动脉狭窄段多彩血流信号射入主动脉远端（图33-3），血流进入狭窄远端后，速度逐渐减低。若狭窄段较长，则降主动脉内均呈五彩镶嵌血流。

频谱多普勒于狭窄处远侧端取样获得收缩期高速湍流频谱（图33-4）。随着狭窄程度加重，频谱持续时间延长，加速峰值后移。

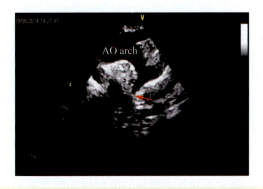

图33-2　胸骨上窝切面二维图像显示降主动脉近段管腔变窄

AO arch. 主动脉弓；红色箭头为缩窄处

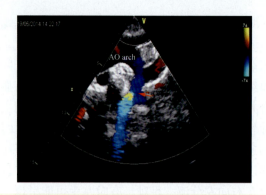

图33-3　彩色血流显示收缩期可见降主动脉狭窄段内加速血流信号

AO arch. 主动脉弓；红色箭头为血流开始加速处

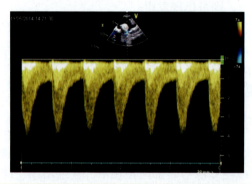

图33-4　频谱多普勒于狭窄处远侧获得收缩期高速湍流频谱

2. 间接征象：①主动脉狭窄段近段和远端管腔可见明显扩张，缩窄段近端的降主动脉搏动性明显增强；②左心室壁向心性增厚，升主动脉扩张；③腹主动脉血流频谱异常，峰值流速减低，加速时间延长，加速度减低，反向波消失，重度狭窄腹主动脉频谱呈单向连续性。

3. 如并存房间隔缺损、二叶式主动脉瓣、动脉导管未闭则可见相应超声表现。

（二）诊断要点

1. 胸骨上窝主动脉弓长轴切面显示降主动脉近段管腔变窄。

2. 彩色多普勒显示收缩期起自主动脉狭窄段多彩血流信号射入主动脉远端。

3. 频谱多普勒于狭窄处远侧端取样获得收缩期高速湍流频谱。

【鉴别诊断】　本病应与多发性大动脉炎相鉴别，后者动脉管壁常明显增厚，管腔内血流变细，阻塞段较长，常有多处动脉受累。

【扫查时注意事项、要点、技巧】　于胸骨上窝主动脉弓长轴切面显示主动脉弓，清晰显示降主动脉起始部、左锁骨下动脉开口处。胸骨左缘沿人体纵轴扫查，可于心脏后方多个非标准切面显示胸降主动脉长轴图像。应同时于剑突下扫查腹主动脉至分出髂血管处，排除腹主动脉缩窄。

【报告书写要点】　报告应写明缩窄的部位，管腔内径大小，管腔内是否有隔膜，彩色多普勒应描述狭窄部位的血流情况及狭窄处的血流速度和压力阶差。若合并其他心内畸形，也需在报告中一并写明。

【治疗方法及超声相关信息】　主动脉缩窄如果不进行治疗，预后很差，有报道称46岁之前患者的死亡率为75%。充血性心力衰竭是最常见的死亡原因（25.5%），其次是主动脉破裂（21%），并发感染性心内膜炎（18%），最后是颅内出血（11.5%）。主动脉缩窄可接受手术治疗（使用修复性支撑物，管状移植物，或主动脉成形术）或介入治疗（经皮球囊血管成形术使用或不用支架置入）。对于不连续狭窄，球囊血管成形术是首选的介入方案，但不适合于长段或纡曲狭窄。超声在术前可做出正确诊断，对于判断狭窄部位和程度有重要价值，术后对于疗效的评估及随访也有着重要作用。对于图像不清晰者，术中可使用经食管超声进行实时监测。

【小结】　主动脉缩窄是较常见的先天性心脏病，本病的预后与病理分型有关，导管前型通常预后不佳，未手术治疗者往往早期出现并发症而死亡，单纯性缩窄者生存时间也缩短。超声可对本病做出明确诊断，在术中监测、术后随访方面也有着不可替代的作用。

第二节　主动脉瓣上狭窄

主动脉瓣上狭窄（supravalvular aortic stenosis, SVAS）是在主动脉起始部冠状窦-主动脉交界处局限或弥漫性狭窄，常累及整个升主动脉（15%）。主动脉或周围动脉系统受累并不常见。

【病因及发病机制】　主动脉瓣上狭窄是左心室流出道梗阻中最罕见的病变，常与Williams-Beuren综合征有关联，后者是常染色体显性遗传的多系统疾病，它也可能表现出SVAS（71%）、二尖瓣脱垂和肺动脉狭窄（16%）。该病为主动脉根部复杂病变，狭窄近端的主动脉窦可能会出现发育不良。冠状动脉开口不但会被增厚的主动脉组织阻塞，而且还可能被主动脉瓣阻塞。30%的主动脉瓣上狭窄患者存在主动脉瓣增厚，但因瓣叶融合造成的主动脉瓣狭窄者少见。

【病理解剖】　主动脉瓣上狭窄是指起自主动脉窦上缘的主动脉狭窄，可分为3型。①隔膜型：升主动脉中形成一个纤维隔膜，中间有一小孔；②升主动脉发育不全型：整个主动脉管腔狭窄，管壁增厚，又称为弥漫型；③沙漏型：由主动脉中层和内膜增厚形成的纤维嵴，引起主动脉根部环状狭窄（此型较多见）。

【病理生理】　与主动脉瓣狭窄类似，由于主动脉局限性狭窄，左心室排血受阻，狭窄部下方血压升高，主动脉根部扩大，左心室壁代偿性增厚。

【临床表现】　症状与主动脉瓣狭窄相似。胸骨上窝有收缩期震颤，杂音位置偏高，常在胸骨右缘第1肋间及右颈动脉处，主动脉第二心音正常。

【超声表现及诊断要点】

（一）超声表现

二维超声心动图特征：从主动脉窦上缘开始，主动脉内径明显减少，于主动脉长轴

法洛四联症是漏斗部及肺动脉瓣狭窄，狭窄位置较高，而右心室双腔心梗阻位置较低，位于流入道与流出道之间。后者将右心室分为两个腔，靠近三尖瓣的高压腔室壁增厚，而靠近肺动脉瓣的低压腔室壁不增厚，前者右心室未被分为两个腔，右心室壁普遍均匀增厚，以漏斗部增厚显著。前者骑跨为假性骑跨，右心室向主动脉分流不明显，后者右心室向主动脉分流。

（三）右心室双腔心与右心室流出道梗阻

两者鉴别要点是血流受阻水平前者较后者低，前者右心室高压腔室壁增厚，低压腔室壁不增厚，后者右心室壁普遍均匀增厚，可以帮助鉴别诊断。

【扫查时注意事项、要点、技巧】 熟练掌握胸骨旁右心室流出道长轴、大血管短轴切面及剑下右心室流出道长轴切面，注意观察血流梗阻水平，并观察右心室壁厚度。注意剑下右心室流出道长轴切面应用，因为此切面为诊断和评价右心室双腔心的良好切面（图35-3）。

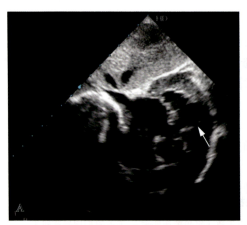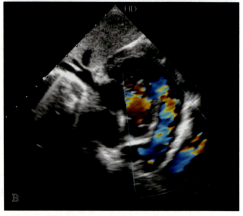

图35-3 右心室双腔心剑下右心室流出道切面

A.二维图像显示右心室流入道和流出道之间可见一异常肌束，导致该处内径细，右心室分为两个腔室，近三尖瓣高压腔室壁增厚，近肺动脉瓣低压腔室壁厚度正常；B.彩色多普勒图像显示右心室流入道和流出道之间血流束聚集，呈五彩镶嵌样

【报告书写要点】

1.描述肌束的数量、厚度、部位及走行；测量流入腔及流出腔室壁厚度，并测量流出腔大小；测量狭窄处内径，观察血流性质（是否为湍流），频谱多普勒测量血流速度、压差。

2.是否合并室间隔缺损，有无主动脉假性骑跨及其程度，多普勒测量分流口的血流方向、速度及时相。

【治疗方法及超声相关信息】

（一）治疗方法

应在体外循环或深低温停循环下施行手术切除异常肌束，解除梗阻并矫治室间隔缺损。

（二）超声相关信息

经胸二维超声及多普勒能清晰显示右心室双腔心所在部位、狭窄程度及范围，并可确定诊断及类型。同时可显示心脏各腔室的大小、瓣膜活动、室壁厚度及各结构的连续关系，对心脏形态的观察比较全面。如伴有室间隔缺损心内畸形，则应精确测量室间隔缺损大小。

【**小结**】　右心室双腔心是指右心室腔被流入道及流出道之间的一条或多条异常肥厚肌束分为近三尖瓣的高压腔及近肺动脉瓣的低压腔的先天性心脏疾病。超声心动图可对右心室双腔心狭窄程度及有无心内畸形做出诊断，为手术及术后评估提供重要信息。

（马　慧）

第36章 冠状动脉起源异常

第一节 冠状动脉异常起源于肺动脉

冠状动脉由左、右冠状动脉组成，是升主动脉发出的第1对分支。左冠状动脉（left coronary artery，LCA）发生于左冠状窦，于肺动脉根部和左心耳之间到达心脏的胸肋面，在室间沟的上方距左冠状动脉开口约2cm处分为左前降支和左旋支。左冠状动脉开口处内径3.3～4.6mm（图36-1）。右冠状动脉（right coronary artery，RCA）起自右冠状窦，走行于主-肺动脉和右心耳之间，而后至右侧房室沟下行到心脏右缘后转向膈面。右冠状动脉开口处内径3.2～4.5mm（图36-2）。

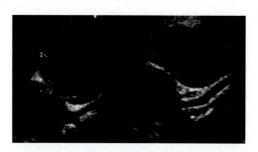

图36-1 左冠状动脉

主动脉根部短轴切面显示左冠状动脉开口、主干、主干分叉、前降支及左旋支

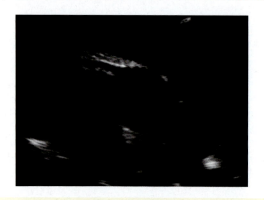

图36-2 右冠状动脉

主动脉根部短轴切面显示右冠状动脉开口及主干

【发病机制】 冠状动脉胚胎期的异常发育。最早认为左、右冠状动脉在胎儿期的正常发育需要从主动脉窦生长出冠状动脉芽，此冠状动脉芽与心外膜下冠状动脉血管丛相连接。在正常发育过程中，肺动脉主干也会发出冠状动脉芽，但最后会退化消失。当心外膜下的左或右冠状动脉丛未与主动脉窦发出的冠状动脉芽相连接，而与肺动脉干发出的冠状动脉芽异常连接时，则形成左或右冠状动脉异常起源于肺动脉。根据文献报道，两冠状动脉系统的正常发育分为以下3个部分。①窦状隙的形成：在胚胎早期，心脏壁有松弛排列的心肌纤维，此时心肌细胞之间存在大量宽大如窦状的间隙，而心肌细胞的供血来自心腔血液。随着心肌的致密化进程，心肌内的窦状间隙逐渐形成心内的冠状动静脉及毛细血管，冠状静脉血流回流入冠状静脉窦后入右心房。②心外膜下冠状动脉丛的发育：Hutchins等指出冠状血管床的最早形态为一群血岛，位于心尖部的心室间沟内。此种血岛形成原始的冠状动脉丛，而后形成将来的左前降支、左旋支及后降支。③冠状动脉芽的生长：主动脉和肺动脉分别发出冠状动脉芽。

正常发育时，左、右冠状动脉血管丛分别与主动脉左和右窦芽连接，形成左、右冠状动脉。当发育异常时，如果冠状血管丛的两支或一支异常连接至肺动脉芽，则形成冠状动脉异常起源于肺动脉。

近年来的研究发现冠状动脉发育要晚于主-肺动脉的分隔，所以冠状动脉的胚胎发生机制与圆锥动脉干异常分隔没有任何关系，同时研究发现没有任何肺动脉干发出冠状动脉芽，并向外生长。

最新胚胎学发现，形成冠状血管的心外膜前体细胞环绕在主动脉和肺动脉窦周围，正常发育时其穿入到主动脉壁形成主动脉上的冠状动脉开口，当发育异常时，如穿入到肺动脉壁则形成异常的冠状动脉开口，这就解释了冠状动脉会异常起源于肺动脉。

胚胎学上主、肺动脉完成旋转后远端冠状动脉生长到最近的主动脉窦壁上，如果出现大动脉位置异常及心室位置与正常位置不同，都将会影响冠状动脉的正常连接而出现各种冠状动脉起源异常。

【病理分型及病理生理】

（一）冠状动脉异常起源

1.左冠状动脉起源于肺动脉，占90%。

2.右冠状动脉起源于肺动脉。

3.双侧冠状动脉起源于肺动脉；此种畸形极为罕见，会因出生后心肌缺氧、心力衰竭而致死，60%患儿死于2周内。

（二）左、右冠状动脉间侧支循环发育情况

1.婴儿型 左、右冠状动脉之间无明显或充分的侧支循环形成，80%～90%的患儿1年内死亡。

2.成人型 左、右冠状动脉之间有较好的侧支循环形成，可以活过婴幼儿期。

（三）血流动力学

以左冠状动脉起源于肺动脉为例。

1.**肺动脉灌注期**　左冠状动脉内血供来自肺动脉——出生后肺动脉内压力较高——罕有临床表现。

2.**心肌缺血期**　出生1周后，肺循环压力降低，左冠状动脉通过侧支接受右冠状动脉逆向血流灌注；侧支循环不充分者，心肌血流灌注少——左心室心肌缺血症状——心绞痛、心肌梗死、心力衰竭。

3.**动-静脉瘘期**　右冠状动脉——侧支循环——左冠状动脉供血——血流进入肺动脉——冠状动脉盗血现象——心肌供血不足。

4.**冠状动脉盗血期**　因存在广泛的侧支循环——大部分血流进入肺动脉——明显冠状动脉盗血现象——胸痛、心肌梗死、心力衰竭、瓣膜反流等。

【**临床表现**】　婴儿型出现早，成人型出现晚。

1.**症状**　婴儿期很少出现症状，由于婴儿期肺动脉压力高，患儿不会出现"冠状动脉盗血"症状，而心肌梗死则是逐渐形成的。大龄儿童和成人可无症状或有呼吸困难、晕厥和劳力性心绞痛等。典型的心肌梗死和心力衰竭症状在成人也少见。

2.**体征**　婴儿以左心室扩大为主，出现肺动脉高压时第二心音亢进及其他合并畸形的杂音。

【**超声诊断及诊断要点**】

（一）**超声表现**

左冠状动脉异常起源于肺动脉时二维超声心动图在心底短轴切面主动脉左冠状窦内未见有冠状动脉开口，于肺动脉主干前壁可见左冠状动脉开口，而右冠状窦内正常发出的右冠状动脉全程增宽，成人型时非标准切面可见丰富的冠状动脉侧支循环形成；也会出现全心腔扩大、室壁运动减弱和二尖瓣关闭不全等继发征象（图36-3）。

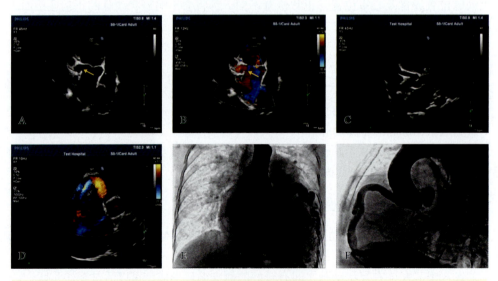

图36-3　左冠状动脉异常起源于肺动脉

A、B.二维及彩色血流示左冠状动脉自肺动脉瓣环上方侧壁发出，冠状动脉血流向肺动脉分流（箭头所指处）；C、D.二维及彩色血流示右冠状动脉内径均匀增宽；E、F.冠状动脉造影示左冠状窦内未见冠状动脉发出，左冠状动脉发自肺动脉，主干全程纡曲扩张；右冠状动脉起自主动脉右冠状窦，全程均匀增宽

（二）诊断要点

1.冠状动脉异常开口于肺动脉主干，正常冠状动脉均匀扩张，异常冠状动脉纡曲扩张。

2.正常冠状动脉血流经丰富的侧支循环流向异常冠状动脉，再经异常冠状动脉逆向进入肺动脉。

【鉴别诊断】

（一）左冠状动脉 - 肺动脉瘘

两者均可在肺动脉内见双期连续性分流束。左冠状动脉异常起源于肺动脉患者在肺动脉根部壁上可见左冠状动脉开口；左冠状动脉 - 肺动脉瘘患者左冠状动脉起源正常，全程纡曲扩张，呈单支汇入肺动脉。

（二）心内膜弹力纤维增生症

两者均有左心增大，心内膜增厚、回声增强。左冠状动脉异常起源于肺动脉患者左冠状动脉灌注区心肌节段性运动异常；而心内膜弹力纤维增生症患者左心室心肌整体运动幅度减低，左、右冠状动脉起源正常。

【治疗方法及超声相关信息】

1.手术方法　①肺动脉内隧道手术；②左冠状动脉 - 主动脉再植术；③锁骨下动脉 - 冠状动脉吻合术；④冠状动脉结扎术。

2.超声相关信息　经胸超声心动图不仅可以直观显示异常起源于肺动脉的冠状动脉开口、主干的内径及走行情况，还可以显示正常起源于主动脉窦的冠状动脉情况，除此以外，还可观察左、右心室的室壁运动是否异常，心脏瓣膜功能，肺动脉压力等，为临床提供更多的相关信息。

第二节　冠状动脉异常起源于主动脉

该病是指左或右冠状动脉丛与不相应的主动脉窦连接。左冠状动脉丛与右主动脉窦芽连接，形成左冠状动脉异常起源于主动脉右窦；右冠状动脉丛与左主动脉窦芽连接，形成右冠状动脉异常起源于主动脉左窦。

【分型】

1.左冠状动脉起源于右冠状窦分型。

（1）左冠状动脉行经右心室流出道前面。

（2）左冠状动脉介于主动脉与肺动脉之间。

（3）左冠状动脉行经室上嵴肌肉内。

（4）左冠状动脉绕经主动脉后方而分支。

2.右冠状动脉起源于左冠状窦分型。

（1）右冠状动脉开口于左冠状窦后方。

（2）右冠状动脉在左冠状窦交界上方。

（3）右冠状动脉位于左冠状窦。

（4）左和右冠状动脉共同开口并骑跨在左冠状窦和左右冠瓣交界上方。

3.左旋支起源于右冠状动脉、右冠状窦或左冠状窦。

4.左前降支起源于右冠状动脉或右冠状窦。

5.冠状动脉起源于主动脉窦上的主动脉。

【临床表现】 心绞痛、晕厥，一部分患者无症状，在剧烈运动时猝死。

【超声诊断】 于左室长轴及大血管短轴切面认真扫查左、右冠状动脉的起源，当左冠状动脉主干起源于右冠状窦时，于右冠状窦内可见两支冠状动脉开口，而左冠状窦内无冠状动脉开口（图36-4）。当右冠脉起源于左冠状窦时，于左冠状窦内可见两支冠状动脉开口，而右冠状窦内无冠状动脉开口。当冠状动脉起源于主动脉窦上的主动脉时，于左、右冠状窦内仅见一支冠状动脉开口，探头上移至主动脉根部可见另一支冠状动脉开口（图36-4）。

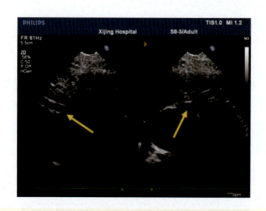

图36-4　左冠状动脉起源于右冠状窦

主动脉根部短轴切面显示右冠状窦内发出一向右走行的右冠状动脉及一向左走行的左冠状动脉

【其他检查】 CT血管成像：用于探查冠状动脉异常起源，可以提供优秀的空间和时间分辨率，确保可以精确地评价冠状动脉起源异常的解剖结构及走行。

【扫查时注意事项、要点、技巧】 由于异常起源的冠状动脉血管开口部位多变，因此扫查时要多切面连续观察左、右冠状动脉窦内是否有冠状动脉发出，如在正常冠状动脉起源部位未显示冠状动脉开口时，则应仔细扫查其他部位有无冠状动脉开口。如经胸超声显示不理想时，应进一步行食管超声进行检查。

【报告书写要点】 应重点描述冠状动脉起源位置、内径；冠状动脉侧支情况；室壁运动情况、心腔大小、心脏功能等。

【治疗方法及超声相关信息】 手术方法：①异常冠状动脉开口重建术；②冠状动脉

旁路移植术。经胸超声心动图对冠状动脉异常起源畸形有较强的提示作用，不仅能显示冠状动脉异常起源的直接征象，而且能观察心室壁运动是否异常、心脏瓣膜功能、心脏功能等，为临床治疗方案的选择提供更多信息。

（胡　运）

第37章　体静脉异常连接的超声诊断

体静脉异常连接，又称腔静脉异常引流（anomalous vena cava drainage），可分为上腔静脉引流异常、下腔静脉和全部腔静脉引流异常等，其中以上腔静脉引流异常较为常见，多为胚胎时期静脉连接的持续。根据胚胎来源，将体静脉异位连接分为6类：①右上腔静脉畸形；②永存左上腔静脉；③右下腔静脉畸形；④左下腔静脉畸形；⑤肝静脉畸形连接；⑥冠状静脉窦畸形。永存左上腔静脉是心房异构患儿最常见的体静脉畸形，与下腔静脉中断-奇静脉异常连接、肝静脉回流异常具有较为重要的临床意义。

第一节　永存左上腔静脉

永存左上腔静脉（persistent left superior vena cava，PLSVC），是一种常见的体静脉连接异常，可单独存在。若与右侧上腔静脉合并存在时即为双上腔静脉（double superior vena cava，DSVC）。

【病因及发病机制】　胚胎期的左前静脉与左cuvier管（也称横管），在正常时逐渐退化，闭合，故出生时无左上腔静脉，只有右上腔静脉。右上腔静脉位于心底右上侧，上端经左、右头臂静脉分别接收左、右锁骨下静脉及左、右颈静脉的回流血液；其下端开口于右心房，将血液导流回心脏。当左头臂静脉发育异常出现狭窄，内腔闭锁或未能形成者，左颈静脉与左锁骨下静脉汇合后不能向右斜行回流到右位的上腔静脉时，便在主动脉弓与左肺肺门之前向下走行，并接受左上肋间静脉及半奇静脉的来血，而后穿过心包与心脏连接，形成所谓永久性左位上腔静脉。永存左上腔静脉多数为两侧上腔静脉并存，极少数只有左上腔静脉而右上腔静脉缺如。永存左上腔静脉准确的发病率不详，据Rowe等估计在普通人群中约占0.5%，而在先天性心脏病患者中明显增加，占3%～5%。此种畸形在血流动力学上不一定具有特殊意义，但因常伴有其他畸形（例如房间隔缺损、室间隔缺损、法洛四联症、大动脉转位、二尖瓣闭锁等），且因其存在常使心脏手术及导管检查操作复杂化，故应及早发现，提示其有无及其类型，便于临床正确处理。

【病理解剖】　通常左上腔静脉出生后消退，永存左上腔静脉是最常见的先天性静脉畸形，单纯者血流动力学无异常，临床可无症状，但永存左上腔静脉常与其他心脏疾患并存，尤其需行体外循环心内直视手术或心导管插管者术前诊断尤为重要。永存左上腔通常经冠状静脉窦连接开口于右心房，偶可与左心房相通。3%～10%的先天性心脏病患者可合并永存左上腔。冠状静脉窦扩大要怀疑永存左上腔的存在。永存左上腔的确诊需要从左上肢静脉注射造影剂。左上肢静脉注射振荡之生理盐水，随后冠状静脉窦内出现微气泡显影，可证实永存左上腔的诊断。如从右上肢静脉注射时，造影剂随右侧正常上腔静脉回流进入右心房，因此冠状静脉窦内无造影剂显影出现。罕见的为正常右侧上腔静脉缺如，双侧上肢静脉血均通过永存左上腔和冠状静脉窦回流至心脏。这时冠状静脉窦显著增大，双侧上肢静脉注射造影剂后冠状静脉窦都显影，随后进入右心房。当永存左上腔不经冠状静脉窦而与左心房直接相通时，左上肢静脉注射造影剂后将出现左心房显影。

【病理分型及病理生理】 正常人冠状静脉窦为一较大的静脉窦，位于心脏后侧左心房与左心室之间的冠状沟内。它通过心大静脉、心中静脉等接收大部分冠状动脉循环的静脉血，向右经冠状静脉窦口回流于右心房。冠状静脉窦口位于下腔静脉与右侧房室口之间，开口处有冠状窦瓣防止血液反流。正常情况下冠状静脉窦内径较小，大都在5mm以下。由于上腔静脉接受人体上半部回流血液，而冠状静脉窦接受心脏本身的回流血液，二者间并无交通现象，故临床通常很少考虑二者的关系问题。

1. 根据永存左上腔静脉和冠状静脉窦的连续关系和回流心房的位置，将此种畸形分为3型。

第1型是左位上腔静脉向下与冠状静脉窦相连续，再回流入右心房。由于冠状窦内通过左侧头臂静脉及心脏回流的静脉血，血流量明显增多，故其内径明显增粗。如果右上腔静脉仍存在，则为双上腔静脉。此型患者左位上腔静脉血流途径虽有异常，但仍回流入右心房，故对血流动力学影响不大，不出现发绀。如不伴其他心脏畸形，临床可无任何特殊改变。但如伴有其他畸形者，可出现相应的征象。

第2型是发育过程中除左头臂静脉异常之外，冠状静脉窦亦发育不良，左位上腔静脉不能经此路回流右心房，而是直接开口于左心房，大量静脉血进入左心系统，动脉内血氧饱和度降低，故患者可出现发绀及一系列征象。孤立的左位上腔静脉回流左心房比较少见，临床上大都伴有其他心脏畸形，其中最多见者为继发孔型房间隔缺损或单心房，其次为室间隔缺损、法洛四联症、肺动脉狭窄或闭锁、大动脉转位、两腔心和永存动脉干等。

第3型永久性左位上腔静脉的血流方向比较特殊，其近心端与心腔不连接，而是作为逆行的引流血管，将因冠状静脉窦口闭锁不能直接回心的冠状循环静脉血或因肺静脉与左心房不连通而畸形引流的动脉血向上疏通，进入左侧上腔静脉（又称升静脉），再与左侧头臂静脉部回流的静脉血汇合，经左头臂静脉及右位上腔静脉，最后到达右心房。此型比较复杂，临床上由超声探及者甚少。

2. PLSVC根据静脉引流部位不同，可分为4型。

Ⅰ型：PLSVC引流入冠状静脉窦开口入右心房。

Ⅱ型：PLSVC经冠状静脉窦引流入右心房，但与左心房间短路产生部分右向左分流。

Ⅲ型：PLSVC直接引流入左心房，产生右向左分流。

Ⅳ型：PLSVC直接连接于左肺静脉。

【临床表现】 永存左上腔静脉并不少见，很多是成年人以其他病因或体检来诊，本人并无明显不适。如不合并其他心脏畸形，只单独存在冠状静脉窦扩张、永存左上腔静脉者，因本病无明显血流动力学改变，对患者远期健康无影响，因此不用外科干预。Ⅰ型PLSVC约占90%，因解剖上没发生血流动力学改变，即无明显功能上重要性；Ⅱ型、Ⅲ型、Ⅳ型PLSVC因发生静脉血进入左心房与氧合血混合，若不伴有其他心脏畸形，在临床上则仅表现不同程度的发绀，而无其他任何体征发现，心脏也常无杂音闻及。

【超声表现及诊断要点】

（一）经胸二维超声心动图

正常人冠状静脉窦较细，超声不易探及。Ⅰ型PLSVC者，因冠状静脉窦血流增大而变粗，超声易于发现。在胸骨旁左室长轴切面上，于心后壁房室交界区二尖瓣后叶附着处，可见到一孤立的环形结构，即扩张的冠状静脉窦。它位于心后壁轮廓线以内，可随心脏舒缩而略有活动。如将探头做90°转动，取二尖瓣水平短轴切面，见此结构变为"新月形"，环抱左心后壁，左端较窄，右侧变宽（前后径1cm左右），并在房间隔后上缘开口于右心房。此种二维图像有其特异性，为诊断的重要依据（图37-1）。

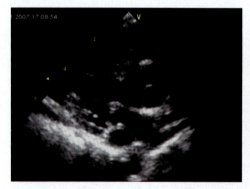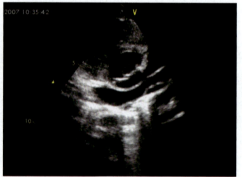

图37-1 永存左上腔静脉的胸骨旁左室长轴切面和左上腔静脉矢状切面的二维超声图像
胸骨旁左室长轴切面显示冠状静脉窦显著增宽，左上腔静脉矢状切面显示左上腔静脉向下汇入冠状静脉窦

Ⅱ型PLSVC患者因冠状窦发育不良，超声不能探及，故无特征性改变，但因此类畸形大多数伴有房间隔缺损，故四腔心图上可见房间隔回声连续中断。

（二）经食管超声心动图

有助于了解扩张的冠状静脉窦与永存左上腔静脉的连接关系，有无左、右上腔静脉并存等。常用切面有：①四腔心图或五腔心图；②左心耳切面；③左心两腔切面；④心底升主动脉短轴切面。

（三）多普勒超声

于心尖四腔心切面冠状静脉窦纵切面上，可观察到冠状静脉窦右心房入口处彩色血流。胸骨上窝短轴切面：主动脉弓左前侧见垂直下行的管状结构，Ⅰ型PLSVC显示蓝色血流，朝向心脏方向；脉冲多普勒为负向连续低速血流频谱，说明左上腔静脉血流向冠状静脉回流（图37-2）。

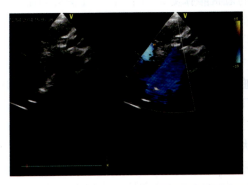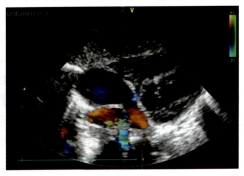

图37-2　永存左上腔静脉的胸骨上窝切面和剑突下切面的二维和彩色多普勒超声图像

胸骨上窝切面显示左上腔静脉向下走行，剑突下切面显示左上腔静脉血流汇入冠状静脉窦，冠状静脉窦增宽

（四）心脏声学造影

Ⅰ型PLSVC：患者经左上肢静脉造影，左心长轴切面及二尖瓣波群上，见强烈的造影剂反射首先出现于心后壁的冠状静脉窦内，而后舒张期进入右心房，再后进入右心室。这种"冠状静脉窦-右心房-右心室"依次出现造影剂的时间顺序，即是Ⅰ型PLSVC的特征。如经右上肢静脉注射造影剂，右心系统有造影剂，但冠状静脉窦内始终不出现，说明右位上腔静脉回流途径正常。

Ⅱ型PLSVC：患者左上肢静脉造影，浓密云雾影首先出现左心房，继而出现于左心室，由于此型患者多伴房间隔缺损，故可见少量造影剂从房间隔缺损处分流入右心房。因冠状静脉窦腔不显示，该区亦无造影剂可见。这种"左心内密集，右心内稀疏，冠状静脉窦不显"的造影剂分布模式，即是Ⅱ型PLSVC的特征。如经右上肢静脉注射，右心首先出现浓密造影剂，后经过房间隔缺损，少量光点进入左心房、左心室，则说明下腔静脉和右位上腔静脉回流方向途径正常。

【鉴别诊断】　Ⅰ型与Ⅱ型PLSVC的鉴别见表37-1。

表37-1　Ⅰ型与Ⅱ型PLSVC的鉴别

	Ⅰ型	Ⅱ型
冠状窦内径	扩大	显示不清
房间隔回声	多数完整	多数中断
造影剂先显影部位	冠状静脉窦	左心房
显影先后程序	冠状静脉窦-右心房-右心室	左心房-左心室
显影最浓部位	右心系统	左心系统

【扫查时注意事项、要点、技巧】　扫查时应结合胸骨旁左室长轴切面、右心室流入

第38章 三尖瓣下移畸形

三尖瓣下移畸形又称Ebstein畸形，是一种少见的心脏疾病，占先天性心脏病的0.5%～1.0%，男女比例接近。三尖瓣下移畸形是指三尖瓣隔瓣和（或）后瓣，偶见连同前瓣下移移位，附着于近心尖的右心室壁上，常可引起三尖瓣关闭不全。本病常伴有房间隔缺损、卵圆孔未闭、室间隔缺损、动脉导管未闭、肺动脉口狭窄或闭锁、预激综合征。

【病因及发病机制】 三尖瓣下移畸形起始于胚胎发育的早期，由原始瓣膜内结缔组织和肌肉发育异常所致，通常为挛缩、退化等。三尖瓣主要是隔瓣叶和后瓣叶在发育的过程中附着位置变异，附着于近心尖的右心室壁上，而前瓣叶的位置多正常。右心室被分为两个腔，下移的瓣膜致使瓣上的部分右心室成为"房化右心室"，与右心房连成一大心腔，其功能与右心房相同，畸形瓣膜以下的右心腔为"功能右心室"，包括心尖和右心室流出道。

【病理解剖】 三尖瓣下移畸形分为左侧和右侧两种。左侧较少见，发生在心房与心室连接不一致的复杂型先天性心脏病中。右侧较常见，主要病变为三尖瓣隔瓣和（或）后瓣基底部离开三尖瓣环呈"螺旋形"下移至室间隔及右心室壁上，下移的瓣膜常发育不全、短小、粘连、融合、变形、缺如等；三尖瓣前瓣增大、冗长呈"篷帆状"，少数可部分下移至右心室壁上；下移的三尖瓣隔瓣及后瓣将右心室分为"房化右心室"和"功能右心室"两部分，右心房显著扩大；三尖瓣不同程度的关闭不全；后瓣和隔瓣的腱索短而细，前瓣的腱索多而细，乳头肌亦多不正常；合并畸形：房间隔缺损或卵圆孔未闭、肺动脉狭窄或闭锁、动脉导管未闭等。

三尖瓣下移畸形可分为轻、中、重度3种类型。①轻型：三尖瓣瓣叶发育和活动良好，仅隔瓣和后瓣下移，房化右心室小。②中间型，又分为A、B两型；A型，三尖瓣隔瓣发育不全或缺如，前瓣和后瓣融合，前瓣也有部分下移，隔瓣和后瓣下移最低点可达心尖，有严重的三尖瓣关闭不全；B型，瓣膜病变较A型严重，房化心室较大，右心室壁及增厚的室间隔构成房化右心室。③重型：房化心室几乎占据整个右心室，瓣膜或瓣下装置发育不良，肺动脉瓣环下附着小肉柱、腱索或小隔膜。

【病理生理】 三尖瓣下移畸形的血流动力学改变决定于三尖瓣关闭不全的轻重程度及功能右心室的大小，是否合并有房间隔缺损及缺损的大小和右心室功能受影响的程度。三尖瓣关闭不全使右心室容量负荷加重，右心系统扩大，瓣环扩大，可进一步使三尖瓣关闭不全加重。残余的功能右心室功能障碍和三尖瓣畸形，可导致右心室排血量减少，引起肺血减少；右心房排空障碍，导致体静脉系统淤血；房化右心室在心脏收缩和舒张期出现矛盾排血现象，进一步加重了右心系统的血流动力学障碍，在右心房收缩时右心室舒张，房化心室部分也舒张扩大致使右心房血液未能全部进入右心室；右心房舒张时右心室收缩，房化右心室也收缩，于是右心房同时接收来自腔静脉、房化右心室和经三尖瓣反流的血液，致使右心房血容量增多，右心房扩大，压力升高，最终可导致心力衰竭。合并有卵圆孔未闭或心房间隔缺损时，右心房压力高于左心房时则产生右向左分流，体循环动脉血氧含量下降呈现发绀等；若房间隔完整，右心室收缩时，进入肺内进行气体交换的血量减少，动静脉血氧差变小，可出现面颊潮红，指端轻度发绀。右心室发育异常通常可累及传导系统，房室结受压，可引起心律失常，如预激综合征、右束支传导阻滞等。

【临床表现】 三尖瓣下移畸形的临床表现取决于三尖瓣关闭不全的程度、是否合并房间隔缺损以及缺损的大小及残余的功能右心室的功能等。常见的临床症状包括：发育较差，活动后可出现发绀、气短、心悸，反复发生心力衰竭；肝静脉与颈静脉怒张；三尖瓣区闻及收缩期杂音；X线显示肺血减少，肺动脉段凸出，右心房影明显增大；阵发性房性心动过速、心房扑动、心房颤动、P波高电压。

根据心脏内部畸形的严重程度，三尖瓣下移患者临床症状及预后有较大差异。呈现重度发绀者约80%在10岁左右死亡，而轻度发绀者则仅5%在10岁左右死亡；出现充血性心力衰竭后，患者大多在2年内死亡，其中约3%的患者发生猝死。常见的死亡原因有充血性心力衰竭、心律失常、缺氧或肺部感染。

【超声表现及诊断要点】

（一）超声表现

1. 二维超声心动图

（1）胸骨旁及心尖四腔心切面显示三尖瓣隔瓣附着点低于二尖瓣前瓣附着点，且下移距离＞15mm；大血管短轴切面显示隔瓣附着点由主动脉右侧正常位（约9点位）移至主动脉前方右心室流出道内（11～12点位）；胸骨旁及心尖四腔等切面显示隔瓣短小，回声增强，紧贴室间隔右心室面，活动度减低或正常（图38-1）。右心室流入道

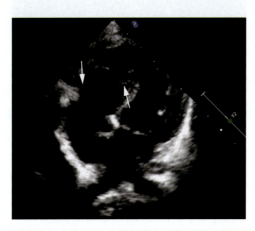

图38-1 胸骨旁四腔心切面显示三尖瓣隔瓣位置下移，短小、卷曲，前瓣冗长

右侧箭头示三尖瓣隔瓣，左侧箭头示三尖瓣前瓣

长轴切面可显示后瓣附着点下移，明显者附着点可接近心尖部；瓣叶短小或缺如较常见（图38-2）。胸骨旁及心尖四腔等切面连续扫查显示多数前瓣附着点位置正常，少数部分下移；多数患者前瓣瓣叶冗长，如"篷帆状"，活动度较大，部分瓣叶可运动受限（图38-3）。

（2）下移的后瓣和（或）隔瓣与正常三尖瓣瓣环之间的心腔为房化右心室，其大小与瓣叶下移程度相关。瓣膜以下的右心腔为功能右心室，包括心尖和流出道，多形态失常，短径大、长径小，短径/长径>1。右心房各径显著扩大，房间隔向左心房侧膨出，表现为巨大右心房。多数可见三尖瓣关闭不全间隙。

（3）可合并其他畸形，如房间隔缺损或卵圆孔未闭，肺动脉瓣狭窄或闭锁和（或）动脉导管未闭。

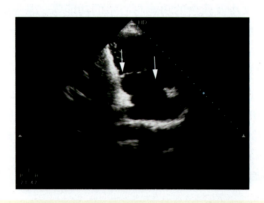

图38-2 胸骨旁右心室流入道切面显示三尖瓣后瓣位置下移

左侧箭头示三尖瓣后瓣，右侧箭头示三尖瓣前瓣

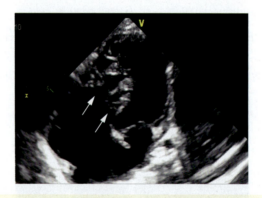

图38-3 胸骨旁四腔心切面三尖瓣前瓣位置下移

左侧箭头示三尖瓣前瓣，右侧箭头三尖瓣隔瓣

2.彩色多普勒超声心动图 病变较轻者可无明显三尖瓣反流，重症者呈低速的蓝色宽束反流，其反流束起始点位置较常规三尖瓣反流更靠近右心室心尖（图38-4）。并发房间隔缺损时，多普勒显示房水平右向左分流或双向分流。

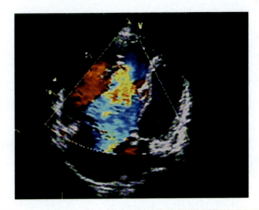

图38-4 三尖瓣下移畸形彩色多普勒

彩色多普勒显示三尖瓣重度反流，反流束起始点位置靠近右心室心尖

（二）诊断要点

具备上述第1条的（1）、（2）可确诊为三尖瓣下移畸形。

【鉴别诊断】

（一）三尖瓣反流

注意与其他病因所致的三尖瓣重度关闭不全相鉴别，三尖瓣下移畸形产生的三尖瓣反流起始点明显低于常规反流起始点。

（二）其他

还应与引起右心室容量负荷加重的疾病，如房间隔缺损、严重的肺动脉瓣关闭不全、冠状窦瘤破入右心室或右心房等相鉴别。

【扫查时注意事项、要点、技巧】 典型的三尖瓣下移畸形较易明确诊断，对不典型的三尖瓣下移畸形病例，在检查过程中要仔细观察三尖瓣的附着点。注意与其他病因所致的三尖瓣重度关闭不全相鉴别。三尖瓣下移畸形所致的三尖瓣反流其反流束起始点位置较常规三尖瓣反流更靠近右心室心尖。

【报告书写要点】

1.描述下移及发育不良的瓣叶 具体下移瓣膜、下移程度、瓣叶大小、形态、运动、关闭不全间隙；瓣膜反流部位、程度、峰值流速、压差。

2.定量评估房化和功能右心室 包括大小、形态、长径/横径比值，判断右心房扩大程度。

3.合并畸形 房间隔缺损或卵圆孔未闭、动脉导管未闭等。

【治疗方法及超声相关信息】

（一）药物治疗

主要是缓解症状。

（二）手术治疗

为本病的主要治疗方法，术后大多数病例症状迅速减轻或消失。手术适应证：严重发绀、乏力，心力衰竭和（或）严重心律失常，心脏明显增大，合并其他心内畸形。轻型和中间型多考虑做房化心室折叠术和三尖瓣成形术，重型应施行三尖瓣置换术或全腔静脉与肺动脉连接术。

一般三尖瓣修复术是首选方法，特别是对于儿童，适用于轻型和中间型患者。三尖瓣置换术适用于右侧型中的重型和部分中间型患者及三尖瓣无法成形者，一般采用生物瓣或较大号机械瓣。总之，以三尖瓣关闭不全为主则适宜做成形术；若是因右心室腔小所致，且瓣叶增大，无穿孔可做房化心室折叠术，若是瓣叶破坏严重或是房化心室有一段室间隔者，则宜做三尖瓣置换术，甚至做全腔静脉与肺动脉连接。

还有其他手术方法，如心内修复和双向 Glenn 手术、姑息手术、心脏移植、心肺移植，主要用于重型患者和危重新生儿，临床很少用。

超声在术前有助于手术医师判断三尖瓣瓣叶及瓣器的发育、关闭不全的程度，以及房化和功能右心室的大小，同时评估心功能，以确定适合患者的手术方式。术中经食管超声可实时监测手术效果，判断三尖瓣瓣叶的功能，是否存在反流及评估心功能，对于三尖瓣置换的患者，还可及时评估人工瓣的功能及是否存在瓣周漏。

【小结】 三尖瓣下移畸形是一种较为少见的先天性瓣膜病变，由于三尖瓣瓣膜发育异常所累及的瓣膜和程度不同，超声诊断需要运用多个切面联合扫查，对病变所累及的具体瓣膜、下移程度进行准确的定性及定量的连续观察；并评估三尖瓣反流程度、房化右心室及功能右心室的大小与功能、肺动脉压力，为手术时机、手术方式的选择及预后评估提供重要信息。

（孟　欣　康　楠）

第39章　法洛三联症

法洛三联症（trilogy of Fallot）属于发绀型先天性心血管疾病，其发病率仅次于法洛四联症，在先天性心脏病的发病率中占 4.0% ~ 6.0%，居第六位，女性发病率高于男性。心脏外科学没有法洛三联症的概念，超声医学一直认可此称呼，笔者认为法洛三联症除了有肺动脉口狭窄、继发孔型房间隔缺损或卵圆孔未闭、右心室肥大 3 种畸形外，彩色多普勒必须出现房间隔水平的右向左分流；若房间隔水平只有左向右分流，应该称为肺动脉狭窄合并房间隔缺损或卵圆孔未闭。

【病因及发病机制】　法洛三联症因为有肺动脉口狭窄导致右心室排血受阻，产生右心室、右心房压力增高，房间隔水平血液出现右向左分流现象，造成动脉血氧含量降低，临床上出现发绀与红细胞增多症，患者表现为心悸、发绀、易劳累等。肺动脉口狭窄越严重，右向左分流会越多，发绀就更加严重。肺动脉口狭窄越重，进入肺循环的血流量就越少，能进行肺部的氧合血量则更少，发绀会更加明显。

【病理解剖】　法洛三联症的主要病理是由肺动脉口狭窄、房间隔水平交通及右心室肥厚所组成的心脏畸形。肺动脉口狭窄包括肺动脉瓣及右心室流出道狭窄，其中多数患者为肺动脉瓣狭窄，少数为右心室流出道狭窄，偶见两者并存的现象。肺动脉主干多数会出现狭窄后扩张。房间隔水平的交通包括继发孔型房间隔缺损或卵圆孔未闭，有报道认为以卵圆孔未闭多见。患者室间隔连续完整。

【病理生理】　法洛三联症中，肺动脉口狭窄通常较重，右心室阻力负荷增加，使右心房和右心室压力明显升高，当右心房压力高于左心房时，可导致卵圆孔开放，或经房间隔缺损的分流产生右向左分流。右心室阻力负荷加重，压力增高，出现继发性右心室壁肥厚，即出现右心室壁与左心室壁的厚度相近现象；右心室内肉柱增粗，舒张末期容量则减少。临床上发绀程度取决于肺动脉的狭窄程度。重度肺动脉狭窄时，由于右心房压力升高明显，导致右心房向左心房分流量增多，临床发绀的表现明显。肺动脉口狭窄，肺血供应减少，可并发支气管动脉扩张，肺动脉侧支循环形成。

【临床表现】　肺动脉口狭窄较轻者可无明显发绀表现，临床症状类似于房间隔缺损；肺动脉口狭窄严重者发绀的临床表现与其他发绀型先天性心脏病相似，患者气短、心悸、发育差、乏力，会有发绀、蹲踞甚至晕厥，杵状指及红细胞增多症不如法洛四联症显著。肺动脉瓣区第二心音减弱或者消失，于胸骨左缘第 2 肋间可闻及粗糙的收缩期吹风样杂音，常伴有细震颤。X 线检查表现为肺血管影减少，右心房和右心室影增大，肺动脉主干明显凸出（狭窄后扩张所致）。心电图表现为右心室肥大、劳损及右心房肥大，电轴右偏。

【超声表现及诊断要点】

（一）超声表现

1.二维超声

（1）肺动脉口狭窄：右心室流出道长轴切面，探及肺动脉瓣叶增厚，回声增强，瓣尖更为显著；瓣叶大小不等，瓣口偏心往往朝向肺动脉外侧壁；收缩期瓣尖开放受限，瓣尖远离肺动脉两侧壁悬于肺动脉腔内；瓣叶收缩期可呈"圆顶帐篷样"改变（图39-1）。少数患者胸骨旁大血管短轴切面，探及右心室流出道环状肌肉肥厚或横跨室壁与间隔粗大肌束，出现右心室流出道漏斗形狭窄。

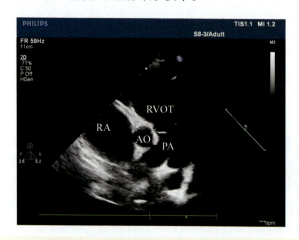

图39-1　法洛三联症、肺动脉瓣叶狭窄

肺动脉瓣叶增厚，远离肺动脉两侧壁悬于肺动脉腔内。RVOT.右心室流出道；AO.主动脉；PA.肺动脉；RA.右心房

肺动脉主干狭窄后扩张，是本病的典型特征之一，部分患者虽瓣叶狭窄程度较轻，但瓣口偏心，肺动脉会显著扩张。

（2）房间隔缺损或卵圆孔未闭：胸骨旁及剑突下四腔、心房两腔等切面，显示房间隔连续中断，断端回声增强（图39-2），或房间隔中部第一隔与第二隔呈"交错状"，收

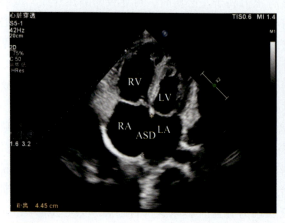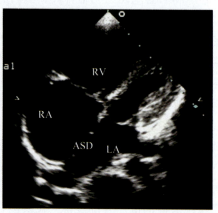

图39-2　法洛三联症，房间隔缺损

RV.右心室；RA.右心房；LV.左心室；LA.右心室；ASD.房间隔缺损

缩期可见交错处开放形成间隙。

（3）室壁厚度及心腔大小：多切面观察可显示右心室壁普遍肥厚，肥厚程度取决于肺动脉口狭窄程度。多切面显示右心房及右心室扩大，右心室壁运动可增强。

2. M型超声心动图 M型取样线通过肺动脉瓣水平，显示肺动脉瓣曲线a波加深，深度＞7mm；射血前期时间缩短；收缩期射血时间（cd段）延长。

3. 多普勒超声

（1）二维彩色多普勒

1）肺动脉内湍流：于收缩期肺动脉瓣上水平肺动脉管腔内出现以蓝色为主的五彩镶嵌样射流，过瓣血流束宽度变窄（图39-3）。

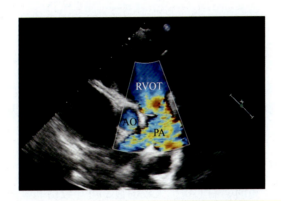

图39-3 法洛三联症、肺动脉彩色多普勒

AO. 主动脉；PA. 肺动脉；RVOT. 右心室流出道

2）房水平分流：房水平探及右向左的蓝色分流束。

（2）M型彩色多普勒

1）肺动脉血流：M型彩色多普勒观察肺动脉血流时，将M型取样线通过肺动脉瓣置于肺动脉内，显示收缩期肺动脉瓣曲线cd段处呈蓝色为主血流经右心室流出道穿过cd段进入肺动脉，cd段的后方（肺动脉内）呈五彩镶嵌血流信号。

2）房水平分流：M型彩色多普勒检查房水平分流时，M型取样线放置于房间隔连续性中断处，可见蓝色血流束从右心房流向左心房。

4. 频谱多普勒

（1）脉冲波多普勒

1）肺动脉瓣狭窄：脉冲波多普勒取样容积置于肺动脉瓣上，可记录到收缩期负向湍流频谱，出现血流频谱混叠现象（图39-4）。

2）房水平分流：脉冲多普勒取样容积置于房间隔缺损口处，可探及双向或右向左的分流频谱。分流时相取决于两房之间的压力阶差大小。

（2）连续波多普勒：将连续多普勒取样线放置于肺动脉瓣口时，能记录到收缩期负向高速度的湍流频谱，同时可计算压力阶差。

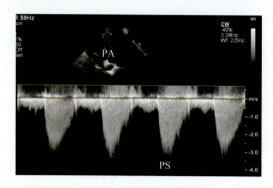

图39-4　血流频谱混叠

PA.肺动脉；PS.肺动脉狭窄

（二）诊断要点

二维超声具备肺动脉狭窄、房间隔缺损（卵圆孔未闭）、右心室肥厚，彩色和（或）频谱多普勒显示肺动脉内湍流，房间隔水平有右向左分流可确诊为法洛三联症。

【鉴别诊断】

（一）单纯肺动脉瓣狭窄

当肺动脉瓣狭窄较重时，右心房扩大较明显，可导致房间隔向左心房弧形移位而形成假性回声失落。鉴别要点为房水平无分流，必要时可行经食管超声心动图及心脏声学造影检查确定。

（二）单纯房间隔缺损

当房间隔缺损较大时，右心容量负荷明显增加，可出现右心室流出道及肺动脉的显著增宽，造成相对肺动脉瓣狭窄。彩色多普勒显示：肺动脉管腔内可呈蓝色为主的五彩镶嵌血流信号，血流速度快，但一般不会超过2m/s。鉴别要点：法洛三联症患者肺动脉瓣狭窄，瓣尖增厚，肺动脉主干窄后扩张，右心室壁普遍性增厚，肺动脉瓣上血流速度通常大于3m/s，高于单纯房间隔缺损患者。

【扫查时注意事项、要点、技巧】 利用二维超声心动图观察心脏整体形态和结构，重点取心底短轴切面观察肺动脉口，包括右心室流出道内径，室上嵴的厚度，肺动脉瓣叶大小、回声，肺动脉环部、窦部、主干及其左右分支内径，明确狭窄部位。

剑下两腔切面观察房间隔有无连续性中断或卵圆孔未闭，若有缺损要明确位置、大小、房水平分流情况。对于部分患者显示不清楚时，可静脉注射声学造影剂显示房间隔有无分流情况。

【报告书写要点】

1.肺动脉瓣　厚度、瓣叶大小、回声强度、开放间距。

2.肺动脉　瓣环内径、主干及其分支内径，McGoon比值。

3.房间隔缺损或卵圆孔未闭　缺损口大小、断端回声强度，卵圆孔间隙。

4.彩色多普勒　肺动脉湍流部位、峰值速度、压差、房水平分流方向。

5.**右心室壁**　厚度、心腔大小情况。

6.**左心室大小**　左心室舒张末期容积指数。

【治疗方法及超声相关信息】 法洛三联症有两种治疗方法：一种是介入手术（经皮球囊肺动脉瓣扩张术＋房间隔封堵术），此方法把狭窄的肺动脉瓣口用球囊扩大、把缺损的房间隔用封堵伞封好，不能解除漏斗部狭窄，加上此手术对患儿的年龄及体重有一定要求，临床应用较少；另一种是外科手术，矫正心脏畸形，修补缺损的房间隔，加宽狭窄的肺动脉瓣或右心室流出道，也可以考虑选用带单瓣补片法进行跨瓣环的右心室流出道加宽术，此手术能较好解除肺动脉口所有狭窄，术后临床症状和发绀消失，一般活动不会受到影响，是目前首选治疗方法。

根治手术对肺动脉的分支和周围肺动脉的发育情况及左心室舒张末期容积有要求，当超声检测McGoon的比值＞1.5倍（即双侧肺动脉直径之和/膈肌平面降主动脉直径），左心室舒张末期容积指数＞25ml/m^{2}才可行根治。这就要求超声图像清晰，准确测量肺动脉及其分支内径，左心室舒张末期容积。当McGoon的比值＜1.5倍，左心室舒张末期容积指数＜25ml/m^2，禁忌行根治手术，宜行姑息手术，以后根据肺动脉的发育及左心室舒张末期容积指数情况，再进行根治术。

【小结】 法洛三联症是一种发绀型先天性心脏病，二维包含肺动脉口狭窄、房间隔缺损（卵圆孔未闭）、右心室肥厚三种综合征象，彩色多普勒需具备房间隔水平右向左分流；此病二维超声以肺动脉瓣狭窄合并卵圆孔未闭多见。超声心动图可较满意显示病理解剖和血流动力学改变，清楚地显示肺动脉瓣叶和内径及左心室发育情况，对本病诊断和鉴别诊断具有十分重要的意义，是公认的无创性检查首选方法。

（李红玲）

第40章 法洛四联症

法洛四联症（tetralogy of Fallot，TOF）是最常见的一种发绀型先天性心血管疾病。占发绀型先天性心脏病的50%以上，居首位，其发病率占先天性心脏病的12%～14%，居先天性心脏病的第四位。法洛四联症是指肺动脉口狭窄（外科学多称为右心室流出道阻塞或梗阻，笔者认为称之为肺动脉口狭窄更合适，因为肺动脉口包括右心室流出道、肺动脉瓣叶、肺动脉主干等结构）、室间隔缺损、主动脉骑跨在缺损的室间隔之上（外科学称为主动脉横跨，主动脉横跨程度无论多大，只要有主动脉瓣与二尖瓣纤维连接，均称为法洛四联症，这也是与右心室双出口鉴别的主要标志）、继发性右心室肥厚及房室连接一致的4种畸形，其中肺动脉口狭窄和室间隔缺损为主要病变。单纯的肺动脉狭窄、室间隔缺损和右心室肥厚而没有明显主动脉骑跨者，称为非典型的法洛四联症。当法洛四联症伴肺动脉或右心室流出道闭锁时称为假性共同动脉干，是法洛四联症最严重的一种。

【病因及发病机制】 法洛四联症是由于胚胎发育过程中圆锥动脉分隔不均，导致转位和吸收及发育异常。当胚胎发育至第4周时动脉干未发生反向转动，即主动脉仍处在肺动脉的右侧，漏斗部间隔在正常发育时走向应为向后、向下、向右，法洛四联症患者的走向则改变为向前、向上、向左而止于圆锥前壁，如此一来，当圆锥部近段与心脏融合后导致肺动脉瓣下右心室漏斗部及肺动脉狭窄；圆锥间隔向前上移位，不能与正常位置的窦部室间隔对拢，出现室间隔缺损，于是形成发育不全的漏斗部和嵴下型室间隔缺损。如果肺动脉圆锥发育不全或圆锥部分完全缺如，则形成干下型室间隔缺损。主动脉根部扩大较正常位置顺钟向右侧转，造成主动脉起源于左、右心室之上，即骑跨于室间隔之上；右心室肥厚是肺动脉狭窄的继发性改变。

因为肺动脉口存在狭窄，右心室压力会增高，使得右心室壁肥厚。大的室间隔缺损使双侧心室压力相近，右心室的静脉血通过缺损的室间隔流入骑跨的主动脉内，引起动脉血氧含量减低，临床表现为发绀和红细胞增多症。肺动脉口狭窄越严重，缺损的室间隔越大，右向左分流则越多，发绀相对越严重。肺动脉口狭窄越严重，进入肺循环的血流量越少，肺的氧合血流量也越少，整个血流循环的氧合减少，发绀会更加明显。由于右心室压力增高，体循环血流量增大，静脉回流增多，加重右心房负担，继而右心房扩大。

【病理解剖】 法洛四联症是由肺动脉口狭窄、高位室间隔缺损（包括嵴下型及干下型，以嵴下型较常见）、主动脉骑跨于缺损的室间隔上及右心室肥厚所构成的复合心脏畸形。

（一）肺动脉口狭窄

包含右心室流出道狭窄、漏斗部狭窄、肺动脉瓣膜狭窄、肺动脉瓣环、肺动脉主干或肺动脉分支的狭窄，也可以多处狭窄并存。

1.漏斗部狭窄　绝大多数患者都存在不同程度的漏斗部狭窄，而且是漏斗部狭窄和肺动脉瓣膜狭窄并存。漏斗部的狭窄是由肥厚的壁束、隔束和室上嵴所引起。漏斗部狭窄与肺动脉瓣之间常形成大小不同的第三心室。有时漏斗部发育不良表现出广泛的长且细的管状狭窄。

2.肺动脉瓣膜狭窄　75%的患者会呈现肺动脉瓣膜狭窄，即瓣叶增厚、开放受限、瓣口狭窄。

3.肺动脉瓣环狭窄　相比主动脉瓣环，法洛四联症患者的肺动脉瓣环均比较小，漏斗部广泛性发育不良，呈现出细长管状性狭窄的患者肺动脉瓣环亦狭窄。

4.肺动脉主干　此病患者肺动脉主干均比主动脉小。弥漫性发育不良的右心室漏斗部的患者，肺动脉主干常较短，其口径可以小到主动脉口径的50%。肺动脉管壁局部增厚所致的局限性瓣上狭窄患者极少。

5.肺动脉分支　法洛四联症患者的左、右肺动脉近心段时常发育不良，内径细，或呈现出局部狭窄。严重者甚至为一侧肺动脉或其分支管腔闭锁或缺如，肺动脉近段缺如时左侧多见。肺动脉闭锁患者常伴有动脉导管未闭或粗大的主动脉与肺动脉之间的侧支循环。

（二）室间隔缺损

室间隔缺损是由于漏斗部间隔和圆锥部间隔不能在同一个平面对拢而造成的，所以又称为对位异常的室间隔缺损。缺损面积大，位置靠前，在主动脉下方，后上缘为漏斗部心肌褶，后缘为三尖瓣前瓣叶与隔瓣叶的基部和右侧纤维三角。

（三）主动脉骑跨

法洛四联症患者主动脉位置向前向右移位，起源于两侧心室，骑跨于右心室的部分一般占主动脉口径的50%左右，主动脉根部比正常增大并呈顺时针向转位，致使无冠瓣基部向右向上移向室间隔的后上缘。右心室流出道弥漫性发育不良，漏斗部间隔小，肺动脉开口向左移位时主动脉骑跨更为明显。

（四）右心室壁肥厚

右心室壁向心性增厚，增厚的程度与肺动脉狭窄程度及年龄呈正相关，右心室壁厚度与左心室壁常相近，右心室肉柱会相应增粗。

（五）合并畸形

法洛四联症患者可合并其他心血管畸形，最常见的是房间隔缺损或卵圆孔未闭、动脉导管未闭及永存左上腔静脉。其次是冠状动脉起源异常，表现为冠状动脉纤曲扩大，增大的右冠状动脉圆锥支常斜向跨过右心室前壁；极少数出现前降支起源于右冠状动脉或肺动脉。也会合并右位主动脉弓、肺静脉异位引流及心内膜垫缺损等。

【病理生理】 重要的血流动力学变化是右心室流出道或肺动脉口梗阻导致右心室压力增高，肺循环血流量减少。右心室流出道梗阻程度较轻时，肺循环血流量减少不明显，经室间隔缺损的血流主要是左心室至右心室分流，血缺氧程度轻，临床上可不出现明显发绀，称为无发绀型法洛四联症。右心室流出道中度梗阻时，右心室压力升高则表现为室间隔水平双向分流。较严重的梗阻者时，心室收缩期左心室的血射入主动脉的同时，右心室的血也经缺损的室间隔流入主动脉，出现右心室向主动脉分流。主动脉由于同时接受来自左心室和右心室的血流，其内血液量明显增加，主动脉可扩大。肺循环血流量减少及右向左分流致使体循环血氧含量降低，临床表现为发绀和慢性缺氧，血红蛋白和红细胞显著增多；肺循环血流量减少还促使支气管动脉侧支循环的形成。

【临床表现】

（一）症状

1.发绀 多于出生后3～6个月出现，也有少数到儿童或成人期才出现。发绀在运动和哭闹时加重，静息状态时减轻。

2.呼吸困难和缺氧性发作 多在出生后6个月开始出现，由于组织缺氧，活动耐力较差，呼吸急促，严重者可出现缺氧性发作、意识丧失或抽搐。

3.蹲踞 为法洛四联症患者临床上一种特征性姿态，由于法洛四联症患者运动耐力降低，蹲踞体位可增加体循环阻力，借以提高肺循环血流量，改善缺氧，因此蹲踞可缓解呼吸困难和发绀。

（二）体征

患儿生长发育缓慢，发绀出现数月或数年后常可发生杵状指（趾）。于胸骨左缘第2～4肋间可闻及粗糙的喷射样收缩期杂音，常伴收缩期细震颤。极严重的右心室流出道梗阻或肺动脉闭锁病例可无心脏杂音。

【超声表现及诊断要点】

（一）超声表现

1.二维超声

（1）主动脉骑跨：左室长轴及五腔心切面，显示主动脉内径增宽，前壁与室间隔连续性中断，并向右前移位，骑跨于室间隔之上，骑跨率在50%左右（图40-1）；左室长轴切面显示主动脉瓣与二尖瓣前瓣之间仍为纤维连接。主动脉骑跨率＝主动脉前壁外侧面至室间隔缺损断端右心室面垂直距离/主动脉根部前后径×100%。有学者认为若主动脉骑跨超过90.0%，大血管短轴切面，仍显示右心室流出道及肺动脉环绕主动脉结构，可称为法洛四联症型右心室双出口。

（2）室间隔缺损：大部分为嵴下型室间隔缺损（占89.7%），少数为干下型（肺动脉瓣下，缺损上缘达肺动脉环部）室间隔缺损（占10.3%）（图40-2）。左室长轴及大血管短轴等切面，显示主动脉前壁与室间隔连续中断，直径一般为1.5～3.0cm。

（3）肺动脉口狭窄：法洛四联症的肺动脉口狭窄，包括右心室漏斗部、肺动脉瓣、肺动脉环、肺动脉主干及左右分支的狭窄（图40-3）。选择大血管短轴及右心室流出道长轴切面观察。

1）漏斗部狭窄可分为：①局限性狭窄。表现为右心室流出道前壁及室间隔局部向流出道腔内突起肌性回声，导致流出道局部内径小。狭窄远端流出腔与狭窄的肺动脉瓣环或瓣叶之间形成第三心室。②广泛性狭窄：表现为增厚的室间隔与肥厚右心室流出道前壁导致流出道内径不同程度变细。

2）肺动脉瓣狭窄：表现为瓣叶回声增强、增厚、短小，开放受限或呈圆顶状突向肺动脉腔内。严重者肺动脉瓣叶可无开放运动，呈闭锁状态。少数伴有肺动脉主干呈现狭窄后扩张。

3）肺动脉狭窄：常有肺动脉主干的不同程度狭窄，亦可有左右分支的狭窄。若肺动脉主干及左右肺动脉分支明显狭窄，则不适宜施行根治手术。肺动脉分支发育是否良好，通常用McGoon比值评价，要求McGoon比值（两侧肺动脉的直径之和除以膈肌平面降主动脉直径）必须＞1.2；也可以用肺动脉指数（Nakata index）评价，要求肺动脉指数（两侧肺动脉横切面积之和除以体表面积）＞150mm²/m²。

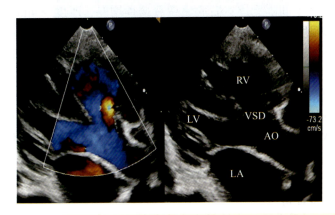

图40-1 法洛四联症、主动脉骑跨

左室长轴切面示主动脉内径增宽，室间隔缺损。LV. 左心室；RV. 右心室；AO. 主动脉；LA. 左心房；VSD. 室间隔缺损

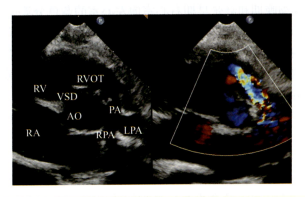

图40-2 法洛四联症、室间隔缺损

大血管短轴等切面室间隔连续嵴下中断。AO. 主动脉；PA. 肺动脉；RA. 右心房；RV. 右心室；VSD. 室间隔缺损；RVOT. 右心室流出道；LPA. 左肺动脉；RPA. 右肺动脉

【病因及发病机制】 完全型肺静脉异位引流的发生机制包括两个方面：①起自左心房后壁的肺静脉共干发育不良未能与远端的肺静脉接通；②肺静脉丛与体静脉系的胚胎期侧支交通在某处存留并扩大。

【病理解剖】 四支肺静脉可以先汇合在一起也可以分别与体静脉或右心房连接，多数病例中，这四支肺静脉主支先汇合在一起构成一个水平走行的肺静脉共干走行于心房后面，再由此共干发出垂直静脉引流入上腔静脉或下腔静脉。

完全型肺静脉异位引流按其引流部位，一般分为下列4型（图43-3）。

1.心上型 此型最为常见，引流至右、左上腔静脉或头臂静脉等，且以左上腔静脉型最多。

2.心内型 引流至右心房或冠状静脉窦。

3.心下型 引流至下腔静脉，门静脉或肝静脉等。

4.混合型 引流至多个部位，多为心上型和心内型并存。

【病理生理】 完全型肺静脉异位引流一般都合并房间隔缺损以代偿血流动力学的失调，即全部肺静脉氧合血流入右心房，此为左向右分流，继之通过房间交通出现右向左分流，动脉血氧饱和度低，出现发绀。发绀的程度常和房间交通的量成反比。

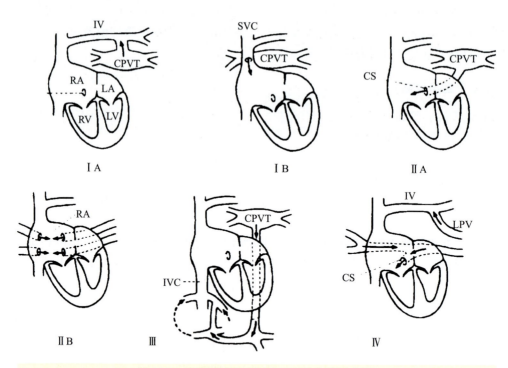

图43-3 完全型肺静脉异位引流的分型示意图

Ⅰ型为心上型，又可分为：ⅠA型，即左、右肺静脉汇合形成共同肺静脉干，而后经垂直静脉、左头臂静脉回流到上腔静脉。ⅠB型，为共同肺静脉干直接回流到上腔静脉。Ⅱ型为心内型，又可分为：ⅡA型，为共同肺静脉干开口于冠状静脉窦，而后回流到右心房；ⅡB型，为左、右肺静脉分别开口于右心房。Ⅲ型为心下型，共同肺静脉干向下走行穿过膈肌汇入门静脉或其分支，经肝内吻合支、肝静脉回流至下腔静脉。Ⅳ型为混合型，上述两型或三型混合存在。LA.左心房；RA.右心房；LV.左心室；RV.右心室；SVC.上腔静脉；IVC.下腔静脉；CPVT.共同肺静脉干；CS.冠状静脉窦；IV.头臂静脉；LPV.左肺静脉

【临床表现】　症状有轻至中度发绀，有肺动脉高压者发绀加重，呼吸困难，发育不良，可出现右心衰竭。查体肺动脉瓣区第二心音分裂并亢进。心浊音界增大，心前区可有抬举性搏动，可见杵状指（趾）。X线可发现肺血管增多，肺动脉段凸出，右心室、右心房增大，异位引流入左上腔静脉时，上纵隔阴影增宽。

【超声检查方法及注意事项】　常用切面包括胸骨旁左室长轴切面、胸骨上窝切面、心尖四腔心切面、剑下突切面；主要观察左心房内有无肺静脉开口，左室长轴切面注意左心房后有无共同肺静脉干，共同肺静脉干位置、引流方向与走行，上腔静脉、左头臂静脉、垂直静脉、冠状静脉窦有无明显扩张，观察心容量负荷过重的表现。彩色多普勒观察共同肺静脉干、左上腔静脉引流部位。左上肢外周静脉造影可根据造影剂显影顺序来协助判断。

【超声表现及诊断要点】

（一）超声表现

1.胸骨旁左室长轴切面　该切面主要显示右心容量负荷过重的表现，右心室流出道增宽，右心室内径增大，主动脉和左心房内径相对偏小，室间隔和左心室后壁的同向运动，部分患者可以在左心房后发现一无回声暗区，为肺静脉共干的切面影像（图43-4）；在引流入冠状静脉窦的患者，可以存在冠状静脉窦的明显扩张。

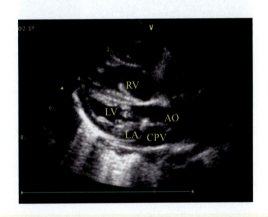

图43-4　完全型肺静脉异位引流的胸骨旁左室长轴切面的二维超声图像

主动脉和左心房内径相对偏小、右心室内径增大，左心房后上方可见发现一无回声暗区，为共同肺静脉干。LA.左心房；LV.左心室；RV.右心室；AO.主动脉；CPV.共同肺静脉干

2.胸骨上窝大动脉短轴切面　这是观察心上型分流的最主要切面。正常在此切面只能显示主动脉的短轴及右肺动脉的长轴，上腔静脉不易显示，而心上型分流的患者在该切面可以发现明显增粗的上腔静脉，同时可以发现垂直静脉通过左头臂静脉连接至右上腔静脉（图43-5）。

3.心尖四腔心切面　正常人在此切面常可显示2～3支肺静脉汇入左心房，本病这一征象消失，而左心房外上侧或后上方常可见由2～3支肺静脉汇合成的一个无回声腔，此为共同肺静脉干的影像。另外，胸骨旁四腔心切面可以观察到房间隔缺损的情况（图43-6）。

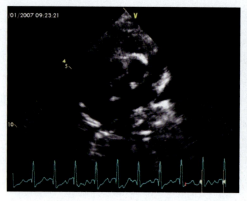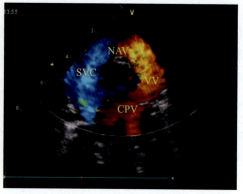

图43-5 完全型肺静脉异位引流的胸骨上窝切面的二维和彩色超声图像

共同肺静脉干汇入垂直静脉后，再通过左头臂静脉回流至右上腔静脉，右上腔静脉明显增粗。SVC.
上腔静脉；NAV. 头臂静脉；VV. 垂直静脉；CPV. 共同肺静脉干

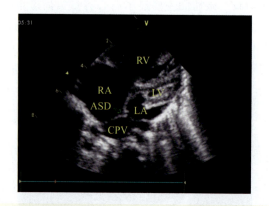

图43-6 完全型肺静脉异位引流的胸骨旁四腔切面的二维超声图像

左心房和左心室内径相对偏小，右心房和右心室内径增大；左心房后上方可见发现一无回声暗区，
为共同肺静脉干，可见多支肺静脉汇入。RA. 右心房；RV. 右心室；ASD. 房间隔缺损；LA. 左心房；
LV. 左心室；CPV. 共同肺静脉干

4.剑下切面　心下型的患者可以显示下腔静脉增粗。心下型的肺静脉异位引流解剖
变异较大，检查难度较大。该切面可以清楚地观察房间隔缺损的情况（图43-7）。

5.声学造影　在四腔心切面可见造影剂在房水平的右向左分流。经左上肢注入声学
造影剂后可见右心房室显影，继而左心房室也显影，而且密度与右心接近。

6.经食管超声心动图　因为肺静脉处于经胸检查切面的远场，部分常规经胸超声图像
不满意的患者应进行经食管超声检查。肺静脉位于心脏的后方，离食管比较近，经食管超
声心动图检查可以清晰地显示肺静脉的入口部位和血流。可用于诊断肺动脉异位引流。

（二）诊断要点

1.二维超声

（1）全部肺静脉均未回流入左心房，可追踪显示其异常回流的部位。

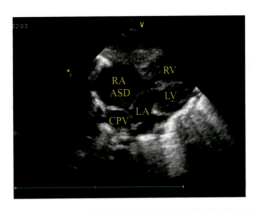

图43-7 完全型肺静脉异位引流的剑突下四腔切面的二维超声图像

显示左心房和左心室相对偏小，右心房和右心室相对增大；左心房后上方可见共同肺静脉干；本切面还可清晰显示房间隔缺损。RA.右心房；RV.右心室；ASD.房间隔缺损；LA.左心房；LV.左心室；CPV.共同肺静脉干

（2）肺静脉直接回流至右心房时，右心房后壁上部或下部，或右心房顶部近房间隔处可见肺静脉开口。

（3）共同肺静脉干回流至左上腔或右上腔静脉，引流静脉均显著增粗；共同肺静脉干回流至冠状静脉窦，致其显著扩张；仔细追踪可见共同肺静脉干与腔静脉或冠状静脉窦连接。

（4）右心房、右心室增大，肺动脉增宽。左心房、左心室发育较小，主动脉较细。

2.彩色多普勒超声

（1）彩色多普勒可追踪肺静脉及其回流部位。

（2）于胸骨上或左锁骨上检查，可发现垂直静脉内血流呈红色，汇入左头臂静脉，血流速度增快。

（3）于剑下突四腔或胸骨旁左室长轴切面可发现共同肺静脉干与冠状静脉窦连接。

（4）共同肺静脉干也可汇入上腔静脉上、中、下段，分别可见相应的异常血流，上腔静脉内血流分束、加速。

【鉴别诊断】 本病超声表现上的直接征象为左心房后方显示的一个无回声腔，同时左心房内未见与之连接的肺静脉入口。如果探及部分肺静脉与左心房连接，而其他肺静脉与右心房、冠状静脉窦或上腔静脉相连接，则为部分型肺静脉异位引流。

心内型完全型肺静脉异位引流须与三房心进行鉴别诊断，完全型三房心是左心房内被分隔成真房和副房，而副房接受全部四支肺静脉在左心房后汇集而成的共同肺静脉干的血流；而心内型完全型肺静脉异位引流则完全没有共同肺静脉干和左心房的连接，共同肺静脉干只显示左心房后壁外上方的无回声暗区。

【报告书写要点】

（一）超声所见

1.左心房壁未见肺静脉开口，共同肺静脉干通过垂直静脉（左头臂静脉、门静脉、肝静脉、奇静脉）汇入上/下腔静脉，或直接汇入冠状静脉窦、右心房。

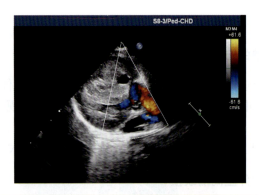

图 46-6　肺动脉闭锁伴室间隔完整（彩色多普勒）

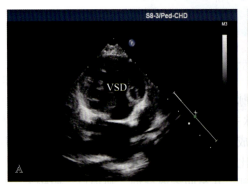
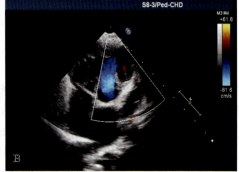

图 46-7　室间隔缺损

肺动脉闭锁伴室间隔缺损。A. 二维；B. 彩色多普勒。VSD. 室间隔缺损

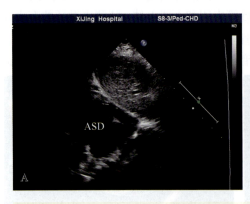
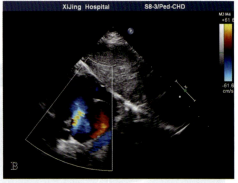

图 46-8　肺动脉闭锁合并房间隔缺损

A. 二维；B. 彩色多普勒。ASD. 房间隔缺损

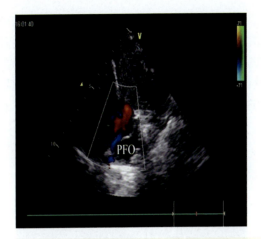

图46-9 肺动脉狭窄卵圆孔未闭

PFO. 卵圆孔未闭

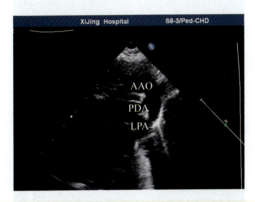

图46-10 肺动脉闭锁合并动脉导管未闭（二维）

AAO. 升主动脉；PDA. 动脉导管未闭；LPA. 左肺动脉

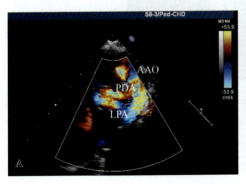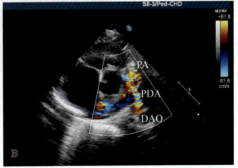

图46-11 肺动脉闭锁合并动脉导管未闭（彩色多普勒）

AAO. 升主动脉；PDA. 动脉导管未闭；DAO. 降主动脉；PA. 肺动脉；LPA. 左肺动脉

5.右心室　室间隔完整的肺动脉闭锁时，Ⅰ型患者在心尖四腔心断面可显示右心室腔极小，肌小梁增粗增多，心内膜增生，回声增强，但左心室内径在正常范围。Ⅱ型患者的右心室腔内径可在正常范围，甚至扩大。四腔心切面所显示的图像与三尖瓣闭锁极为相似，有的右心室壁高度肥厚，多呈节段性闭塞；有的右心室壁可出现大小不等的多个无回声区，为扩张的窦状隙。肺动脉闭锁合并室间隔缺损时，右心室增大，右心室壁普遍增厚（图46-12）。

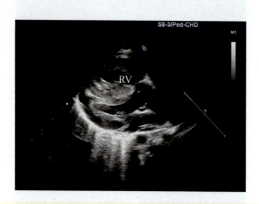

图46-12　右心室壁高度肥厚

RV. 右心室

6.右心房　由于负荷过度，右心房明显扩大（图46-13）。

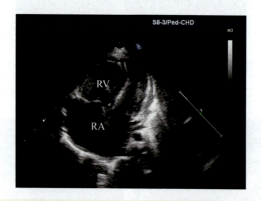

图46-13　右心房大、右心室发育不良

RV. 右心室；RA. 右心房

7.三尖瓣　常于心尖四腔或胸骨旁四腔心切面观察三尖瓣功能、形态，三尖瓣有无瓣叶增厚、乳头肌缩短、乳头肌短小或三尖瓣下移畸形、瓣叶冗长，瓣叶呈"风帆状"或"帐篷样"，观察三尖瓣有无狭窄或关闭不全；因三尖瓣瓣环直径的Z值是评估右心室发育状况的重要指标之一，所以在心尖四腔切面应着重测量三尖瓣瓣环的直径（图46-14）。

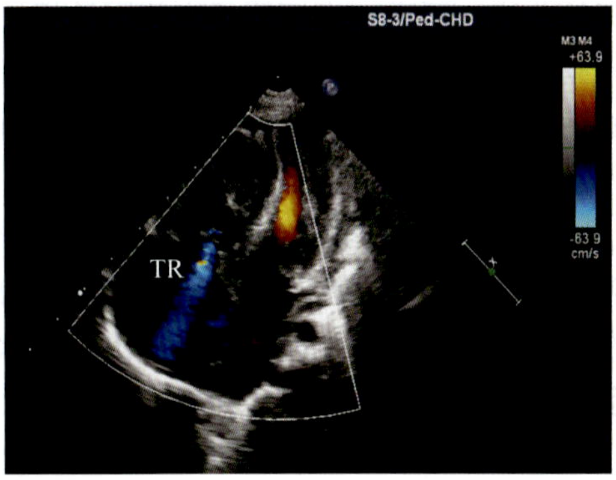

图46-14　右心室壁高度肥厚

TR.三尖瓣反流

8.**左心房、左心室**　心房右向左和大动脉水平左向右分流，左心房、左心室负荷过重，一般心腔会增大。

9.**主动脉**　胸骨旁左室长轴观，室间隔完整的肺动脉闭锁，主动脉前壁与室间隔的连续性完整；肺动脉闭锁合并室间隔缺损时，胸骨旁左室长轴切面所见与法洛四联症极为相似，主动脉增宽、前壁右移、与室间隔连续性中断，室间隔回声失落，主动脉呈骑跨状。

10.**冠状动脉**　于大动脉短轴切面观察左、右冠状动脉的起源、形态及内径。

11.**上、下腔静脉及肺静脉**　观察上、下腔静脉及肺静脉与右心房、左心房连接是否一致。

（二）多普勒超声

频谱和彩色多普勒在本病诊断和鉴别诊断中具有重要作用。

1.**肺动脉瓣正常血流消失**　彩色多普勒示在肺动脉闭锁处无血流信号通过，频谱多普勒于肺动脉瓣上、瓣下、主-肺动脉内取样均记录不到正常的前向血流。

2.**动脉导管未闭或支气管动脉侧支形成**　存活者必定存在动脉导管未闭或其他形式的主动脉向肺动脉的分流，多普勒超声可了解分流束的宽度及分流速度，侧支可表现为肺动脉周围丰富的纤细纤曲血流信号。

3.**室间隔缺损**　室水平右向左或双向分流信号。

4.**房间隔缺损或卵圆孔未闭**　因右心房与左心房间存在一定的压差，可见房水平右向左分流。

5.**三尖瓣反流**　彩色多普勒和频谱多普勒可评估反流的严重程度及跨瓣压差。

（三）心脏声学造影

右心声学造影可以起到重要的辅助诊断作用。

1.**室间隔完整的肺动脉瓣闭锁**　对本病患者应注意观察有无室间隔缺损，经外周静脉注射造影剂后，右心房、右心室可顺序充盈，造影剂经房间隔缺损进入左心房，而后顺序进入左心室和主动脉，后者与肺动脉相通。左心房、左心室可出现造影剂，但观察

大、左心室高电压；X线：肺充血、主动脉弓增大；超声：降主、主-肺动脉之间可见异常通道。

2.房间隔及室间隔缺损：小缺损通常无症状；大缺损常表现为肺动脉高压、肺炎、心力衰竭、喂养困难，晚期不可逆肺动脉高压和艾森门格综合征。

3.二尖瓣狭窄、二尖瓣关闭不全、主动脉瓣狭窄及关闭不全等瓣膜疾病会出现乏力、劳力性呼吸困难、心绞痛、眩晕或晕厥、心脏性猝死等临床症状。

【超声表现及诊断要点】

（一）PDA的超声诊断

二维超声心动图可于主-肺动脉分叉处偏左与降主动脉之间显示一管形通道，彩色多普勒观察到该部位肺动脉内有异常血流信号（图49-1，图49-2），可计算经动脉导管分流量和评估肺动脉压力，还可检出"无声"的动脉导管未闭，同时需观察有无合并主动脉缩窄等心脏大血管畸形。在行PDA介入治疗过程中，经胸超声心动图还可以观察封堵器位置及分流情况，有无影响到降主动脉血流，具有较为重要的指导意义。

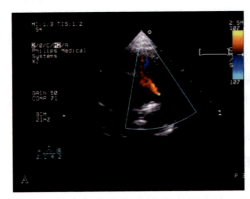
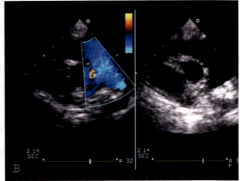

图49-1　A.超声心动图诊断小PDA；B.PDA封堵后超声心动图显示封堵器回声，彩色血流提示封堵后大血管水平未见异常分流

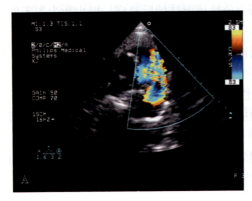
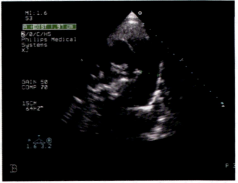

图49-2　超声心动图诊断巨大PDA

（二）ASD 的超声诊断

二维超声心动图可在大血管短轴、胸骨旁四腔、剑突下四腔、两腔心切面显示房间隔回声连续中断，断端回声增强，彩色多普勒显示由左心房经房间隔缺损进入右心房的红色或红黄色分流束（图49-3，图49-4），脉冲多普勒取样容积置于房间隔缺损处显示收缩早中期至舒张晚期正向充填的血流频谱。经食管超声心动图可以清晰地显示房间

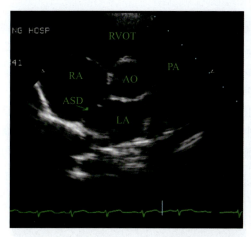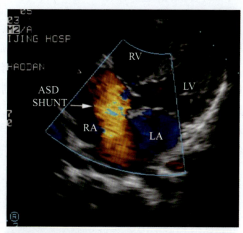

图49-3 超声心动图诊断巨大ASD

RA. 右心房；RV. 右心室；LA. 左心房；LV. 左心室；AO. 主动脉；PA. 肺动脉；RVOT. 右心室流出道；ASD. 房间隔缺损；SHUNT. 分流

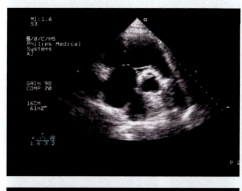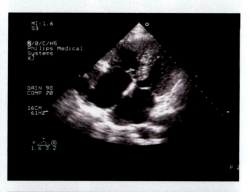

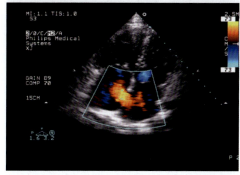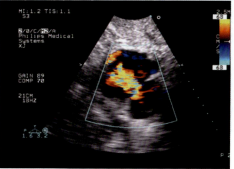

图49-4 术前超声筛查保证ASD介入治疗成功率

隔缺损的断端、大小、数目、部位，并可显示房水平分流情况。对经胸超声心动图显示不清者，用经食管超声心动图可明确诊断。在行ASD介入治疗过程中，经胸超声心动图可帮助术前适应证筛选，还可于术中协助判断导管、鞘管是否穿越房间隔缺损，观察封堵器左、右心房侧盘释放后的位置正确与否，确定封堵器的牢固性并检测有无残余分流，具有非常重要的指导意义。

（三）VSD的超声诊断

左室长轴及胸骨旁、心尖五腔等切面，彩色多普勒显示收缩期由左心室经室间隔缺损口进入右心室的以红色为主五彩镶嵌分流束（图49-5）；频谱多普勒可显示收缩中晚期正向的左向右或双向充填的高速湍流频谱。二维超声心动图可直观地观察室间隔缺损的部位、大小和缺损口形态。彩色多普勒则可清楚显示室水平分流方向、分流数目、分流速度、分流量、压力阶差等血流动力学变化特征。在行VSD介入治疗过程中，经胸超声心动图可帮助术前适应证筛选，并可于术中协助判断导管、鞘管是否穿越室间隔缺损，观察封堵器左、右心室侧盘释放后的位置正确与否（图49-6），对确定封堵器的牢固性并

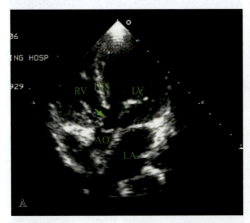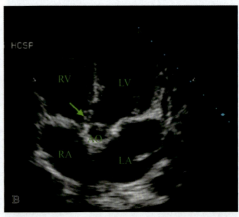

图49-5　经胸超声检测VSD及周边关系声像图

超声心动图显示室间隔缺损（箭头）并评估主动脉瓣下和三尖瓣下有无边缘。RA. 右心房；RV. 右心室；LA. 左心房；LV. 左心室；AO. 主动脉窦；IVS. 室间隔

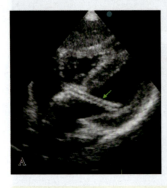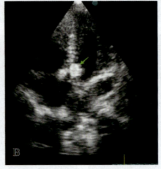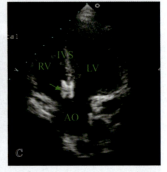

图49-6　经胸超声指导VSD介入治疗

A. 绿色箭头所示为鞘管经过室间隔缺损；B. 绿色箭头所示为封堵器左盘打开并放置于缺损的左心室面；C. 显示封堵器完全释放。IVS. 室间隔；AO. 主动脉窦；LV. 左心室；RV. 右心室

检测有无残余分流，有无影响主动脉膜及三尖瓣等，具有非常重要的指导意义。

（四）瓣膜病的超声诊断

近年来，瓣膜病的介入治疗成为研究的热点，尤其是以TAVR和TEER为代表的瓣膜病介入治疗新技术，已改写了治疗指南，并不断取得新的突破。此类瓣膜病的介入治疗更依赖于影像学检查结果。超声在确定病变类型、判断严重程度等方面有着独特的优势，但经胸超声往往在细节方面不能给予足够的信息，因此，经食管超声心动图成为很好的补充诊断手段。由于经食管超声不干扰手术视野，不影响手术医师操作，因此，被越来越多地应用于围手术期的检查。目前研究比较多且已经在临床大规模使用的瓣膜病介入治疗方法包括二尖瓣球囊扩张术、经导管主动脉瓣置换术。

1.二尖瓣球囊扩张术　超声需要对二尖瓣进行全面评估，内容包括瓣环、瓣叶活动度、瓣下腱索粘连情况、瓣口面积、钙化及其分布等，初步判断手术的风险。术后即刻可以对手术效果进行评估，判断瓣口面积是否有增大，跨瓣血流速度及压差是否下降，术后是否出现二尖瓣反流等并发症（图49-7）。

2.经导管主动脉瓣置换术（transcatheter aortic valve replacement，TAVR）　超声心

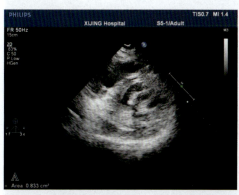
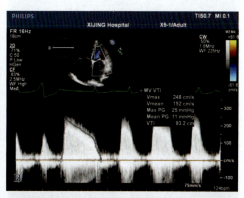
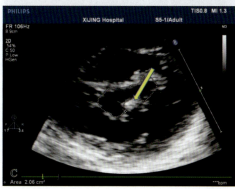
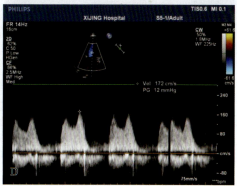

图49-7　二尖瓣狭窄球囊扩张术前、后声像图

A.二尖瓣口短轴切面显示二尖瓣口"鱼嘴样"狭窄，测得瓣口面积 0.8cm^2；B.频谱多普勒显示二尖瓣口为湍流，平均压差 11mmHg；C.同一患者二尖瓣狭窄球囊扩张术后瓣口面积提升至 2.1cm^2，后瓣中部可见钙化（黄色箭头）；D.同一患者二尖瓣狭窄球囊扩张术后频谱多普勒显示二尖瓣流速及压差明显减低

动图除了在术前明确诊断、术后随访疗效外，在术中还起着引导手术过程、即刻评估手术效果的作用。通常在术前，超声心动图除了常规评估外，还需要仔细评估主动脉根部结构，特别是瓣膜的情况，瓣叶数量、是否合并钙化等，若瓣叶存在狭窄和（或）关闭不全，则需要相应的评估狭窄和（或）关闭不全的严重程度。此外，还需要测量主动脉瓣环、主动脉窦部、窦管交界处及升主动脉内径。术中多用经食管超声来引导手术过程，监测导丝、鞘管的入路是否正常，人工瓣叶释放位置是否合适，术后即刻评估人工瓣膜的位置和功能，查看是否存在瓣周漏，判断瓣周漏的位置、数量和严重程度，并根据评估结果为介入医师提供参考意见（图49-8）。若术中出现并发症，应积极寻找并发症的原因。术后随访中，超声心动图除了观察心脏结构及功能的改变外，还应重点观察人工瓣的位置和功能，排除人工瓣的并发症。

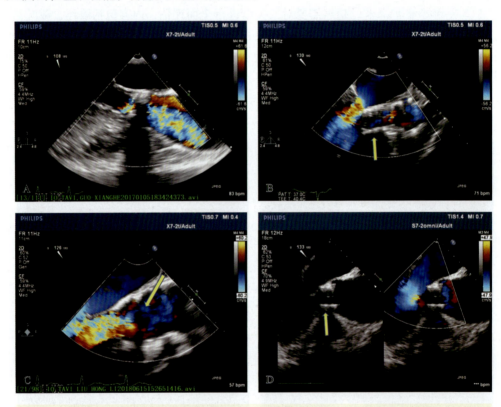

图49-8　主动脉瓣狭窄及关闭不全经导管置换术前后经食管超声声像图

A.食管中段左室长轴切面显示主动脉瓣钙化，瓣上湍流；B.同一患者经导管主动脉瓣置换术后的影像，黄色箭头所示为人工瓣支架底端位于左心室流出道内；C.食管中段左室长轴切面显示舒张期主动脉瓣大量反流（黄色箭头）；D.同一患者经导管主动脉瓣置换术后超声影像，黄色箭头所示为人工瓣支架回声

3.**经导管二尖瓣修复/置换（TMVr/TMVR）**　二尖瓣的解剖学结构远较主动脉瓣复杂，相比较经导管二尖瓣置换术、经导管二尖瓣修复术相对成熟，应用较为广泛。目前最成熟的经导管二尖瓣修复术的手术器械是 MitraClip，全球已经开展 150 000 余例。主要针对于外科手术高危或禁忌（STS 评分＞8 分）、解剖合适、预期寿命超过 1 年的症

状性重度原发性二尖瓣反流患者。经导管二尖瓣置换术（TMVR）是当前研发的热点，尽管目前的介入瓣膜还存在各种各样的问题，但现有的实验证实结果显示，对于二尖瓣环成形术后及二尖瓣生物瓣置换术后患者行TMVR，术后可显著改善患者症状，是治疗重度二尖瓣疾病手术高危患者的有效替代手段。

　　超声在二尖瓣介入治疗术前首先应对二尖瓣反流的机制和病因做出判断，其次通过显示二尖瓣的各个切面详细评估二尖瓣病变的部位、严重程度及血流动力学指标，并测量诸如二尖瓣环前后径、左右径，瓣叶长度，瓣口面积等指标。术中需要使用经食管超声来引导二尖瓣器械的路径，实时显示器械输送装置的位置，引导并定位至合适位置，释放器械，监测整个手术过程，确保手术成功率及安全性。术后即刻评估治疗效果，观察人工器械或瓣膜的运动状态，评估血流动力学指标（图49-9），若出现并发症或者手术效果不满意的情况，及时给出建议。

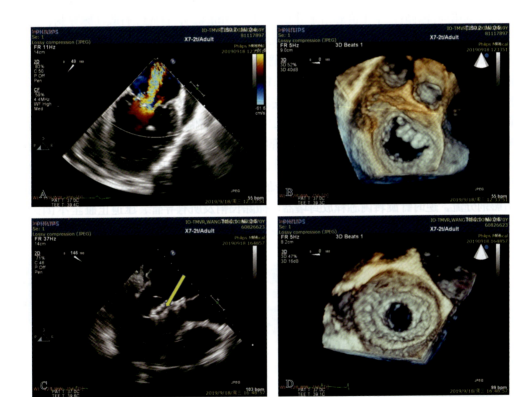

图49-9　二尖瓣关闭不全经导管置换术前、后声像图

A. 食管中段联合部切面 CDFI 显示二尖瓣大量中心性反流；B. 三维超声显示二尖瓣关闭不全；C. 同一患者经导管二尖瓣置换术后影像，可见支架瓣膜（黄色箭头）；D. 同一患者经导管二尖瓣置换术后三维超声影像，二尖瓣位为介入人工瓣膜

【介入治疗】　结构性心脏病涉及范围广，且具有较大的个体化差异。超声医师应注意结合介入治疗的术中影像学资料，了解术者的需要，全面配合手术。

附录　三节段检查法

　　复杂性发绀型先天性心脏病主要采用三节段的检查法去识别判断房、室及大血管的位置和连续关系，同时根据畸形的类型进行分型诊断。

一、心房内脏段

　　1.心房位置类型　①心房正位：指肝在右，脾在左；右心房在右，左心房在左。用字母"S"表示。②心房反位，指右心房在左侧，左心房在右侧；肝在左，脾在右。用字母"I"表示。③心房不定位，指左、右心房的关系不肯定。此类型多合并无脾症或多脾症。用字母"A"表示。

　　2.左、右心房识别　①与肝、脾的关系：于左、右季肋部检查，通常右心房位于肝同侧，左心房与脾及胃同侧。②与腹主动脉及下腔静脉的关系：通常右心房与下腔静脉同侧，左心房与腹主动脉同侧。③静脉回流：上、下腔静脉连接的心房为右心房，与肺静脉连接的心房为左心房。但应注意腔静脉连接和肺静脉的引流异常。④与其他结构的关系：有欧氏瓣的心房为右心房，通常活动度较大。与冠状静脉窦相连的心房为右心房。⑤心耳的形态：左心耳形态多样，较长，通常基底部较窄（2～3cm）；右心耳呈三角形，短小，基底部宽大。

二、心室袢

　　1.心室袢类型　①心室右袢（心室正位）：指右心室位于右侧，左心室位于左侧。用字母"D"表示。②心室左袢（心室反位）：指右心室位于左侧，左心室位于右侧。用字母"L"表示。③心室方向不定：指左、右心室无肯定的左右关系。用字母"X"表示。

　　2.左、右心室的识别　①房室瓣器结构：通常二尖瓣为前、后两瓣叶，舒张期瓣叶开放时呈"鱼口状"，关闭时呈一直线；连接二尖瓣的乳头肌为前外和后内两组，二尖瓣与左心室相连。三尖瓣有前叶、后叶及隔叶，舒张期开放呈近似圆形，关闭时呈Y形，三尖瓣与右心室相连。②瓣叶附着点：通常，三尖瓣隔叶附着点较二尖瓣低0.5～1.3cm。③调节束：于右心室中下1/3处，可见室间隔右心室侧中下部连于右心室侧壁下部的肌性回声束。④心室内壁光滑度：右心室内壁较粗糙，有大小不同的肌小梁突入心腔，常以中下部为著；左心室内壁较光滑。

三、圆锥动脉干

　　1.类型　①正常关系（正位正常）：表示主、肺动脉的关系正常，即主动脉瓣位于肺动脉瓣右、后、下方。主动脉向右上走行，肺动脉向左上走行，两者呈交叉状，肺动脉与右心室流出道向左环抱主动脉。用字母"S"表示。②右转位：表示大动脉关系异常，即主动脉瓣位于肺动脉右侧，通常位于右前。主动脉与肺动脉无正常交叉及环抱关系，呈近似平行或平行位。用字母"D"表示。③左转位：表示大动脉关系异常，即主动脉瓣位于肺动脉瓣左侧，通常位于左前。两根大血管无正常的交叉和环抱关系。用字母"L"表示。④反位正常：指主、肺动脉关系与正常走向完全相反，即主动脉瓣位于肺动脉瓣左、后、下方。主动脉向左上走行，而肺动脉向右后上方走行，两者呈交叉状，肺动脉与右心室流出道向右环抱主动脉。用字母"I"表示。

2.主动脉与肺动脉的识别　①血管走行及形态：升主动脉段较长，远端弯曲呈主动脉弓，向下弯曲为降主动脉。肺动脉主干较直、较短。②分支：主动脉弓上可见3支动脉分支，即头臂干、左颈动脉和左锁骨下动脉。肺动脉主干远端发出2个分支，即左肺动脉和右肺动脉。③冠状动脉：于主动脉左、右冠状窦处发出左、右冠状动脉开口。肺动脉无冠状动脉发出。但应注意与冠状动脉异常起源于肺动脉相鉴别。④瓦氏窦：主动脉环与嵴部之间主动脉壁呈弧形略微膨大，为瓦氏窦，分为右窦、无窦及左窦。肺动脉则无。

心脏三节段检查法对于准确判定心脏及大血管各节段的位置和相互关系，了解各部位的相互连接、形态结构及空间关系有着重要作用。在超声诊断时应标明心房、心室、大动脉间相互位置的类型。例如在大动脉转位时，心房正位（S），心室右祥（D），主动脉位于肺动脉右前方（D）者为完全型大动脉右转位（SDD型）。

（李　军）